Die Nebennierenrinde im Kindesalter

Orthologie und Pathologie

Georg Dhom

Mit Geleitworten von H.-W. Altmann und A. Prader

Mit 121 Abbildungen

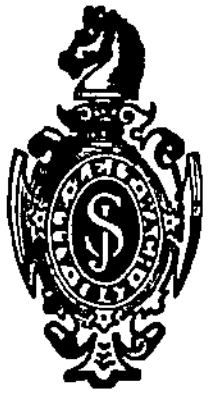

Springer-Verlag Berlin · Heidelberg · New York 1965

Professor Dr. Georg Dhom,

Oberarzt am Pathologischen Institut der Universität Würzburg

ISBN-13: 978-3-642-86319-6   e-ISBN-13: 978-3-642-86318-9
DOI: 10.1007/978-3-642-86318-9

Titel-Nr. 1299

Dem Andenken meines Vaters
Dr. med. Heinrich Dhom
gewidmet

Geleitwort

Bemüht man sich um die Morphologie der Drüsen mit innerer Sekretion, wird man alsbald gewahr, daß gerade dieses Forschungsgebiet für die Pathologie von besonderer, so exemplarischer wie richtungweisender Bedeutung ist.

Beispielsweise zeigt sich mit aller Deutlichkeit, daß die Kenntnis der morphologischen Gegebenheiten für das Verständnis der — regelhaften oder abgewandelten — Funktion zwar unerläßlich ist, daß die gestaltlichen Befunde für sich alleine aber, oft genug unbestimmt oder gar mehrdeutig, nicht viel auszusagen vermögen. Sie beginnen erst dann zu sprechen, wenn sie mit physiologischen Daten konfrontiert und kombiniert werden können. Morphologie und Funktion — Pathologie und Klinik —, keines ist ohne das andere denkbar.

Sodann: Ein Verstehen, ja ein Erkennen der beim Menschen vorkommenden Reaktionen ist auf diesem Gebiet gewiß nicht zu erreichen, ohne daß man die Ergebnisse der experimentellen Forschung aus eigener Erfahrung kennt. Und diese wiederum gewinnen ihren besonderen Akzent erst in dem strengen und sichtenden Lichte der klassischen Pathologie. Experimentelle und klinische Pathologie — das ist eine Einheit, die man nicht ohne schwere Einbuße auflösen könnte.

Und schließlich — wo wird so deutlich wie hier, daß jede strukturelle oder funktionelle Veränderung nur dann mit einer Aussicht auf Erfolg analysiert werden kann, wenn man die Existenz übergeordneter Reglermechanismen bedenkt und berücksichtigt? Das aber ist ein Prinzip, das sich, übertragen und konsequent durchgeführt, auch auf allen anderen Gebieten der allgemeinen und speziellen Pathologie als fruchtbar erweisen wird.

In noch höherem Maße als für die ausgewogenen Verhältnisse beim erwachsenen Menschen gilt das Gesagte für die Entwicklungsphase, wenn Strukturen und Funktionen gebildet, entfaltet, abgebaut und umgestaltet werden. Zugleich steigern die damit gegebenen zusätzlichen Phänomene die Schwierigkeiten, aber auch den Reiz der Untersuchung. Gerade die Nebennierenrinde liefert dafür einen eindrucksvollen Beleg — und deshalb kann das Thema der vorliegenden Arbeit als Musterbeispiel für die eigentümlichen Probleme, die Aufgaben und die Ziele dienen, denen sich die Kinderpathologie in dem größeren Rahmen der gesamten Humanpathologie zu widmen hat.

Ich glaube, daß Herr Dhom den Anforderungen, die das von ihm gewählte Thema stellt, gerecht geworden ist. Denn seine Monographie ist die Frucht langjähriger klinisch-pathologischer und experimenteller Erfahrung auf den verschiedensten Gebieten der morphologischen Endokrinologie, weshalb die Darstellung der großen theoretischen Linien ebenso zu ihrem Rechte kommt, wie die subtile Behandlung häufiger und die sorgfältige Registrierung seltener kindlicher

Krankheitsbilder. Der Text bringt eine bunte Fülle wertvoller Einzelheiten und läßt doch überall die Fäden sichtbar werden, die das ganze Gewebe zusammenhalten. So dürfte die Schrift dem Pathologen wie dem Kliniker als verläßliche Hilfe bei der täglichen Arbeit und als anregende Grundlage bei der eigenen Forschung erwünscht und dienlich sein.

Die Korrekturfahnen liegen mir zu einem Zeitpunkt vor, da Herr Dном aus dem Kreise des Würzburger Pathologischen Institutes ausscheidet, um den Lehrstuhl an der Universität des Saarlandes zu übernehmen. Meine guten Wünsche sind also zwiefach ausgerichtet — sie gelten dem Buche, daß es sich den behandelten Problemen, unserem Fache und der Klinik als nützlich erweise, und sie gelten dem Autor, daß ihm eine gelassene, fruchtbare Entfaltung der hier bezeugten Arbeitsweise vergönnt sei.

Würzburg, den 7. September 1965 H.-W. Altmann

Geleitwort

Kein Organ zeigt in seiner morphologischen und funktionellen Entwicklung
einen so erstaunlichen Wandel wie die Nebennierenrinde beim Fetus und beim
Kind. Die Bedeutung dieses Wandels ist noch weitgehend unbekannt. Die Krankheiten der Nebennierenrinde beim Neugeborenen, Säugling und Kind umfassen
zahlreiche genetische und erworbene Störungen, die sich teils schon pränatal aus-
wirken und die ebenfalls noch ungenügend erforscht sind. Die kindliche Nebennierenrinde bietet damit sowohl dem Physiologen und Pädologen wie auch dem
endokrinologisch interessierten Kliniker und Pädiater eine Fülle von offenen
Fragen. Beispiele im Bereiche der Physiologie sind die noch unklare Bedeutung der
mächtig entwickelten fetalen Nebennierenrinde und die noch unbekannten
Faktoren, die neben ACTH die fetale Nebennierenrinde, die vermehrte Androgenproduktion in der Pubertät (Adrenarche) und die Aldosteronsekretion stimulieren
und regulieren. Zu den noch ungelösten Problemen im Krankheitsbereich gehören die erst teilweise geklärten Enzymdefekte der Steroidbiosynthese, die
Rätsel im zeitlichen Ablauf und in der Pathogenese des adrenogenitalen Salzver-
lust-Syndromes, die Hypothese von Auto-Immunmechanismen beim Morbus
Addison, der noch unbefriedigende Therapiestand beim Waterhouse-Friderichsen-
Syndrom und viele andere. Nicht zuletzt bietet die kindliche Nebennierenrinde
aber auch für den Humangenetiker ein faszinierendes Arbeitsgebiet. Immer mehr
erkennt man die genetischen Ursachen zahlreicher Nebennierenrindenkrankheiten.
Es ist vorauszusehen, daß in den nächsten Jahren die Enzymdefekte der Steroidbiosynthese besser definiert und nicht nur in ihrer homozygoten, sondern auch in
ihrer heterozygoten Ausprägung erfaßt werden können und daß es gelingen wird,
die betreffenden Enzyme zu isolieren und in ihrer Aminosäurensequenz zu analy-
sieren, wie dies heute beim Hämoglobin möglich ist.

Eine klare und übersichtliche Darstellung der Morphologie der kindlichen
Nebennierenrinde hat bis heute gefehlt und entspricht einem großen Bedürfnis.
Die Morphologie ist eine wichtige Grundlage für die Abgrenzung und das Verständnis der klinischen Krankheitsbilder. Das morphologische Bild der Nebennierenrindenkrankheiten wurde häufig viel früher beschrieben als das klinische
oder gar das biochemische Bild. Beispiele dafür sind die Nebennierenhyperplasie
beim kongenitalen adrenogenitalen Syndrom, die Lipoidhyperplasie und das
Syndrom von Nebennierenrindenatrophie mit Hirnsklerose. Mit ihren modernen
histochemischen Methoden schließt die Morphologie aber wieder an die Biochemie
an und hilft damit, die molekulare Ursache der Störung zu erkennen. Damit ist
wohl zur Genüge gezeigt, wieviel der Kliniker von den alten und von den neuesten
Befunden der Morphologie lernen und von der Zusammenarbeit mit dem Pathologen gewinnen kann.

Jeder endokrinologisch interessierte Kliniker und Pädiater wird aus den erwähnten Gründen mit Freude und Genugtuung nach diesem Buch greifen, in dem eine vieljährige, liebevolle und intensive Beschäftigung mit der kindlichen Nebennierenrinde ihren klar geordneten und reich dokumentierten Niederschlag gefunden hat. Da die morphologische „Wahrheit" weniger zeitgebunden ist als die klinische und funktionelle, wird Professor DHOMS Darstellung auf viele Jahre hinaus nicht nur für den Pathologen, sondern auch für den Kliniker eine Fundgrube des Wissens und ein richtungsweisendes Standardwerk bleiben.

Zürich, den 7. September 1965   ANDREA PRADER

Vorwort

Der Plan, eine Pathologie der Nebennierenrinde des Kindesalters zu schreiben, ergab sich aus der täglichen Konfrontation mit den Problemen der pädiatrischen Pathologie. In der Diskussion mit dem klinischen Kollegen tauchen immer wieder Fragen auf, die man nur unbefriedigend zu beantworten weiß, da das eigene Erfahrungsgut nicht ausreichend, die eigenen Kenntnisse nicht umfassend genug sind. Dem kann nur begegnet werden, wenn man wenigstens ein umschriebenes Gebiet näher betrachtet. Als Gegenstand dieser Betrachtung boten sich die innersekretorischen Drüsen besonders an. Ihre Funktion ist mit der Entwicklung des Kindes auf das Engste verknüpft, ihre Störungen ziehen daher für das Kindesalter charakteristische Krankheitsbilder nach sich. Zudem betreffen alle angeborenen Bildungs- und Funktionsstörungen der innersekretorischen Drüsen vornehmlich das Kind. Die Kenntnis dieser angeborenen Krankheiten ist in den letzten 20 Jahren rasch vorangeschritten. Daß schließlich allein die Nebennierenrinde der Gegenstand der Abhandlung geworden ist, entsprang dem Wunsch, lieber das Thema zu beschränken, um dafür mehr das Detail beleuchten zu können.

Für das Interesse an meiner Arbeit und für die freundlichen Geleitworte möchte ich meinem bisherigen Chef, Herrn Prof. H. W. ALTMANN, Würzburg, und Prof. A. PRADER, Zürich, herzlich danken. Für die klinischen Diskussionen, die erst die Grundlage für die Wahl des Themas schufen, bedanke ich mich auch an dieser Stelle bei Herrn Prof. J. STRÖDER und seinen Mitarbeitern, besonders bei Herrn H. ZEISEL, mit dem mich eine jahrelange Interessengemeinschaft verbindet.

Durch die Überlassung von Präparaten und Abbildungen eigener Beobachtungen haben die Herren LIEBEGOTT, Wuppertal, MÖBIUS, Schwerin, ROHWEDDER, Kiel, RUCKES, Berlin, SCHAUTZ, Würzburg, SIEBENMANN, Winterthur, UEHLINGER, Zürich, und ZOLLINGER, Freiburg, sehr zum Gelingen dieses Buches beigetragen, wofür hier besonders gedankt sei.

Für ihre langjährige Mithilfe bei der Herstellung und Sammlung der Präparate möchte ich Frl. GRETE MEYER sehr herzlich danken, ebenso Herrn H. HERBERT für die sachkundige Herstellung der Photographien. Die Zeichnungen und graphischen Darstellungen fertigte Frau VON DOLGOW an, der dafür mein Dank gilt.

Die großzügige Ausstattung des Buches verdanke ich dem Verständnis der Herren des Springer-Verlages, die den Wünschen des Autors in jeder Weise nachgekommen sind.

Zum Schluß gilt mein Dank meiner Frau, die zugunsten dieses Buches auf viele gemeinsame Abende und manche Urlaubswoche verzichtet hat.

Würzburg, den 30. August 1965 GEORG DHOM

Inhaltsverzeichnis

Einführung

Wenn es mit der vorliegenden Darstellung unternommen wird, die Orthologie und Pathologie einer innersekretorischen Drüse gesondert für das Kindesalter darzustellen, so findet dieser Versuch schon dadurch eine gewisse Rechtfertigung, daß mindestens seit dem Erscheinen des Handbuches von BRÜNING und SCHWALBE (1912) Einigkeit darüber besteht, daß die Besonderheiten der kindlichen Entwicklung auch eine besondere Betrachtung der damit verknüpften pathologischen Probleme erforderlich machen. Monographische Bearbeitungen der Pathologie einzelner kindlicher Organe oder Organsysteme sind jedoch erst vereinzelt erschienen, wie etwa die Pathologie des kindlichen Pankreas von G. SEIFERT (1956).

Schon der junge Obduzent, dem — wie häufig — zunächst einmal ein Neugeborenes zur Obduktion überlassen wird, stößt auf ein Nebennierenpaar, das ihm unverhältnismäßig groß erscheinen muß. Wenn er sich dadurch veranlaßt sieht, den Problemen der kindlichen Nebennierenentwicklung und ihrer Pathologie nachzugehen, so kann er eine Fülle von Tatsachen entdecken, die ihm die besondere Stellung der kindlichen Nebennierenrinde offenbart. Die mächtige Entwicklung des Organs in der Fetalzeit macht es offenkundig, daß hier ein besonderer Stimulus wirksam sein muß, der sich aus dem Zusammenspiel zwischen mütterlichem, placentarem und fetalem Endokrinium ergibt, eine Situation, die sich später nie wiederholen kann. Die lange bezweifelte, zumindest aber unbekannte endokrine Funktion dieses mit am meisten von allen fetalen innersekretorischen Drüsen entfalteten Organs ist in den letzten Jahren ausführlich studiert worden. Die physiologische Bedeutung der dabei entdeckten Sekretion androgener Verbindungen durch die Cortex fetalis kann freilich vorläufig erst vermutet werden.

Störungen der fetalen Stimulation der Nebennierenrinde müssen sich als angeborene Hypo- oder Hyperplasien dokumentieren, Befunde, die nur der kindlichen Nebennierenpathologie eigentümlich sein können und die eine exakte quantitative Aussage verlangen. Eine wichtige Rolle spielen hierbei genetisch bedingte Erkrankungen. Wenn unter diesen auch das kongenitale adrenogenitale Syndrom am bekanntesten und häufigsten ist, so muß doch betont werden, daß auch der kindliche Morbus Addison in einem Teil der Fälle als familiäre Erkrankung auftritt, und dabei Hinweise auf genetische Faktoren bestehen. Eine Übersicht über die Ursachenkomplexe des kindlichen Morbus Addison ergibt daher ein viel bunteres und vielfältigeres Bild, als es für die gleiche Erkrankung des Erwachsenen bekannt ist.

Der Zusammenbruch der Cortex fetalis nach der Geburt ist ein weiterer beispielloser Vorgang, der im späteren Leben keine Parallele hat. Störungen dieses Involutionsprozesses hängen vielfach noch eng mit Erkrankungen der Mutter, Störungen der Placentarfunktion oder mit dem vorzeitigen Eintritt in das extrauterine Leben zusammen. Die pränatalen und die kindlichen Infektionskrankheiten werfen die Frage nach den dabei auftretenden Läsionen und nach der Funktion der Nebennierenrinde unter solchen Bedingungen auf. Das gleiche gilt für die besondere Situation des frühgeborenen und des ernährungsgestörten Säuglings.

Schließlich müssen die Störungen der Rindenfunktion am kindlichen, wachsenden Organismus abgewandelte, ja tiefergreifende Wirkungen entfalten, die uns besonders beim Rindentumor und beim kindlichen Cushing-Syndrom begegnen werden.

Erst am Ende einer längeren Beschäftigung mit dem gewählten Gegenstand werden dem Beschauer die Vielfalt und die Besonderheit der Erscheinungen an der kindlichen Nebennierenrinde voll bewußt. Sie ließen sich erst erkennen, nachdem die verstreuten Steinchen kennzeichnender Beobachtungen mit dem eigenen Erfahrungsgut zu einem Bild zusammengefügt worden waren, das den Inhalt dieser Schrift bildet.

Möglichkeiten und Grenzen morphologischer Beurteilung der menschlichen Nebennierenrinde

Die Erforschung der Nebennierenrindenhormone, ihres Aufbaues, ihres Transportes, ihrer Wirkungsweise und ihrer Ausscheidung hat heute ein in vieler Beziehung abgerundetes Bild von der Leistung der Nebennierenrinde erbracht. Der Nachweis der Rindenhormone oder ihrer Metaboliten im Blut und im Harn gehört heute zu den unerläßlichen Methoden exakter klinischer Diagnostik auf diesem Gebiet. Erst mit ihrer Hilfe und einer Reihe weiterer Funktionstests ist es gelungen, entscheidende Einblicke in die Pathophysiologie der menschlichen Nebennierenrinde zu erlangen, ja bestimmte Krankheitsbilder, wie das adreno-genitale Syndrom, in ihrer Wesensart erst richtig zu deuten.

Angesichts dieser imponierenden Fortschritte der biochemisch-klinischen Forschung mögen die Aussagemöglichkeiten des Morphologen vergleichsweise klein erscheinen. Es besteht dabei kein Zweifel, daß die morphologische Betrachtungsweise in besonderer Weise von biochemisch-klinischen Fragestellungen befruchtet worden ist. Vor allem heben sich zwei Fragenkomplexe heraus, auf die der Morphologe eine Antwort sucht und die eng miteinander zusammenhängen:

1. Die Morphokinese der Nebennierenrinde bei gesteigerter oder verminderter hypophysärer Stimulation.

2. Die Frage nach der Bedeutung feinerer Läsionen des Rindenparenchyms bei Belastung des Organismus.

Zwei unabhängig voneinander entwickelte Lehren haben das Studium der Histophysiologie der Nebennierenrinde in besonderer Weise anzuregen vermocht: Die Lehre vom Stress von H. SELYE und die Lehre von den Transformationsfeldern der Nebennierenrinde von E. TONUTTI. Während die Konzeption von H. SELYE die Nebennierenrinde allgemein in den Mittelpunkt des Geschehens bei der Anpassung und Abwehr rückt, stellen die Untersuchungen TONUTTIS vor allem die Strukturwandlungen der Nebennierenrinde bei vermehrter oder verminderter hypophysärer Stimulation heraus. Waren die Erkenntnisse beider Lehren zunächst auch auf experimenteller Basis gewonnen, so zeigte sich doch bald, daß auch die humane Histophysiologie und Pathologie der Nebennierenrinde gleichen oder doch ähnlichen Gesetzmäßigkeiten unterworfen ist. [Zusammenfassende Übersichten über die Histophysiologie der Nebennierenrinde siehe bei R. BACHMANN (1954), E. TONUTTI (1956) und bei H. W. DEANE (1962).]

Als wesentliche morphologische Kriterien für die Funktionsbereitschaft des Organs gelten uns die Ausstattung der Rindenzelle mit Fettstoffen, speziell mit Cholesterin und seinen Estern und die Struktur der Nebennierenrinde in ihren verschiedenen Zonen. Nur unter dauernder hypophysärer Stimulation kann der Zellbestand der Nebennierenrinde aufrechterhalten werden. ACTH erhöht die Zahl DNS-synthetisierender Zellen und die Mitoserate. Das Autoradiogramm bestätigt dabei die alte Anschauung, daß die subkapsulären Rindengebiete einschließlich der äußeren Fasciculata als wesentliche Proliferationszone gelten dürfen. Die akute hypophysäre Stimulation wandelt das Bild der einzelnen Rindenzelle. Zugunsten einer erhöhten Steroidsynthese werden die eingelagerten Lipoide verbraucht, die Sudanophilie und das polarisationsoptisch doppelbrechende Material schwinden. Zellkern und Nucleolus vergrößern sich, pro Flächeneinheit können weniger Zellkerne gezählt werden, als in der nicht stimulierten Rinde. Die fettentspeicherte Rindenzelle zeigt ein lichtmikroskopisch dichteres, dunkles Cytoplasma mit erhöhtem RNS-Gehalt, vermehrter Enzymausstattung, erhöhter Mitochondrienzahl und gewandelter Mitochondrienstruktur. Die fettverarmte oder fettfreie Nebennierenrinde ist demnach ein aktiv sezernierendes Gewebe mit im allgemeinen hoher Leistung, sie darf nicht als erschöpfte Rinde bezeichnet werden. In ausgeprägter Form begegnet sie uns bei schweren Infektionskrankheiten, aber auch beim kongenitalen adrenogenitalen Syndrom, bei dem die hyperplastische Rinde ständig und in oft großem Umfang Steroide — wenn auch in fehlerhafter Form — produziert und abgibt.

Die länger dauernde hypophysäre Stimulation erhöht die Bereitschaft der Rindenzelle, wieder Fettstoffe einzulagern. Es werden jetzt auch die Zonen, die sonst weniger reichlich mit Fettstoffen beladen sind, wie die Zona glomerulosa und die Zona reticularis dem Fasciculatatyp angeglichen, so daß sich das Bild der progressiven Transformation (Tonutti) entwickelt. Dieser erhöhte Fettgehalt hyperplastischer Nebennieren bei chronischer Belastung im Sinne des Anpassungsstadiums von H. Selye kann als Äquivalent einer auf ein höheres Fließgleichgewicht zwischen Bereitstellung und Sekretion eingestellten Funktion gedeutet werden.

Bei blockierter Steroidsekretion muß der erhöhte Fettgehalt der Nebennierenrinde dagegen als ein Aufstau von ungenutztem Baumaterial verstanden werden. Augenfällig wird dies bei enzymatischer Blockade einer sehr frühen Stufe der Steroidbiosynthese. Experimentell ist sie durch Blockade mit Amphenon B zu erreichen (Kracht), auf dem Boden einer genetischen Enzymstörung entwickelt sich die Überspeicherung bei der sog. Lipoidhyperplasie der Nebennierenrinde (Prader und Siebenmann).

Bei blockierter hypophysärer Stimulation, wie sie heute im Experiment und in der Klinik vor allem durch synthetische Steroide bewirkt wird, kommt es zur Atrophie der Nebennierenrinde im Fasciculatabereich. Die Glomerulosa, weniger von der hypophysären Stimulation abhängig, erscheint relativ verbreitert, die Zonierung tritt deutlicher hervor (regressive Transformation Tonuttis).

Unter der Einwirkung der corticotropen Stimulation kann Rindengewebe auch im Kapselbereich der Nebenniere jederzeit neu gebildet werden, wobei ein subkapsuläres Blastem als eigene Proliferationszone deutlich werden kann (Bachmann). Hier entwickeln sich dann auch Rindenknoten, die in die sich verbreiternde Rinde eingebaut werden können.

Bei einem solch dynamischen Gewebe, das im Laufe des Lebens aus den verschiedensten Gründen stimuliert oder gehemmt werden kann, vermag der bei der Autopsie erhobene Befund oft nur wenig von der Lebensgeschichte des Organs mitzuteilen. Die Probleme beginnen bereits mit der Feststellung des regelhaften, „normalen" Organgewichtes. Es hat sich aber doch gezeigt, daß die Nebennierenrinde im Laufe des Lebens bestimmten, gesetzmäßigen Strukturwandlungen unterworfen ist, die Rotter in seiner Lebenskurve der Nebennierenrinde plastisch dargestellt hat. Es lassen sich fünf verschiedene Lebensphasen abgrenzen, denen jeweils ein bestimmter Nebennierenrindentyp zugeordnet werden kann:

1. Die Fetalzeit mit der mächtigen Entfaltung der Cortex fetalis.

2. Das Säuglingsalter, gekennzeichnet durch die Involution der Cortex fetalis und die im 2. Lebenshalbjahr einsetzende Entwicklung der Zona glomerulosa.

3. Das Kindesalter bis zur Pubertät, ausgezeichnet durch eine vorwiegend aus Glomerulosa und Fasciculata bestehende schmale Rinde.

4. Die Zeit der Geschlechtsreife, an deren Beginn die Entwicklung der Zona reticularis steht (Adrenarche).

5. Das Senium, in der es eher wieder zu einer Verschmälerung der Zona reticularis kommt.

Verständlicherweise stellen die Nebennieren in den ersten Phasen dieser Lebenskurve noch ein im wesentlichen einheitliches Untersuchungsgut dar. Die Bedingungen in utero dürfen im Laufe der regelhaften Fetalentwicklung als weitgehend identisch angesehen werden.

Auch im Säuglingsalter laufen die Umbauvorgänge in der Nebennierenrinde noch im großen und ganzen parallel ab, wenngleich hier — gerade bei Frühgeburten — Abweichungen in der Anpassung an die postnatale Lebensform auftreten.

Fassen wir nach dem Gesagten die Möglichkeiten des Morphologen zur Beurteilung der Nebennierenrinde ins Auge, so ist es besonders das Ausmaß der hypophysären Stimulation, das sich in der Rindenstruktur und im Zellbild darbietet. Er kann von hier aus auf die Bereitschaft zur Funktion schließen, die Funktion selbst kann nur durch Messungen der Steroidsekretion belegt und in ihre Teilkomponenten aufgeschlüsselt werden. Stehen hier keine Daten zur Verfügung, sind nur indirekte Schlüsse — etwa aus dem Verhalten des lymphatischen Gewebes — möglich.

Neben die histophysiologische Beurteilung muß die Abgrenzung histopathologischer Phänomene treten. TONUTTI hat gezeigt, daß bakterielle Gifte auf zweierlei Weise an der Nebennierenrinde wirksam werden können: Der unspezifische Reiz wirkt über eine vermehrte corticotrope Stimulation im Sinne des Stress, in der spezifischen Wirkung kommt dagegen die Schädigung durch den Giftstoff selbst zum Ausdruck. Beide Angriffskomponenten ergänzen sich, die corticotrope Stimulation macht das Rindengewebe für die Giftwirkung vulnerabel, wie aus den Experimenten TONUTTIS eindeutig hervorgeht.

In der Histopathologie der menschlichen Nebennierenrinde finden wir die experimentellen Befunde weitgehend bestätigt. ACTH-Behandlung allein führt freilich hier nicht zur Rindennekrose. In unserem kindlichen Obduktionsgut haben wir eindeutige Parenchymläsionen immer nur dann gesehen, wenn ein schwerer Infekt oder eine Toxikose vorlagen. Die von der Einzelzell- bis zur Gruppennekrose sich steigernden Parenchymläsionen sind im Kapitel der Infektionskrankheiten abgehandelt. Die Reaktionen des Mesenchyms der Nebennierenrinde bei infektiös-toxischen Nebennierenschäden sind vergleichsweise gering, was wohl mit Recht mit der lokalen, entzündungshemmenden Hormonwirkung in Zusammenhang gebracht wird. Eine unspezifische „Adrenalitis" gibt es nicht. Erst bei ausgedehnten Nekrosen treten Leukocyten auf, während Rundzellinfiltrate im Nebennierenmark ein bekannter und häufiger Befund sind. Das Endothel der Rindencapillaren — als Teil des RES angesehen — kann jedoch proliferieren, Mitosen sind dann zu beobachten (LIEBEGOTT).

Nur bei bestimmt charakterisierten Infektionen der Nebennierenrinde — wie bei Listeriose, Cytomegalie oder Syphilis — kann es auch zur Entwicklung granulomatöser Herde kommen. Bei der heute als Autoimmunerkrankung erkannten primären Nebennierendystrophie (-atrophie) ist die zellige Reaktion im untergehenden Rindengewebe zwar etwas stärker, aber immer noch im Vergleich zu ähnlichen Vorgängen in anderen Organen (z.B. Hashimoto-Thyreoiditis) gering.

Eindrucksvoller als die Mesenchymreaktion sind Störungen der capillären Strombahn im Rindenbereich. Sie reichen von der Plasmaexsudation in „drüsenähnliche Lichtungen" bis zur schweren hämorrhagischen Infarzierung des Organs beim Waterhouse-Friderichsen-Syndrom oder zur Venenthrombose mit totaler Organnekrose. Diese Strombahnläsionen sind im Rahmen einer infektiös-toxischen Nebennierenläsion zweifellos unmittelbare Folgen der spezifischen Giftwirkung am Gefäßsystem des Rindenorgans.

Hypoxie und Kollaps bedingen an der Nebennierenrinde keine Zellausfälle, die auch nur entfernt mit den Veränderungen am Leberläppchen oder am Nierentubulus zu vergleichen wären.

Das hier skizzierte Feld der Histophysiologie und Histopathologie der menschlichen Nebennierenrinde kann dann vom Morphologen fruchtbar bestellt werden, wenn ihm gut untersuchtes, klinisches Beobachtungsgut zur Verfügung steht. Seiner Aussagemöglichkeit sind aber in mancher Beziehung Grenzen gesetzt, auf die hier kurz hingewiesen werden soll. Keine der zur Verfügung stehenden histochemischen Methoden kann bis heute einen Hormonnachweis in der Nebennierenrinde führen. Dies gilt besonders für die sog. Ketosteroid-Nachweise, die unspezifisch sind. Die Ponceau-Fuchsin-Färbung nach VINES ist noch weniger geeignet, als Hormonnachweis zu dienen (EHRENBRAND). Mit der Darstellung der Fettstoffe erfassen wir im Mikroskop nur das Ausgangsmaterial und wissen nicht, welche Steroide daraus vom Organ synthetisiert werden. Die sekretorische Leistung können wir nur indirekt aus dem Schwund der Fettstoffe erschließen. So sind wir auch nicht in der Lage, eine sichere Topographie der Bildungsstätten der verschiedenen Rindenhormone zu geben. Obwohl heute vieles dafür spricht, daß die Zona glomerulosa für die Aldosteronproduktion verantwortlich ist, sind für die menschliche Nebennierenrinde hier doch nur weitgehend indirekte Schlüsse möglich. Die Abgrenzung einer eigenen androgenen Zone erscheint nicht angängig, da gerade beim kongenitalen adrenogenitalen Syndrom die Reticularis nicht verbreitert ist, sondern eine progressive Transformation mit verbreiterter Fasciculatastruktur besteht. Gerade bei der Überproduktion von Rindenhormonen — wie sie uns am ausgeprägtesten beim Cushing-Syndrom und beim adrenogenitalen Syndrom entgegentritt — kann kein sicherer Rückschluß von der Morphologie auf den speziellen Sekretionstyp gezogen werden. In der damit verbundenen Rindenhyperplasie dokumentiert sich nur der Grad der hypophysären Stimulation, aber auch der autochthone Rindentumor läßt weder strukturell noch cytologisch erkennen, ob Androgene, Glucocorticoide oder Oestrogene produziert werden.

Schließlich ist es dem Morphologen auch versagt, bei erhaltener Rinden- und Zellstruktur einen Erschöpfungszustand des Organs zu konstatieren. Ein Versagen der Nebennierenrinde kann von ihm nur wahrscheinlich gemacht werden, wenn ein Großteil der Gewebestruktur ge- oder zerstört ist, wobei man im allgemeinen damit rechnet, daß ein Zehntel des Rindenparenchyms ausreicht, um die Funktion aufrechtzuerhalten. Selbst der Befund eines hämorrhagisch infarzierten Organs beim Waterhouse-Friderichsen-Syndrom wird nicht unwidersprochen als Substrat eines Nebennierenversagens gedeutet, da klinisch hohe Steroidwerte im Blut gefunden werden können.

Literatur

Einführung

BACHMANN, R.: Handbuch der mikroskopischen Anatomie des Menschen, 6. Band, 5. Teil: Die Nebenniere. Berlin-Göttingen-Heidelberg: Springer 1954.

BRÜNING, H., u. E. SCHWALBE: Handbuch der Allgemeinen Pathologie und der pathologischen Anatomie des Kindesalters. Wiesbaden 1912.

DEANE, H. W.: Handbuch der experimentellen Pharmakologie. Ergänzungswerk. 14. Band, Teil 1: The adrenocortical hormones. Berlin-Göttingen-Heidelberg: Springer 1962.

EHRENBRAND, F.: Sind die sog. fuchsinophilen Zellen der Nebennierenrinde spezifische Androgenbildner? Acta histochem. (Jena) 7, 1 (1959).

KRACHT, J.: Die Nebennierenrinde bei chemischer Adrenostase. Allergie u. Asthma 7, 264 (1961).

LIEBEGOTT, G.: Studien zur Orthologie und Pathologie der Nebennieren. Beitr. path. Anat. 109, 93 (1947).

PRADER, A., u. R. E. SIEBENMANN: Nebenniereninsuffizienz bei kogenitaler Lipoidhyperplasie der Nebennieren. Helv. paediat. Acta 12, 569 (1957).

ROTTER, W.: Die Entwicklung der fetalen und kindlichen Nebennierenrinde. Virchows Arch. path. Anat. 316, 590 (1949).

SEIFERT, G.: Die Pathologie des kindlichen Pankreas. Leipzig 1956.

SELYE, H.: Stress (the Physiology and Pathology of Exposure to Stress) Montreal, Canada, 1950.

— Einführung in die Lehre vom Adaptationssyndrom. Stuttgart 1953.

TONUTTI, E.: Die Umbauvorgänge in den Transformationsfeldern der Nebennierenrinde als Grundlage der Beurteilung der Nebennierenrindenarbeit. Z. mikr.-anat. Forsch. 52, 32 (1942).

— Normale Anatomie der endokrinen Drüsen und endokrine Regulation. In E. KAUFMANN: Lehrbuch der spez. pathol. Anatomie, 1. Band, 2. Hälfte, Berlin 1956.

I. Entwicklungsgeschichtliche Vorbemerkungen

A. Die Embryonalentwicklung

Die erste Anlage der Nebenniere erscheint bei 6 mm SSL (SOULIE 1922), etwa zwischen dem 25. und 32. Schwangerschaftstag (VELICAN 1948), in enger Verbindung mit der Gonadenanlage. Bei 4,7 mm SSL findet HETT (1925) zwar noch keine deutliche Rindenanlage, wohl aber eine Verdickung des Cölomepithels mit höherer Mitoserate an der dorsalen Wand der Leibeshöhle. Ob sich die Nebennierenrinde aus diesem verdickten Epithel oder aus dem darunter liegenden Mesenchym entwickelt, ist strittig (ausführliche Darlegungen hierüber bei BACHMANN 1954), da es in diesen sehr frühen Stadien schwierig ist, Cölomepithel und Mesenchym scharf auseinanderzuhalten. Die beiderseits der Aorta im Mesenchym auftretenden Zellhaufen sind zunächst noch nicht umkapselt, beginnen sich aber zu vascularisieren und zeichnen sich schon bei 9 mm SSL durch eine erhöhte Aktivität alkalischer Phosphatase aus (ROSSI, PESCETTO und REALE 1951). Beim Embryo von 11,8 mm ist die Zellmasse 1,4 mm lang und 0,3 mm dick; es treten großkernige Zellen mit 10 bis 12 μ Kerndurchmesser auf (HETT). Ob bei 12 mm SSL eine zweite Proliferation aus dem Cölomepithel einsetzt und damit das Bildungsmaterial für die spätere Außenzone liefert (KEENE und HEWER 1927, UOTILA 1940), ist ebenso umstritten wie die Gesamtentwicklung der NN aus dem Cölomepithel (GRUENWALD 1946).

Bei 16 mm SSL beginnt sich besonders lateral eine Kapsel um die Zellmasse auszubilden, während man medial und dorsal eine Einwanderung sympathischer Elemente (Sympathogonien) beobachten kann. Ein feines Gitterfasergerüst und

Tabelle 1. *Das relative NN-Gewicht von der Embryonalzeit bis zur Geburt. Die Relation wird zunehmend zugunsten des Körpergewichtes verschoben*

	Embryonen	Feten bis 1000 g	Frühgeburten bis 2500 g	Reifgeburten
N	20	25	100	71
$\bar{x}$	1:171	1:277	1:415	1:453
s	32	90	114	134
$\bar{x} \pm 2s$	107—236	97—457	187—643	186—722

netzförmig entwickelte, zentral besonders weite Capillaren treten jetzt hervor. Zwischen 17 und 20 mm Länge wird mehr und mehr eine Zonierung der Rindenanlage deutlich, wobei eine dünne zelldichte Außenzone von einer breiten netzförmig strukturierten Innenzone abzugrenzen ist. Die Mitosen konzentrieren sich jetzt in der Außenzone (HETT), im Cytoplasma der Innenzone sind mit Eisenhämatoxylinlack darstellbare Granula erkennbar, die vermutlich mit den von der 10. Woche an auftretenden „fuchsinophilen" Granula von BROSTER und VINES (1933) identisch sind. Die ersten Lipoidtropfen erscheinen bei 18 mm (McKAY) bzw. 23 mm SSL (HETT). Bei Embryonen von 30,5 bis 31 mm SSL betragen die größten Durchmesser der ovoiden Nebennieren 2,3 : 1,2 mm, sie erreichen damit die Größe der Nieren oder übertreffen sie.

Sympathische Elemente wandern weiter (bis zur Geburt) in die Rindenanlage ein. Zwischen 60 und 90 mm SSL erhalten die Nebennieren ihre für die Fetalzeit charakteristische dreieckige Form mit ventral sich ausbildender Furche. In der Außenzone treten unregelmäßige Hohlräume auf, die im Zentrum feine Gerinnsel enthalten können.

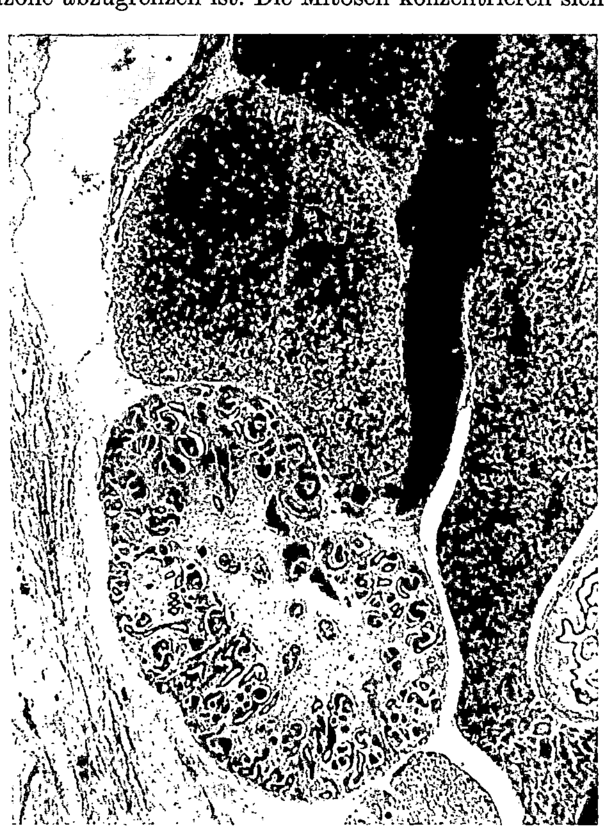

Abb. 1. Nebenniere und Niere, Embryo 3,7 cm SSL. — Vergr. 25fach, H. E.

Literatur

Embryonale Entwicklung

BACHMANN, R.: Handb. d. Mikr. Anatomie d. Menschen. 6. Bd. 5. Teil: Die Nebenniere. Berlin-Göttingen-Heidelberg: Springer 1954.

BROSTER, L. R., and H. W. C. VINES: The adrenal cortex; a surgical and pathological study. London 1933.

GRUENWALD, P.: Embryonic and postnatal development of the adrenal cortex, particularly the zona glomerulosa and accessory nodules. Anat. Rec. 95, 391 (1946).

HETT, J.: Ein Beitrag zur Histogenese der menschlichen Nebenniere. Z. mikr.-anat. Forsch. 3, 179 (1925).

KEENE, M. F. L., and E. E. HEWER: Development of human suprarenal gland. J. Anat. (Lond.) 61, 302 (1927).

McKAY: Zit. nach BENIRSCHKE.

ROSSI, F., G. PESCETTO, e E. REALE: La localizzatione istochimica della fosfati alcalina e le sue variazioni nel corso dello svilluppo prenatale dell' uomo. Z. Anat. Entwickl. Gesch. 115, 500 (1951).

SOULIÉ, A.: Sur les premiers stades du developpement de la capsule surrénale chez quelques mammiféres. C. R. Ass. Anat. 1902, 67.

UOTILA, U. U.: The early embryological development of the fetal and permanent adrenal
cortex in man. Anat. Rec. **76**, 183 (1940).
VELICAN, C.: La zone transitoire de la corticosurrenale humaine. Arch. Anat. micr. Morph.
exp. **37**, 73 (1948).

B. Die Fetalentwicklung

Am Ende der Embryonalentwicklung haben die Nebennieren ihre relativ größte
Ausdehnung erreicht. Die Relation Nebennierengewicht: Körpergewicht beträgt
bei Embryonen und Feten bis 18 cm SSL 1:171, während Frühgeborene zwischen
1000 und 2500 g Körpergewicht ein relatives Gewicht von nur mehr 1:415 im
Durchschnitt unseres Materials aufweisen (DHOM et al. 1958) (Tab. 1).

Das Absolutgewicht der Nebenniere nimmt bis zum Ende der Schwangerschaft
zu. Vom erreichten Geburtsgewicht ist das Nebennierengewicht des Neugeborenen

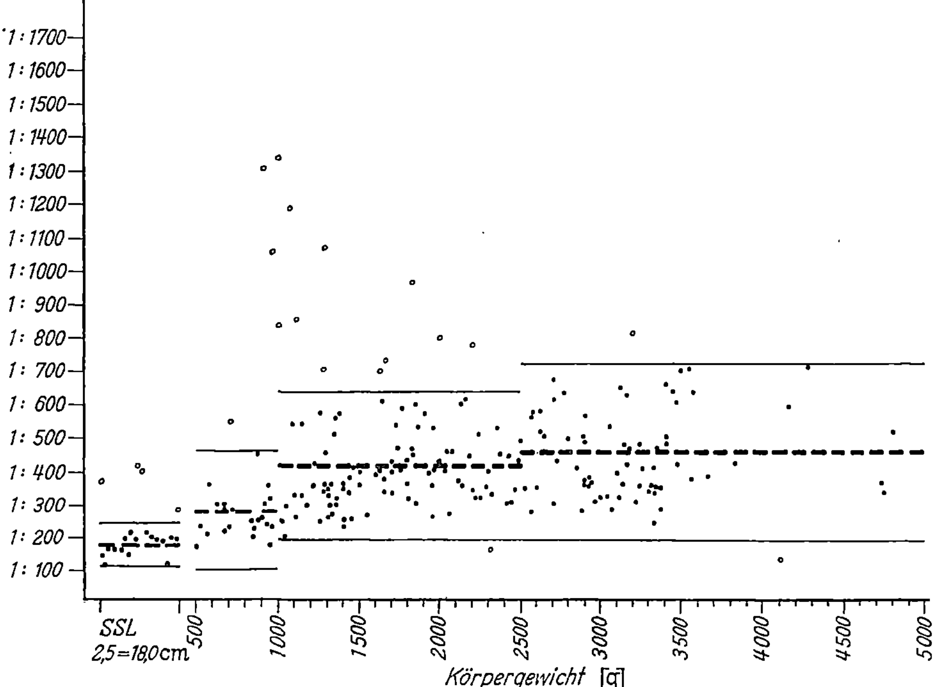

Abb. 2. Die Entwicklung des relativen Nebennierengewichtes von der Embryonalzeit bis zur Geburt (aus DHOM,
ROSS und WIDOK, Beitr. path. Anat. **119**, 117 (1958)

direkt proportional abhängig (LUCIEN und GEORGE 1927, CLATHWORTHY und
ANDERSON 1944, EKHOLM und NIEMINEVA 1950). Das Gewichtswachstum der
Nebennieren bleibt jedoch hinter der Zunahme des Körpergewichtes etwas
zurück, so daß die Kurve des relativen Nebennierengewichtes stetig abfällt. Die
Abhängigkeit des Nebennierengewichtes vom Körpergewicht zeigt, daß die Angabe
des absoluten NN-Gewichtes nur beschränkten Wert hat. Das „mittlere" Gewicht
beträgt bei (reifen!) Neugeborenen 6 bis 8 g, ein Neugeborenes von 4500 g Geburtsgewicht hat aber ein Nebennierengewicht von 10 bis 12 g, während bei einer
Unreifgeburt von 2000 g ein Nebennierengewicht von etwa 4 g der Norm entspricht.

Die Bedeutung dieser erheblichen Gewichtsdifferenzen wird bei dem Bemühen
klar, hypo- und hyperplastische Nebennieren vom Normbefund abzugrenzen
(siehe diese Kapitel). Tab. 1 gibt deshalb auch die 2s-Grenze an, wie sie sich aus
unserem Material ergibt.

Das Organwachstum ist fast ausschließlich eine Folge der Innenzonenentwicklung (Innenzone = Cortex fetalis) (SCAMMON 1926, SWINYARD 1943, TÄHKÄ 1951, DHOM u. Mitarb. 1958). Während die Außenzone (Außenzone = Cortex permanens) eine nur unbedeutende meßbare Verbreiterung erfährt, steigt der Umfang der Innenzone bis zur Geburt an. Das erreichte Nebennierengewicht spiegelt also vornehmlich die Innenzonenentwicklung wieder. Die Relation Außenzone:Innenzone beträgt beim Neugeborenen schließlich 1:4 (Prozentualer Anteil der Innenzone: ELLIOTT und ARMOUR 1911: 80%, SWINYARD: 85%, HETT, KEENE und HEWER 65 bis 75%).

Strukturentwicklung der fetalen Nebennierenrinde. Während der Fetalentwicklung erfahren die Nebennieren einige charakteristische Wandlungen der Struktur (ROTTER 1949), der Speicherstoffe und der Kernvolumina (DHOM et al.). Die bekannte Dreischichtung der Erwachsenen-Nebenniere ist in der Fetalzeit (und im

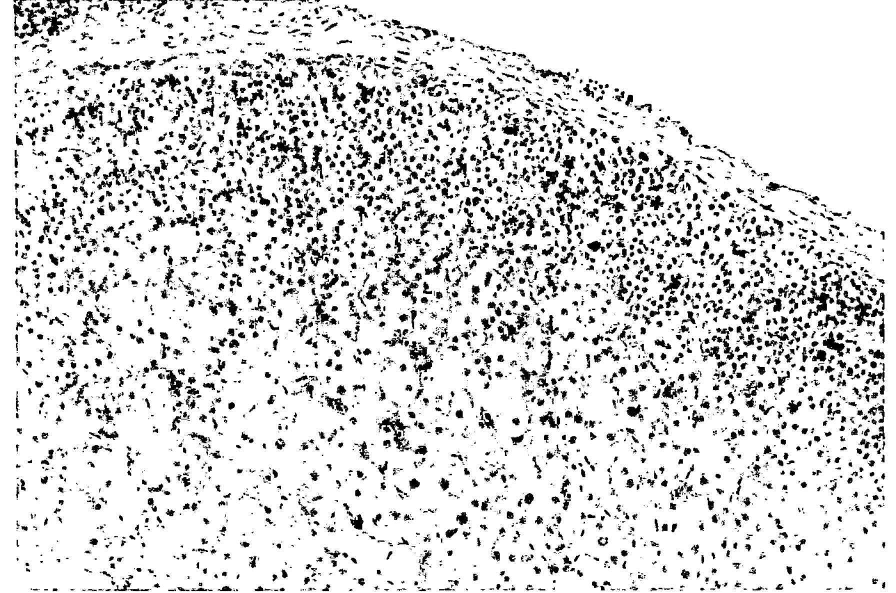

Abb. 3. Außen- und Innenzone der fetalen Nebennierenrinde. Fetus von 15,5 cm SSL. — Vergr. 150fach, H. E. — Beachte die ungeordnete dichtzellige Außenzone!

frühen Säuglingsalter) noch nicht entwickelt. Die Rinde besteht aus der schmalen Außenzone, die ohne scharfe Grenze in die Innenzone übergeht. Im Silberimprägnationsbild besteht die Außenzone aus mehr oder weniger breiten Läppchen, die kappenförmig den Fasciculatasäulen der Innenzone aufsitzen. Die damit sich entwickelnde Bogenstruktur des Gitterfasergerüstes rechtfertigt den Namen Zona arciformis bzw. Zona fasciculo-arciformis (ROTTER). Die Umhüllung einzelner Elemente der Außenzone durch feine argyrophile Nebenfäserchen, die in der frühen Fetalperiode noch sehr deutlich ist, wird mit zunehmendem Wachstum geringer, so daß die Außenzone aus ungeordneten Zellhaufen zu bestehen scheint, die in die Bogenstruktur der langsam kräftiger werdenden Hauptfasern eingelagert sind. Die Innenzone besteht in der äußeren Hälfte aus Zellsäulen, die von den Hauptfasern umhüllt werden. Zwischen den Säulen verlaufen — wie in der späteren Zona fasciculata der bleibenden Nebennierenrinde — die Blutcapillaren. Quer durch die Säulen ziehen feinere Fäserchen, die eine Segmentierung der Säulen bedingen. Die zentralen Partien der Innenzone werden durch nun kräftigere Querfaserbündel in eine netzartige Struktur umgebildet, die sich aber nur ganz allmählich aus der Zona fasciculo-arciformis entwickelt und nicht den Anspruch einer eigenen Zona reticularis erheben kann. Die strukturellen Parallelen zwischen der fetalen Innenzone und den inneren Zonen der späteren bleibenden Nebennierenrinde bedeuten keine Identität dieser Parenchyme. Dies lehren schon die verschiedene Cytologie und das spätere Schicksal der gesamten Innenzone. In den zentralen Abschnitten grenzen die Zellverbände der Innenzone an die hier liegenden Venenstämme an. Die zunehmende Furchung der Nebennieren, besonders an der Vorderfläche des Organs, bedingt an der Austrittsstelle der Nebennierenvene eine charakteristische

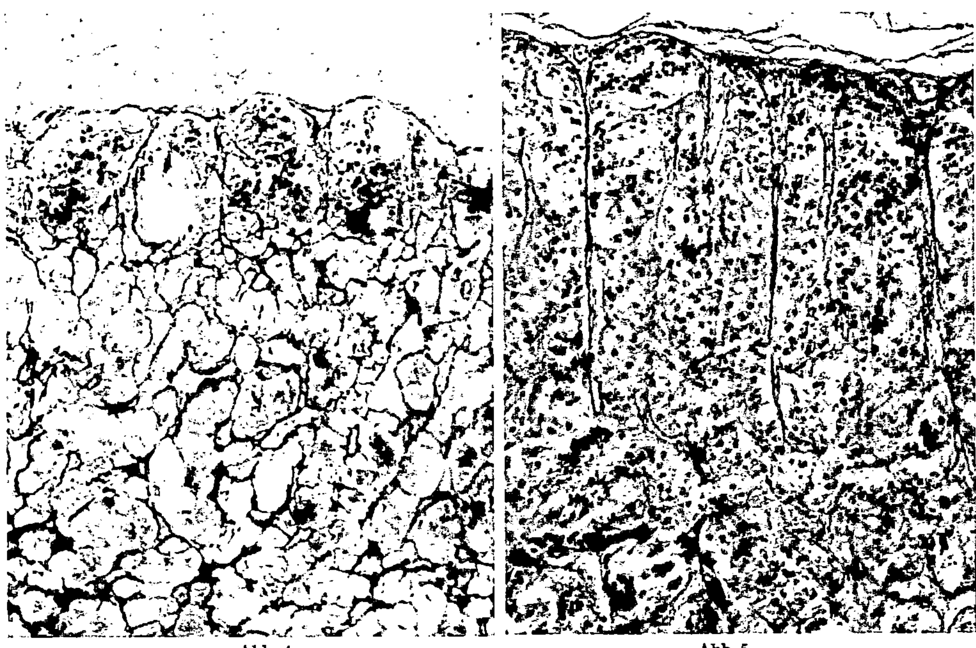

Abb. 4Abb. 5

Abb. 4. Männlicher Fetus von 14,5 cm SSL Breite, ungeordnete Läppchen sitzen der netzförmigen Innenzone auf. Versilberung nach GÖMÖRI. — Vergr. 150fach —

Abb. 5. 3630 g schwere Reifgeburt, 2 Tage, Tentoriumriß, Bronchopneumonie. Regelhaft entwickelte Fasciculo-Arciformis. Versilberung nach GÖMÖRI — Vergr. 150fach —

Einstülpung der Rinde, so daß die Außenzone in die zentralen Abschnitte des Organs verlagert wird. Sie bildet hier einen schmalen Saum um den Hauptstamm der Nebennierenvene (Zona centralis, LANDAU 1915). Da auch die Sympathogonien-haufen sich zentral zu gruppieren beginnen, kann man um die zentralen Gefäße drei Gewebsstrukturen in wechselnder Folge angeordnet finden: Die fetale Innen-zone, die Zona centralis und die ersten Ansätze des sich entwickelnden Markes.

Gegen Ende der Schwangerschaft wird die Nebennierenrindenstruktur des Feten noch weiter fortentwickelt. Die peripheren Säulen der Innenzone werden durch Zunahme der Querfasern mehr und mehr in einzelne Ballen zerlegt, während die Läppchen der Außenzone in längsgestellte, schmale Zellsäulen aufgespalten werden (ROTTER). Die von der Kapsel in das Organ einstrahlenden Fibrillenzüge erfahren dabei eine starke Vermehrung, so daß die Bogenstruktur nun erst deut-lich wird. Diese strukturelle Reifung der Außenzone tritt aber sowohl am einzelnen Organ in unterschiedlicher Ausprägung hervor, wie sie auch von Fall zu Fall unter-schiedlich weit entwickelt sein kann. KLOOS und STAEMMLER (1953) unterscheiden deshalb fünf verschiedene Strukturtypen der Außenzone der Neugeborenen-Nebenniere.

Cytologie und Histochemie der fetalen Nebennierenrinde. Ein histochemischer Hormonnachweis ist bis heute nicht möglich. Die größte Bedeutung kommt den

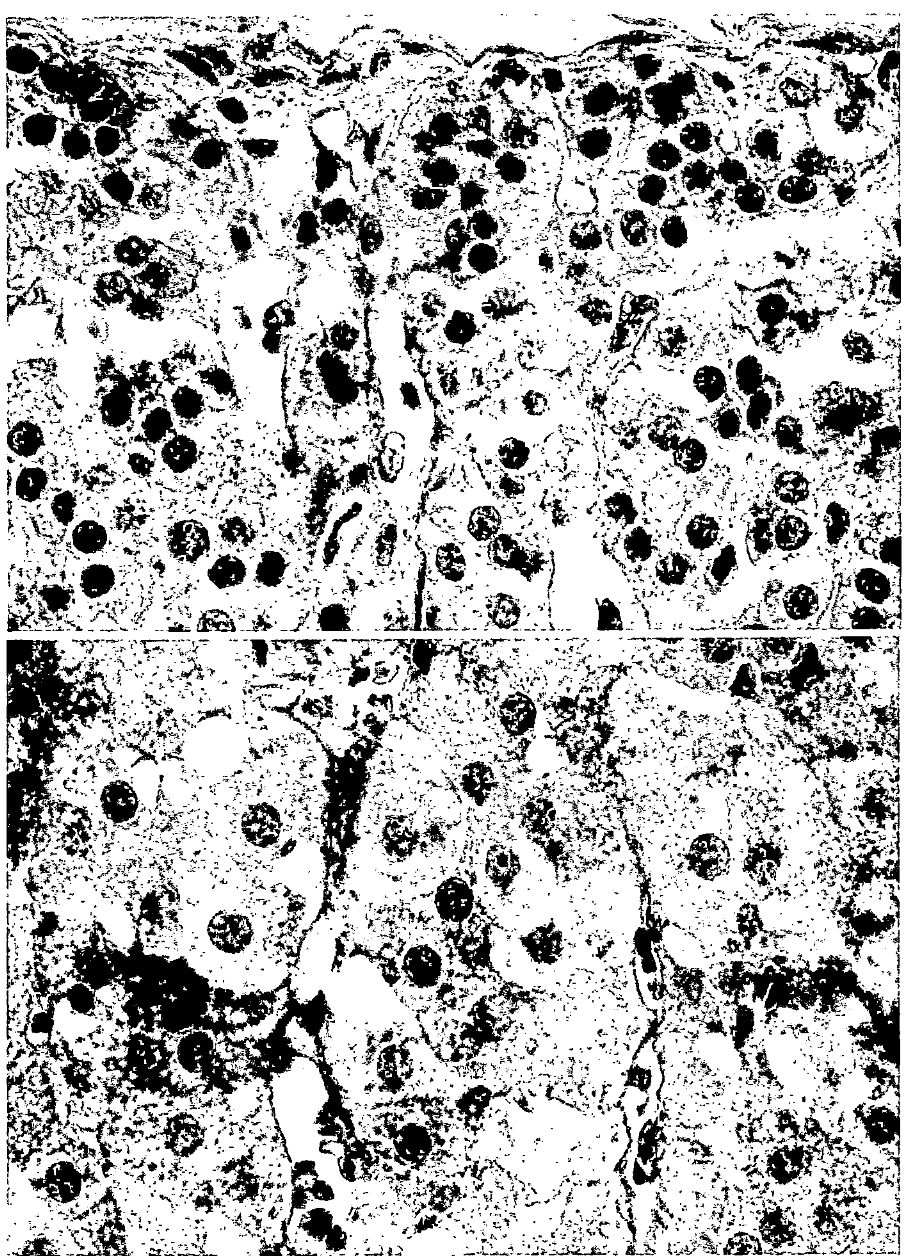

Abb. 6. Früh-Totgeburt, 1800 g, 45 cm. Locker angeordnete rundkernige Zellen mit wenig ausgeprägtem Cytoplasma in der Außenzone. Große granuläre Zellen in der Innenzone. — Vergr. 740fach, H. E. —

Lipoiden zu, die als Ausgangsmaterial für die Hormonsynthese dienen. Stets liegen Gemische verschiedener Fettstoffe vor (Cholesterin, Cholesterinester, Neutralfette, Fettsäuren, Phosphorlipoide usw.), die sich mit morphologischen Methoden nur unvollkommen trennen lassen. Ein Teil der Lipoide ist an Zelleiweiß gebunden und einem direkten färberischen Nachweis nicht zugänglich. Die morphologische Darstellung der Nebennierenlipoide gestattet jedoch einen Einblick in die Funktionsreserve des Organs.

Die ersten Lipoidtröpfchen erscheinen in den Nebennieren schon während der Embryonalzeit (siehe oben). Dabei sind die feinen Tröpfchen zunächst bevorzugt in der I. Z. erkennbar, teilweise ist bei Sudanschwarz-B-Färbung die Anfärbung der Rindenzellen mehr diffus grauschwarz. Erst im zweiten Schwangerschaftsdrittel, im eigenen Material zwischen 12,5 und 20 cm SSL tritt eine Umschichtung der Lipoidverteilung ein. Es überwiegt nun der Lipoidgehalt der A. Z., während die großen plasmareichen Zellen der Innenzone mehr und mehr an nachweisbaren Fettstoffen verlieren. Vor der Geburt ist schließlich die fetale I. Z. zum größten Teil sudannegativ. Eine Ausnahme bilden die zentral sich anhäufenden „Fettdegenerationszellen"—Elemente mit randständigem Kern und großen Fetttropfen. Diese verfetteten Zellen treten schon lange vor der eigentlichen Involution der Innenzone auf. Die A. Z. bildet ein schmales sudanpositives Band, das die breite lipoidarme I. Z. umschließt. Vielfach sind die Spitzen der Z. arciformis frei von Lipoidtröpfchen, während die Grenzschicht zur I. Z. am reichlichsten mit Fettstoffen beladen ist.

Die Lipoide in der fetalen NN zeigen eine positive Cholesterinreaktion, Doppelbrechung im polarisierten Licht, positive Smith-Dietrich-Reaktion (KATSUNOBU-SATO 1959), positive NAHD-Reaktion nach ASHBEL-SELIGMAN, sowie eine positive Perjodsäure-Schiffreaktion, die nach Alkohol-Ätherextraktion schwindet. Auf Lipoproteide weist auch die Feyertersche Einschlußfärbung in der fetalen I. Z. hin (SCHOEN 1954, DHOM et al. 1958).

Vor der Geburt sind demnach die Zellkonstituenten, denen nach allgemeiner Auffassung die Hauptbedeutung für die aktive Zelleistung der Nebennierenrinde zukommt, in der A. Z. angehäuft. Aus dem fehlenden oder geringen — mit den üblichen Methoden faßbaren — Lipoidgehalt der I. Z. darf aber umgekehrt nicht auf deren Inaktivität geschlossen werden, da beispielsweise auch der Gelbkörper zur Zeit der Vascularisation und Blüte nur spärliche Lipoide (Phosphorlipoide) enthält, während Cholesterinester und Neutralfette erst nach dem 10. Tag auftreten (PFLEIDERER und DIEZEL 1959). Die großen lipoidarmen Zellen der I.Z. zeigen ein fein granuliertes Cytoplasma, das bei Gallocyaninfärbung reichliche basophile Granula enthält. Diese lassen sich durch Hydrolyse und durch Einwirkung von Ribonuclease extrahieren und erweisen sich damit als Ribonucleinsäurehaltig. Die A. Z. zeigt keine oder nur ganz geringe Cytoplasma-Basophilie (DHOM, unveröffentlicht). Elektronenmikroskopisch (Ross et al. 1958) ist die Rindenzelle der menschlichen Cortex fetalis (Feten zwischen der 6. und 17. Schwangerschaftswoche) durch einen hohen Gehalt an glattem endoplasmatischen Reticulum ausgezeichnet, aber auch rauhes mit RNP-Granula besetztes endoplasmatisches Reticulum ist nachweisbar. Der ungewöhnlich umfangreiche Bestand an glattem endoplasmatischen Reticulum spricht für eine biologische Aktivität im Lipoidstoffwechsel. Zwischen den großen Zellen finden sich kleinere „dunkle", acidophile, säurefuchsinophile Rindenzellen, die auch eine Tannineisenreaktion geben (STENZ 1956). „Fuchsinophile Granula", die in der embryonalen Nebennierenzelle sehr reichlich vorkommen, sind in der Fetalzeit immer noch spärlich in der I. Z. nachweisbar. Daß es sich dabei nicht um androgene Substanzen handelt, ist erwiesen (EHRENBRAND 1959, SCHAUMKELL et al. 1957). Sie werden teils als Steroideiweißkomplex (LIEBEGOTT 1953), teils als aktivierte Mitochondrien angesprochen (BACHMANN 1954). Die I. Z. ist darüber hinaus reich an Ascorbinsäure (BOURNE 1933). Enzymhistochemisch enthält die Cortex fetalis zwischen der 9. und 20. Schwangerschaftswoche alkalische und saure Phosphatasen, unspezifische Esterasen und DPN-Diaphorase. Succinodehydrogenase und die Steroid-3 Beta-ol-dehydrogenase treten von der 11. Schwangerschaftswoche an in Erscheinung.

Die Außenzone der fetalen NNR enthält die gleichen Enzyme, aber in geringer Aktivität (DAWSON et al. 1961)[1]. Die Aktivität der alkalischen Phosphatase nimmt vom 5. Schwangerschaftsmonat an ab und ist zur Zeit der Geburt nur mehr gering (ROSSI, PESCETTO und REALE 1951).

Literatur

Die Nebennierenentwicklung in der Fetalzeit

BACHMANN, R.: Handb. d. Mikr. Anatomie d. Menschen, 6. Bd. 5. Teil: Die Nebenniere. Berlin-Göttingen-Heidelberg: Springer 1954.

BLOCH, E., B. TISSENBAUM, B. L. RUBIN, and H. W. DEANE: Δ^5-3-β-Hydroxysteroid dehydrogenase activity in human fetal adrenals. Endrocrinology 71, 629 (1962).

BOURNE, G. H.: Vitamin C in the human foetal adrenal and the physical state of the Vitamin in the gland cell. Nature (Lond.) 132, 850 (1933).

CLATHWORTHY, and ANDERSSON: Amer. J. Dis. Child. 67, 167 (1944).

DAWSON, J. M. P., J. PRYSE-DAVIES, and J. M. SNAPE: The distribution of six enzyme systems and of lipid in the human and rat adrenal cortex. J. Path. Bact. 81, 181 (1961).

DHOM, G., W. ROSS und K. WIDOK: Die Nebennieren des Feten und des Neugeborenen. Beitr. path. Anat. 119, 177 (1958).

EHRENBRAND, FR.: Sind die sog. fuchsinophilen Zellen der Nebennierenrinde spezifische Androgenbildner? Acta histochem. (Jena) 7, 1 (1959).

EKHOLM, E., and K. NIEMINEVA: On prenatal changes in the relative weights of the human adrenals, the thymus and the thyroid gland. Acta paediat. (Uppsala) 39, 67 (1950).

ELLIOTT, R. R., and R. G. ARMOUR: The development of the cortex in the human suprarenal gland and its condition in hemicephaly. J. Path. Bact. 15, 481 (1911).

HETT, J.: Ein Beitrag zur Histogenese der menschlichen Nebenniere. Z. mikr.-anat. Forsch. 3, 179 (1925).

KATSONUBO, SATO: Beiträge zur Histologie der Nebennierenrinde und der akzessorischen Nebenniere mit besonderer Rücksicht auf das sog. androgene Gewebe. Tohoku J. exp. Med. 69, 211 (1959).

KEENE, M. F. L., and E. E. HEWER: Development of human suprarenal gland. J. Anat. (Lond.) 61, 302 (1927).

KLOOS, K., u. H. J. STAEMMLER: Zur Morphologie und Pathophysiologie der Nebennierenrinde von Feten und Neugeborenen. Virchows Arch. path. Anat. 324, 285 (1953).

LANDAU, M.: Die Nebennierenrinde. Jena 1915.

LANMAN, J. T.: The fetal zone of the adrenal gland. Medicine (Baltimore) 32, 389 (1953).

LIEBEGOTT, G.: Die Pathologie der Nebennieren. Verh. dtsch. Ges. Path. 36, 21 (1953).

LUCIEN, M., et A. GEORGE: A propos de l'évolution ponderale de quelques organes endocriniens chez le foetus humain. C. R. Ass. Anat. 22, 176 (1927).

PFLEIDERER, A., u. P. B. DIEZEL: Histochemische Untersuchung der Fette und Lipoide im Gelbkörper. Frankf. Z. Path. 70, 207 (1959/60).

ROTTER, W.: Die Entwicklung der fetalen und kindlichen Nebennierenrinde. Virchows Arch. path. Anat. 316, 590 (1949).

— Das Wachstum der fetalen und kindlichen Nebennierenrinde. Z. Zellforsch. 34, 547 (1949).

ROSS, M. H., E. D. PAPPAS, J. T. LANMAN, and J. LIND: Electron microscope observations on the endoplasmatic reticulum in the human fetal adrenal. J. biophys. biochem. Cytol. 4, 659 (1958).

ROSSI, F., G. PESCETTO e E. REALE: La localizzazione istochimica della fosfati alcalina e le sue variazioni nel corso dello sviluppo prenatale dell uomo. Z. Anat. Entwickl. Gesch. 115, 500 (1951).

SCAMMON, R. E.: The prenatal growth and natal involution of the human suprarenal gland. Proc. Soc. exp. Biol. (N.Y.) 23, 809 (1926).

SCHAUMKELL, K. W., H. H. STANGE, und P. DÖRFFLER: Zum Problem der Säurefuchsinophilie „dunkler Zellen" in der Nebennierenrinde. Z. Zellforsch. 46, 610 (1957).

SCHOEN, H.: Über die rhodiochromen chromotropen Stoffe in der Nebenniere unter Berücksichtigung ihres Vorkommens in den verschiedenen Lebensaltern. Zbl. Path. 91, 380 (1954).

---

[1] Nach den Befunden von GOLDMANN et al. (J. clin. Endocrinol. a. Metabol. 24, 894 [1964]) ist bei der Frühgeburt die 3β-Hydroxysteroid-Dehydrogenase nur in der Außenzone nachweisbar.

STENZ, K.: Zur Morphologie der Inkretorgane von Frühgeburten, besonders der Nebennierenrinde. Frankf. Z. Path. 67, 568 (1956).
SWINYARD, C. A.: Growth of the human suprarenal glands. Anat. Rec. 87, 141 (1943).
TÄHKÄ, H.: On the weight and structure of the adrenal glands and the factors affecting them
in children of 0—2 years. Acta paediat. (Uppsala) Suppl. 81, 000 (1951).

C. Die Hormone der fetalen Nebennierenrinde

Schon aus der fetalen Nebenniere lassen sich Steroide extrahieren. BLOCH et al.
(1955/1956) fanden zwischen der 9. und 21. Schwangerschaftswoche C-19-Steroide.
C-21-Steroide findet man von der 21. Schwangerschaftswoche an. Alle Extrakte
enthalten auch einen salzretinierenden Faktor (Aldosteron?). Der Gesamt-
corticoidgehalt in fetalen Nebennieren steigt vom 5. Schwangerschaftsmonat an
von etwa 20 γ bis etwa 380 γ beim Reifgeborenen (STAEMMLER 1953). Die enzyma-
tische Fähigkeit fetalen NN-Gewebes, Steroide aufzubauen, wurde in Inkubationsversuchen erwiesen (LANMAN u. SILVERMAN 1957, LANMAN, SOLOMON et al. 1957,
SOLOMON et al. 1958, VILLEE et al. 1958). Im Nabelschnurblut findet man hohe
Werte von Plasma-17-Ketosteroiden, die die mütterlichen Werte um das Zwei-
bis Dreifache übertreffen (GARDNER und WALTON 1954, MIGEON 1956). Im Harn
der Neugeborenen der ersten Lebenstage sind gleichfalls 17-KS nachweisbar, die
um 1 mg/24 Std liegen (PHILIPP und SOETBEER 1951, STRÖDER, ZEISEL und KÖLITZ
1952, ZEISEL und PRESSLER 1953, ZEISEL 1957, BIERICH 1956, READ et al. 1950).
Frühgeborene zeigen eine relativ höhere 17-KS-Ausscheidung, wenn man die
Werte auf die Körperoberfläche bezieht (ZEISEL 1957). Chromatographisch findet
man im Nabelschnurblut Dehydroepiandrosteron und Androsteron (MIGEON 1956),
desgleichen sind im Harn die Abbauprodukte der Nebennierenandrogene vor-
herrschend (BIERICH 1957, ZEISEL 1957). Frühgeborene scheiden mehr Dehydro-
epiandrosteron aus (ULSTROM et al. 1956). Auch Progesteron ist in der fetalen
Nebenniere nachweisbar (HOFFMANN 1947). Der hohe Progesterongehalt des
Nabelschnurblutes (HOFFMANN und UHDE 1954) entstammt offenbar zum größeren
Teil der Placenta, kann im fetalen Organismus aber metabolisiert werden (RUNNE-
BAUM und ZANDER 1962). Die Progesteron-Harnausscheidung sinkt nach der
Geburt ab. Die Werte der Harn-Corticoidausscheidung schwanken beim Neuge-
borenen zwischen 150 und 200 γ/24 Std (ZANDER und SOLTH 1953, STRÖDER,
ZEISEL und KÖLITZ 1952, VENNING, RANDALL und GYÖRGY 1949). Die freien
Corticoide liegen gleichfalls niedrig (KLEIN et al. 1954). Die Corticoidwerte des
Nabelschnurblutes sind von den mütterlichen Werten abhängig, bei schwerer, lang
dauernder Geburt sind sie höher als bei leichter Geburt. Cortisongaben an die
Mutter beeinflussen ebenfalls die Plasmacorticoide des Nabelschnurblutes. Nach
ULSTROM et al. (1961) steigt der Cortisolplasmaspiegel beim Neugeborenen in den
ersten 2 Std zunächst an, was wesentlich auf die verlängerte biologische Halbwerts-
zeit zurückzuführen ist. Dann kommt es zu einem Abfall, der etwa bis zur 36. Lebens-
stunde anhält. Erst dann setzt ein langsamer Wiederanstieg ein. Nach den vorliegenden Befunden stammen die Corticoide des Neugeborenen — wenigstens zum
Teil — von der Mutter (BIERICH 1959).

Die bisherigen Ergebnisse zeigen aber übereinstimmend die Fähigkeit der
fetalen Nebennieren zur Steroidsynthese an. Als Quelle der in der Fetalzeit im
Vordergrund stehenden Androgene wird die fetale Innenzone angesehen, während
die schmale Außenzone geringe Mengen von Glucocorticoiden bilden dürfte. Bis
vor kurzem galt die Funktion der fetalen Innenzone für völlig ungeklärt, wobei
bezweifelt wurde, ob ihr überhaupt eine physiologische Bedeutung zukomme. Teilweise wurde ihre mächtige Entfaltung als Schwangerschaftsreaktion gedeutet. Die
morphologischen Befunde sprechen aber durchaus für eine Bereitschaft zur Funktion, und die oben wiedergegebenen biochemischen Daten belegen eine aktive

Hormonsynthese. Welche physiologische Bedeutung die Nebennierensteroide beim Feten haben, ist dagegen ungeklärt. Eine Beeinflussung der Genitalentwicklung findet offenbar nicht statt. Eine anabole Wirkung der androgenen Steroide im Fetalalter — bei gleichzeitiger Anwesenheit katabol wirkender Glucocorticoide — erscheint jedoch „durchaus sinnvoll" (BIERICH 1959).

Literatur

Die Hormone der Nebennierenrinde in der Fetalzeit

BIERICH, J. R.: Die Funktion der Nebennierenrinde im Kindesalter unter besonderer Berücksichtigung der ersten Lebenszeit und der Pubertät. Habilitationsschrift Hamburg 1956.

— Quantitative and qualitative determination of the androgenic steroids in newborn infants. Acta endocr. (Kbh.). Suppl. 31, 232 (1957).

— In F. LINNEWEH: Die physiologische Entwicklung des Kindes. Berlin-Göttingen-Heidelberg: Springer 1959.

BLOCH, E., and K. BENIRSCHKE: Synthesis in vitro of steroids by human fetal adrenal gland slices. J. biol. Chem. 234, 1085 (1959).

— —, and E. ROSEMBERG: C 19-Steroids, 17 -hydroxy-corticosterone and a sodium retaining factor in human fetal adrenal glands. Endocrinology 58, 626 (1956).

— —, and R. J. DORFMAN: The presence of Δ-4-androstene-3,17-dione in prenatal and postnatal human adrenal glands. J. clin. Endocr. 15, 379 (1955).

BONGIOVANNI, A. M., W. R. EBERLEIN, M. WESTPHAL, and T. BOGGS: Prolonged turnover rate of hydrocortisone in the newborn infant. J. clin. Endocr. 18, 1127 (1958).

GARDNER, L. J., and R. L. WALTON: Plasma-17-Ketosteroids of the human fetus: Demonstration of concentration gradient between cord and maternal circulation. Helv. paediat. Acta 9, 311 (1954).

HOFFMANN, FR.: Untersuchungen über die Progesteronbildung in der fetalen Nebenniere. Zbl. Gynäk. 69, 43 (1947).

—, u. G. ÜHDE: Über die Progesteronausscheidung im Neugeborenenharn. Zbl. Gynäk. 76, 2196 (1954).

— — Über den Progesterongehalt des Blutes im uterinen und fetalen Kreislauf bei der schwangeren Frau. Arch. Gynäk. 185, 469 (1955).

KLEIN, R., J. FORTUNATO, and C. PAPADATOS: Free blood corticoids in the newborn infant. J. clin. Invest. 33, 35 (1954).

LANMAN, J. T.: The adrenal gland in the human fetus. Pediatrics 27, 140 (1961).

—, and L. M. SILVERMAN: In vitro steroidogenesis in the human neonatal adrenal gland including observations on human adult and monkey adrenal glands. Endocrinology 60, 433 (1957).

—, S. SOLOMON, J. LIND, and S. LIEBERMAN: In vitro biogenesis of steroids by the human fetal adrenal. Amer. J. Dis. Child. 94, 504 (1957).

MIGEON, CL.: Dehydroepiandrosterone and androsterone levels in maternal and cord plasma. Adrenal function in infants and children. New York 1956.

PHILIPP, E., u. M. SOETBEER: Die Ausscheidung der 17-Ketosteroide im Harn des Neugeborenen (ein Beitrag zur Funktion der fetalen Nebenniere). Med. Welt 20, 301 (1951).

READ, CH., E. H. VENNING, and P. RIPSTEIN: Adrenal cortical function in newborn infants. J. clin. Endocr. 10, 845 (1950).

RUNNEBAUM, B., u. J. ZANDER: Progesteron, Δ⁴-Pregnen-20 -Ol-3- on, Δ⁴-Pregnen-20 -Ol-3-on und 17 α-Hydroxyprogesteron im Plasma der Nabelvene und der Nabelarterien. Klin. Wschr. 40, 453 (1962).

SOLOMON, S., J. T. LANMAN, J. LIND, and S. LIEBERMAN: The biosynthesis of 4-androstenedione and 17 α-hydroxyprogesterone from progesterone by surviving human fetal adrenals. J. biol. Chem. 233, 1084 (1958).

STAEMMLER, H. J.: Untersuchungen über die Funktion der fetalen und Neugeborenen-Nebennierenrinde. Arch. Gynäk. 182, 521 (1953).

STRÖDER, J., H. ZEISEL und E. KÖLITZ: Die Harnausscheidung an Corticoiden und 17-Ketosteroiden während des Kindesalters. Klin. Wschr. 1952, 980.

ULSTROM, R. A., and D. DOEDEN: Chromatographic studies of urinary steroids in term and premature infants. Adrenal Function in infants and children. New York 1956.

—, E. COLLE, J. W. REYNOLDS, and J. BURLEY: Adrenocortical steroids metabolism in newborn infants IV. Plasma concentrations of cortisol in the early neonatal period. J. clin. Endocr. 21, 414 (1961).

VENNING, E. H., J. P. RANDALL, and P. GYÖRGY: Excretion of glycocorticoids in the newborn. Endocrinology 45, 430 (1949).

VILLEE, D. B., L. L. ENGEL, and C. A. VILLEE: Steroid hydroxylation in human fetal adrenals. Endocrinology **65**, 456 (1959).

ZANDER, J., u. K. SOLTH: Die Ausscheidung der C 21-Steroide bei Neugeborenen. Klin. Wschr. **31**, 317 (1953).

ZEISEL, H.: Die Funktion der Nebennierenrinde bei Frühgeburten. 3. Symp. dtsch. Ges. Endokrinol. Berlin-Göttingen-Heidelberg: Springer 1957.

—, u. M. PRESSLER: Die Corticoide und neutralen C^{17}-Ketosteroide im Harn des Kindes. Z. Kinderheilk. **72**, 675 (1953).

D. Die Steuerung der fetalen Nebennierenentwicklung

Es kann kein Zweifel bestehen, daß die Entwicklung der fetalen Nebenniere einem übergeordneten Steuerungsprinzip unterliegt. Diese Auffassung wurde schon von WEIGERT 1885 auf Grund seiner Beobachtungen von Nebennieren-hypoplasie bei Hirnmißbildungen ausgesprochen. Das Wachstum der Neben-nieren wird nach diesem Naturexperiment vom 5. Schwangerschaftsmonat an vom fetalen Zwischenhirn-Hypophysensystem beeinflußt. Bis zu diesem Zeitpunkt ent-wickelt sich die Anencephalen-Nebenniere offenbar normal (R. MEYER 1912, BENIR-SCHKE et al. 1956). Im Tierexperiment konnte gezeigt werden, daß Dekapitation von Kaninchenfeten das Wachstum der Nebennieren hemmt, ACTH-Gaben aber diese Hemmung aufheben (JOST 1957). Bei der Ratte besteht ein funktionierender Rückkoppelungsmechanismus zwischen der fetalen Hypophyse und der fetalen NNR. Fetales ACTH wurde daher auch für den Aufbau der fetalen NN in Betracht gezogen (LANMAN 1960/1961). Für die menschliche fetale Nebenniere kann aber ACTH nicht der entscheidende stimulie-rende Faktor sein: Exogenes ACTH kann die postnatale Involution der fetalen Innen-zone nicht aufhalten (BENIRSCHKE et al. 1956, DHOM et al. 1958, LANMAN 1953), und unter der postnatalen endogenen ACTH-Stimulation entfaltet sich zwar die A. Z.,

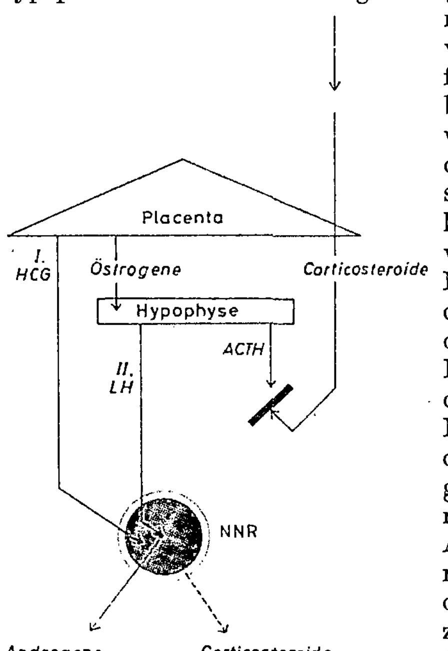

Abb. 7. Schema der Steuerung der fetalen Nebennierenrinde nach GARDNER und WALTON (modifiziert von BIERICH 1959)

aber die Innenzone geht zugrunde. Sehr wahrscheinlich wird die fetale ACTH-Pro-duktion durch mütterliche und placentare Steroide gebremst und kommt erst nach der Geburt in Gang. Placentares Choriongonadotropin kann dagegen wahrscheinlich in den ersten Schwangerschaftsmonaten das Nebennierenwachstum stimulieren, zu einer Zeit, in der es selbst den höchsten Konzentrationsgipfel in der Placenta erreicht. Der fetale hypophysäre Faktor für die Nebennierenentwicklung, der vom 5. Schwangerschaftsmonat an wirksam wird, kann heute im luteotropen Hormon gesehen werden (GARDNER und WALTON 1954). Die placentaren Oestrogene, die fast bis zum Ende der Gravidität in ansteigendem Grad gebildet werden, sollen die fetale Hypophyse zur Abgabe von LH anregen. Diese zeigt eine zunehmende Menge an glykoproteidhaltigen Granula in den Mucoidzellen (PEARSE 1953, DHOM und FISCHER 1961), so daß eine fetale Hypophysenfunktion heute nicht mehr zweifelhaft erscheint (ORTHNER 1955). Der funktionelle Zusammenhang zwischen Oestrogen und fetaler Hypophyse wurde durch Versuche am Neugebore-

nen demonstriert: Oestrogenzufuhr hält das Ausscheidungsmuster der Harnsteroide über mehrere Wochen aufrecht, das vor dem Zusammenbruch gefunden
wird, der Abfall der 17-KS bleibt aus (BIERICH et al. 1958). Die in einem Schema
wiedergegebene Hypothese läßt sich mit allen bisher aufgefundenen morphologischen und biochemischen Daten in Übereinstimmung bringen. Auf die Faktoren,
die bei Störungen dieses Systems wirksam werden können, wird im nächsten
Kapitel einzugehen sein.

Literatur

Die Steuerung der fetalen Nebennierenentwicklung

BENIRSCHKE, K.: Adrenals in anencephaly and hydrocephaly. Obstet. and Gynec. 8, 412
(1956).
—, E. BLOCH, and A. T. HERTIG: Concerning the function of the fetal zone of the human
adrenal gland. Endocrinology 58, 598 (1956).
BIERICH, J. R., G. VOSS, und E. OTTO: Untersuchungen zur postnatalen Involution der Neben-
nierenrinde und ihrer klinischen Bedeutung. 57. Tagg. dtsch. Ges. Kinderheilk. Graz 1958.
DHOM, G., u. H. FISCHER: Morphologische Grundlagen der Funktionsentwicklung des Hypo-
physenvorderlappens im Kindesalter. Beitr. path. Anat. 124, 57 (1961).
—, W. ROSS, und K. WIDOK: Die Nebennieren des Feten und des Neugeborenen. Beitr. path.
Anat. 119, 177 (1958).
GARDNER, L. J., and R. L. WALTON: Plasma-17-Ketosteroids of the human fetus: Demon-
stration of concentration gradient between cord and maternal circulation. Helv. paediat.
Acta 9, 311 (1954).
— — Plasma-17-Ketosteroids of fulltern and premature infants. J. clin. Invest. 33, 1642
(1954).
JOST, A.: La physiologie du cortex surrénal foetal et les interrelations endocriniennes entre la
mère et le foetus. Bull. Soc. roy. belge Gynéc. Obstét. N.S. 27, 1 (1957).
LANMAN, J. T.: The fetal zone of the adrenal gland. Medicine (Baltimore) 32, 389 (1953).
— Evidence for corticotropin (ACTH) as a cause of human fetal adrenal enlargement. Amer.
J. Dis. Child. 100, 607 (1960).
— The adrenal gland in the human fetus. Pediatrics 27, 140 (1961).
MEYER, R.: Nebenniere bei Anencephalie. Virchows Arch. path. Anat. 210, 158 (1912).
ORTHNER, H.: Pathol. Anatomie und Physiologie der hypophysär-hypothalamischen Krank-
heiten. Handb. der spez. Pathologischen Anatomie und Histologie XIII/5. Teil. Berlin-
Göttingen-Heidelberg: Springer 1955.
PEARSE, A. G. E.: Cytological and cytochemical investigations on the fetal and adult hypo-
physis in various physiological and pathological states. J. Path. Bact. 65, 355 (1953).
WEIGERT, C.: Hemicephalie und Aplasie der Nebennieren. Virchows Arch. path. Anat. 100,
176 (1885).

II. Entwicklungsstörungen

A. Beidseitiger Nebennierenmangel

Berichte über beidseitigen Nebennierenmangel selbst bei Erwachsenen findet
man in der alten Literatur mehrfach. Daß diese Fälle einer ernsthaften Kritik nicht
standhalten, ist schon lange bekannt (PAGEL 1929). Auch in der umfangreichen
Literatur über die Nebennieren bei Anencephalie begegnet man — gleichfalls
in der älteren Literatur — Mitteilungen über beidseitigen Nebennierenmangel.
Auch hier dürften die meisten Beobachtungen nicht stichhaltig sein, sind doch
bei den ausführlichen Untersuchungen der neueren Zeit zu diesem Thema (KRATSCH
1928, Gg. B. GRUBER 1929, VACLAV 1927, ANGEVINE 1938, BENIRSCHKE 1956) in
insgesamt 113 Fällen immer Nebennieren gefunden worden. Trotzdem wird man
das vollständige Fehlen der Nebennieren auch bei Anencephalie nicht völlig ausschließen dürfen, wenn ein Autor wie R. MEYER (1912) schreibt, in sechs Fällen
„keine Spur von Nebennieren" festgestellt zu haben, davon allein drei mit gleichzeitigen Cystennieren. Auch LANDAU (1913) stellt unter seinen 14 Fällen einmal
vollständigen Nebennierenmangel fest, hier war mit der Anencephalie eine Prosopo-

schisis vergesellschaftet. Tiefgreifende Fehlbildungen des caudalen Rumpfendes mit gleichzeitigem Fehlen der Nieren und der Genitalorgane sind daher unter Umständen auch von Nebennierenmangel begleitet. Aber selbst bei Akardiern können Nebennieren angelegt sein (KÖHN 1953, DAHM 1955, Gg. B. GRUBER 1921, BENIRSCHKE 1956). Man wird insgesamt also Berichten über vollständigen Nebennierenmangel mit größter Zurückhaltung gegenüberstehen.

B. Einseitiger Nebennierenmangel

Während das Vorkommen von beidseitigem Nebennierenmangel höchstens bei schweren lebensunfähigen Mißbildungen zu beobachten ist, sind uns gesicherte Mitteilungen über einseitigen Nebennierenmangel in 22 verwertbaren Fällen bekannt geworden. In fünf Fällen fehlt auch die gleichseitige Niere (WEHN 1884, SCHMALTZ 1890, JAMES 1893, MILOSLAVICH 1919, KUHNKE 1949), einmal ist sie auf das Promontorium verlagert (DAVIDSON 1868). In den übrigen Fällen ist die gleichseitige Niere wohlgebildet (MONTI 1885, HECHT 1910, STAEMMLER 1949, WELSH und MEHLIN 1954, VEIT 1922, LEGG, DEAMER und SILVER 1950, WAKEFIELD und SMITH 1927, CUSHING 1935). Es besteht also keine unmittelbare und konstante Beziehung zur Nierenentwicklung, weiß man doch, daß beim häufigen einseitigen Nierenmangel im allgemeinen die betreffende Nebenniere an regelhafter Stelle entwickelt ist. Während beim Nierenmangel die linke Seite bevorzugt ist (ausf. Lit. bei Gg. B. GRUBER 1929), überwiegt beim Nebennierenmangel die rechte Seite. Bei acht Mitteilungen handelt es sich um Kinder zwischen 24 Std und 10 Jahren alt; männliches und weibliches Geschlecht sind etwa gleich häufig betroffen. Nachdem der einseitige Nebennierenmangel keine klinischen Folgen zu haben braucht, interessiert das Verhalten der gegenseitigen Nebenniere. Nur in zwei Fällen (HECHT, DAVIDSON) wird über eine kompensatorische Hyperplasie des Organs berichtet, wobei im Fall von HECHT die Nebenniere der 42jährigen Frau 23 g wog. In sieben Fällen ist die kontralaterale Nebenniere hypoplastisch bzw. atrophisch (Fall STAEMMLER 2 g bei 26jähriger Frau, Fall WELSH et al. 2 g bei einem 24 Std alten Neugeborenen, FALL DEAMER und SILVER 0,5 g bei 10 Monate altem Säugling). Die Verkleinerung des Organs ist teilweise von einer fibrösen Umwandlung begleitet (LEGG, MONTI), so daß von der gewöhnlichen Struktur keine Reste mehr zu sehen sind. So ist denn auch in neun Fällen ein Morbus Addison vermerkt, wobei einmal eine ältere Nebennierenvenenthrombose (VEIT), einmal eine verkäsende Tuberkulose (SCHMALTZ) die eine vorhandene Nebenniere zerstört. Sollte nicht ein größerer Teil unkomplizierter Fälle von einseitigem Nebennierenmangel unpubliziert sein, müßte man nach diesen Befunden annehmen, daß die verbleibende Nebenniere sowohl anlagebedingte Entwicklungshemmungen erfahren kann, wie auch im späteren Leben vermehrt zu erworbenen Schäden neigt. Von besonderem Interesse sind in diesem Zusammenhang sieben Beobachtungen von einseitigem, hormonell aktivem Tumor bei Fehlen der zweiten Nebenniere (siehe Kapitel NNR-Tumoren).

C. Nebennierengewebe am fremden Ort

Wir unterscheiden:

1. Dystopie der Nebenniere = Verlagerung des ganzen Organs an einen anderen Ort. Das Organ fehlt also an der gewohnten Stelle.

2. Überzählige Nebenniere = Neben dem regelhaft paarig angelegten Organ findet sich weiteres aus Rinde und Mark aufgebautes Nebennierengewebe an anderer Stelle.

3. Akzessorische Nebennierenrindenknötchen = In der Umgebung der Hauptorgane oder mehr oder weniger weit davon entfernt liegen zusätzliche, nur aus Rindengewebe aufgebaute Herde.

Am häufigsten und bekanntesten sind die akzessorischen Nebennierenrindenknötchen. Wesentlich seltener sind Dystopien der Nebennieren und zweifellos noch seltener echte überzählige Nebennieren. Die Trennung zwischen den einzelnen Formen ist in der reichen älteren Literatur nicht immer scharf durchzuführen (BACHMANN 1954).

Zu 1: *Nebennierendystopie.*

Die Nebenniere ist am häufigsten zwischen Nierenkapsel und Nierenparenchym verlagert (subkapsuläre Nebenniere). Das Organ bildet in diesen Fällen eine oft nur 1 bis 2 mm dicke Platte, die gelblich durch die Organkapsel der Niere hindurchschimmert. Versucht man die Faserkapsel der Niere abzuziehen, kann man das Nebennierengewebe zerstören, da es zum Teil an der Faserkapsel, zum Teil am Nierenparenchym haften bleibt. Teilweise besteht noch eine dünne Bindegewebslamelle zwischen Nebennieren- und Nierenparenchym, teils ist ein inniger Kontakt hergestellt. Die manchmal kreisrunde Nebennierenscheibe kann zentral verdünnt sein, oder man findet das Organ in mehrere Herde aufgelöst. Markgewebe kann fehlen oder es ist auf einige verstreute Zellgruppen beschränkt (Beobachtungen von ROCKITANSKY 1861, KLEBS 1876, ULRICH 1895, WEILER 1885, MILOSLAVICH 1914, LUKJANOW 1925, WELLER 1925, CAYLOR 1928, WRIGHT 1938, CROWLEY und MAITLAND 1943). Subkapsuläre Nebennierenverlagerung ist häufig

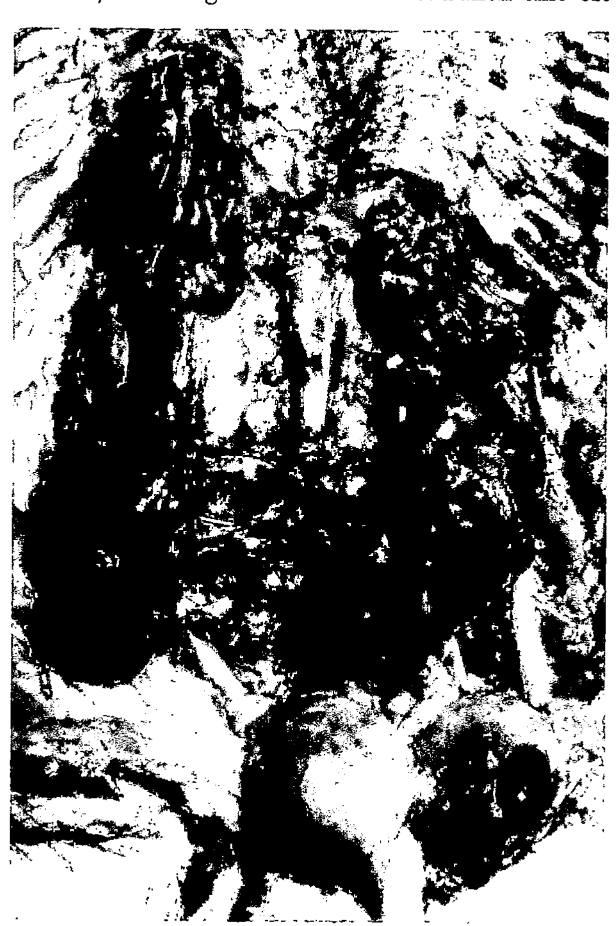

Abb. 8. Doppelseitige caudale Nierendystopie bei einer Doppelmißbildung (Dicephalus tetrabrachius). Die nicht caudal verlagerten Nebennieren liegen auf den noch getrennten Wirbelsäulen als lappige Organe, keine Organverschmelzung (S. Nr. 144/64). Auf der rechten Seite zwischen Niere und Nebenniere ein Bauchhoden

doppelseitig anzutreffen, rechts ausgeprägter als links (MILOSLAVICH 1914). Ob eine frühzeitige Verwachsung der Nebennierenkapsel mit der Nierenkapsel die einzige Voraussetzung zur Organverlagerung ist, erscheint zweifelhaft. Die hohe Mündung der Vena suprarenalis in die Vena cava inf. soll die Verlagerung begünstigen (MILOSLAVICH 1914).

2*

Weit seltener als die subkapsuläre Verlagerung der Nebennieren in die Niere ist eine im Prinzip gleichartige intra- oder subkapsuläre Verlagerung in die Leber (WEILER 1885, SCHMORL 1891, GERARD 1923, WELLER 1925). Die Verbindung des Organs mit der Leberkapsel ist von unterschiedlicher Ausdehnung. Im Fall von SCHMORL war bei gleichzeitiger Heterotopie der rechten Niere die ganze rechte Nebenniere auf das innigste mit der Leber verwachsen. Sie prominierte über die Leberoberfläche kaum 1 mm, reichlich die Hälfte des Organs war von Lebergewebe umschlossen, aber meist durch einen feinen Bindegewebsstreifen vom Leberparenchym abgetrennt. Stellenweise bestanden aber auch Lücken, so daß Gallengänge und Züge von Leberzellen weit in das Nebennierengewebe vorgeschoben waren. Über einen hormonell-aktiven Rindentumor in der Leber, der aus verlagertem Rindengewebe hervorging, berichten WILKINS und RAVITCH (siehe Kapitel NNR-Tumor).

Verständlich ist, daß sich die Nebennieren bei umfassenden Verlagerungen der Baucheingeweide gleichfalls an fehlerhafter Stelle finden können. Bei Zwerchfelldefekten rückt mit der kranial verlagerten Niere auch die Nebenniere nach oben (GG. B. GRUBER 1929). Bei caudaler Nierendystopie bleibt dagegen die Nebenniere bekanntlich an regelhafter Stelle liegen und zeigt lediglich eine embryonale Gestalt, da die formende Kraft der wachsenden Niere fehlt. Eine ganz ungewöhnliche Nebennierendystopie in die Leptomeninx des linken Frontallappens beschreiben WIENER und DALLGAARD (1959). Bei dem 49jährigen Mann, der an einer cerebralen Massenblutung verstarb, fanden sich keine Nebennieren an gewohnter Stelle. Das eine vorhandene Organ von 5,2 cm Durchmesser lag in lockerer Verbindung mit der Pia an der Unterseite des linken Frontallappens und bestand aus Rinde und Mark. In der umgebenden Leptomeninx war Fettgewebe entwickelt.

Zu 2: *Überzählige Nebennieren.*

Insgesamt drei oder vier Nebennieren sind bei verschiedenen Doppelmißbildungen zu beobachten. Die Zahl der Organe ist offenbar abhängig von der Höhe der Verschmelzungsebene, gegebenenfalls auch von der Weite des Winkels, den die aufeinander zulaufenden Wirbelsäulen bilden. Während die lateralen Drüsen der Individualteile meist regelhaft entwickelt sind, können die medialen Nebennieren zu einem unpaaren dritten Organ von klumpiger Gestalt verschmolzen sein (Fall Jagnow - GRUBER 1929). Weitere überzählige Nebennieren mit Rinden- und Markgewebe sind nur in wenigen Fällen gesichert. Sie liegen subkapsulär in der Niere (GRAWITZ 1883, MILOSLAVICH), im

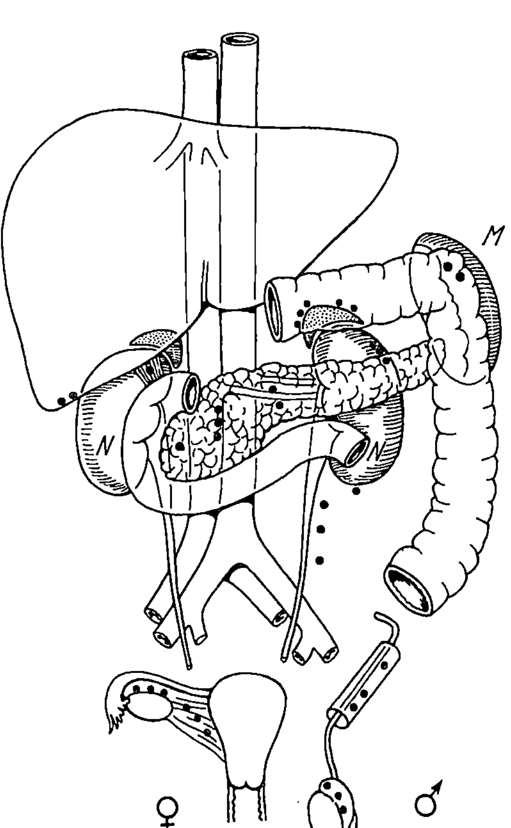

Abb. 9. Fundorte akzessorischer Nebennierenrindenknötchen

Plexus solaris (WIESEL 1899, DELAMARE 1904) und im Plexus pampiniformis (d'AJUTOLO 1884). Bei den letztgenannten Lokalisationen handelt es sich offenbar um eine Syntropie von phäochromem Gewebe mit versprengtem akzessorischem Rindengewebe.

Zu 3: *Akzessorische Nebennierenrindenknötchen*

(Corpora interrenalia accessoria)

Die weite Verbreitung akzessorischen Rindengewebes veranschaulicht Abb. 9. Mit POLL (1904) kann man drei Regionen unterscheiden:

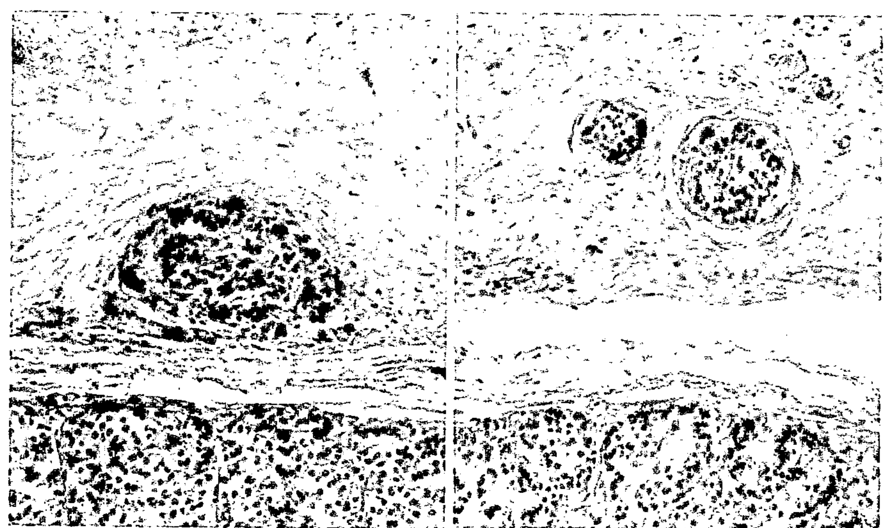

Abb. 10. Nebennierenrindenknötchen im Kapselbereich, lediglich aus Elementen der Außenzone aufgebaut. — Vergr. 150fach, H. E. —

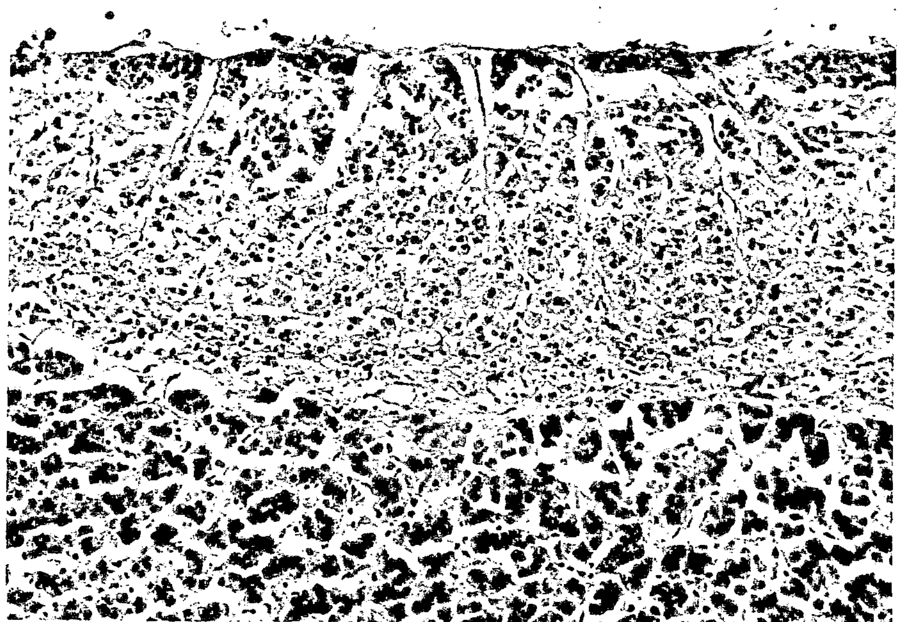

Abb. 11. Akzessorisches Nebennierenrindengewebe unter der Leberkapsel. — Vergr. 150fach, H. E. —

1. Akzessorisches Rindengewebe unmittelbar in der Nachbarschaft von Nebenniere und Niere.

2. Akzessorisches Rindengewebe im Retroperitonealraum caudal von Region 1.

3. Akzessorisches Rindengewebe in der Genitalregion.

Die im Kapselbereich der Nebennieren oder im Rindengewebe selbst gelegenen Knoten sollte man nicht als akzessorisches Rindengewebe bezeichnen, da hier noch eine unmittelbare Beziehung zum Hauptorgan vorhanden ist.

Die akzessorischen Rindenknötchen sind stecknadel- bis erbsgroß, von Bindegewebe umkapselt und können eine deutliche Zonierung zeigen. Sie sind am ehesten im Säuglingsalter und im frühen Kindesalter anzutreffen (Hanau und Wiesel 1899, Ulrich 1895). Offenbar können sie sich im späteren Leben wieder zurück-

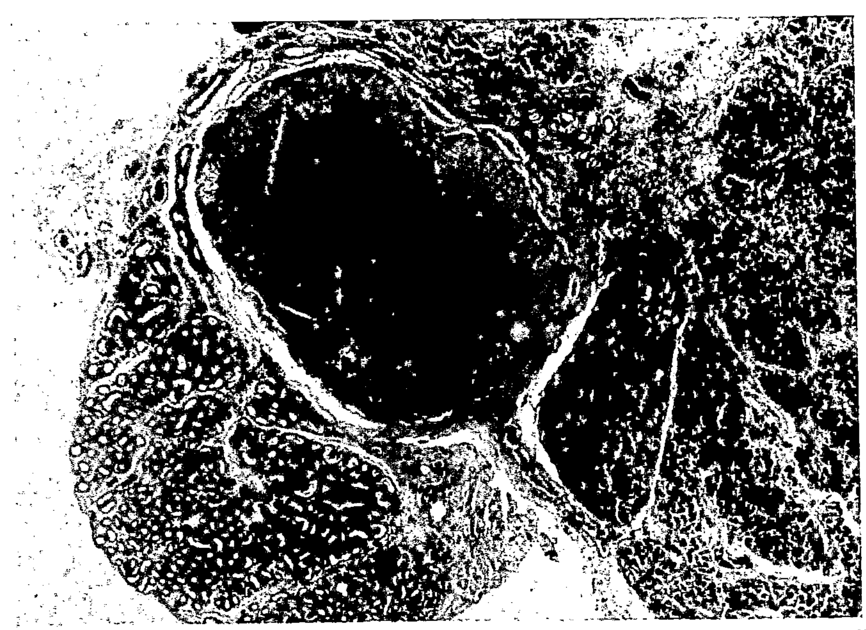

Abb. 12. Hyperplastisches Nebennierenrindenknötchen zwischen Hoden und Nebenhoden (bei kongenitaler Lipoidhyperplasie, Dhom 1958). — Vergr. 15fach, H. E. —

bilden. Über die Häufigkeit akzessorischer Rindenknötchen bestehen sehr differierende Angaben. In die hohe Zahl von Schmorl (1891) — 92% — sind offenbar alle im Kapselbereich der NN gelegenen Knötchen mit einbezogen. Im Hodenbereich fand Kirkbride (1911) bei Stufenschnitten von 50 bis 70 μ in 14,8% NNR-Knötchen oder „Paraganglien". Dahl und Bahn finden unter 200 Testes im Säuglingsalter nur in 7,5% akzessorisches NNR-Gewebe (1962).

Beim Neugeborenen bestehen die Knötchen entweder nur aus Elementen vom Typ der Außenzone, oder es ist auch eine Cortex fetalis entwickelt, die sich später wie im Hauptorgan zurückbildet (Lewis und Pappenheimer 1916, Gruenwald 1946). Bei NNR-Hyperplasie treten sie offenbar besonders deutlich hervor (Fassbender 1950, Dhom 1958) und können dann die gleichen cytologischen Veränderungen wie das Hauptorgan zeigen. Umgekehrt gibt es aber auch vikariierende Vergrößerung akzessorischen Rindenmaterials bei Ausfall der Hauptorgane (Zandanell 1953) bzw. nach Adrenalektomie (Bachmann 1954).

D. Anlagebedingte Formveränderungen der Nebenniere, Verschmelzungsnebenniere

Die am häufigsten zu beobachtende Formvariante der Nebenniere tritt bei caudaler Nierendystopie ein. Die unter dem Zwerchfell — vor allem auf der linken Seite — liegengebliebene Nebenniere stellt ein teller-, scheiben- oder walzenförmiges Organ dar (Gg. B. Gruber 1929), das nicht eingefaltet ist. Andere Verformungen kommen nur bei komplizierten Fehlbildungen speziell des Urogenitaltraktes vor, wobei die Verschmelzungsnebenniere (Schmetterlingsnebenniere, Luksch 1916) am interessantesten ist. Daß bei Doppelmißbildungen die medialen Organanlagen zu einem gemeinsamen Gebilde verschmolzen sein können, wurde bereits ausgeführt. Von zwölf verwertbaren Fällen bei Einlingen betreffen elf Neugeborene und Säuglinge bis zu einem Monat, darunter zwei Akardier (Gg. B. Gruber 1921, Anders 1921). In einem Fall handelt es sich um eine 31jährige Frau (Luksch). In allen zwölf Fällen liegen weitere Fehlbildungen vor, wobei Nierenmißbildungen überwiegen (dreimal eine Aplasie der linken Niere: Rössle 1910, Lemberger 1924, Fall 2, Luksch; einmal vollständiger Nierenmangel: Helmreich 1947; einmal Verschmelzungsnieren: Lemberger Fall 1; einmal Cystennieren: Meitner 1955; einmal eine doppelseitige Hydronephrose: eigene Beobachtung, unveröffentlicht).

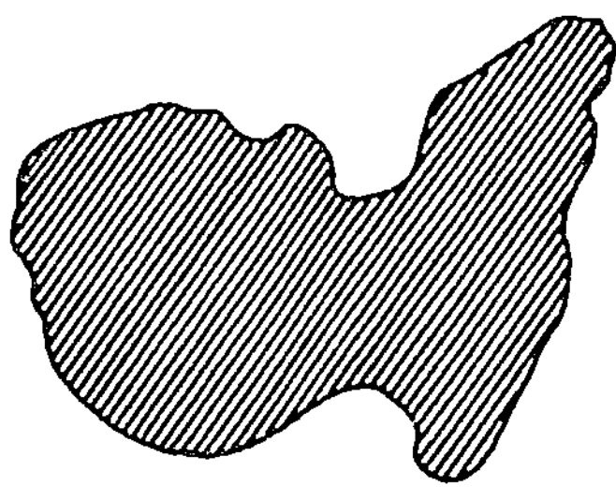

Abb. 13. Schmetterlingsnebenniere (Fall Luksch) — $^4/_5$ Natürlicher Größe —

An zusätzlichen Fehlbildungen wurde erwähnt: Cor triloculare und Aplasie der Milz (Meitner, eig. Beobachtung), Schlußstörungen des Neuralrohres (Helmreich, Lemberger, Otto, Rössle, eig. Beobachtungen, unveröffentlicht). Das einheitliche vor der Wirbelsäule gelegene Organ wird als schmetterlingsförmig, hantelförmig, dreieckig-klumpig oder unregelmäßig polyedrisch bezeichnet. Durch Verschmelzung der oberen Pole kann ein nach unten offenes Hufeisen entwickelt sein (Hufeisennebenniere).

Literatur

Entwicklungsstörungen der Nebenniere

Ajutolo, d': Arch. Sci. med. 8, 283 (1884).

Anders: Demonstration eines Holocardius. Verh. dtsch. path. Ges. 1921, 328.

Angevine, D. M.: Pathologic anatomy of hypophysis and adrenals in anencephaly. Arch. Path. 26, 507 (1938).

Bachmann, R.: Handbuch mikr. Anatomie, VI. Bd. 5. Teil, Die Nebenniere. Berlin-Göttingen-Heidelberg: Springer 1954.

Benirschke, K.: Adrenals in anencephaly and hydrocephaly. Obstet. and Gynec. 8, 412 (1956).

Caylor, H. O.: Suprarenal-renal heterotopia. J. Urol. (Baltimore) 20, 197 (1928).

Cushing, H. B.: Salt and water metabolism in a child with Addison's disease. Amer. J. Dis. Child. 49, 813 (1935).

Dahl, E. V., and R. C. Bahn: Aberrant adrenal cortical tissue near the testis in human infants. Amer. J. Path. 90, 587 (1962).

Dahm, K.: Über zwei Beobachtungen von Akardie und zur Frage ihrer Genese. Zbl. Path. 93, 41 (1955).

Davidson, A.: Notice of a case of malposition of the right kidney. J. Anat. Physiol. 2, 282 (1868).

Deamer, W. C., and H. K. Silver: Abnormalities in the secretion of the adrenal cortex during early life. J. Pediat. 37, 490 (1950).

Delamare, G.: Glandes surrénales. Traité d'anat. hum. par Poirier et Champy, T.V. II. F.P. 1433—1488 (1904).

Dhom. G.: Zur Morphologie und Genese der kongenitalen Nebennierenrindenhyperplasie beim männlichen Scheinzwitter. Zbl. Path. 97, 346 (1958).

Fassbender, H.: Pseudopubertas praecox bei doppelseitiger diffuser Nebennierenrinden-
    hyperplasie und ektopischen NNR-Knötchen im Hoden. 32. Verhandl. dtsch. Ges. Path.
    1950, 272.
Gerard: Anat. Rec. 25, 6 (1923).
Grawitz, P.: Die sog. Lipome der Niere. Virchows. Arch. path. Anat. 93, 39 1(883).
Gruber, G. B.: Über einige Akardier. Beitr. path. Anat. 49, 525 (1921).
— Schwalbe-Gruber: Morphologie der Mißbildungen III, 3. Abt. Kapitel VI, Jena 1929.
Gruenwald, P.: Embryonic and postnatal development of the adrenal cortex, particularly
    the zona glomerulosa and accessory nodules. Anat. Rec. 95, 391 (1946).
Hanau, u. Wiesel: Zbl. Physiol. 1899, Nr. 23.
Hecht, V.: Über echte kompensatorische Nebennierenhypertrophie. Zbl. Path. 21, 247 (1910).
Helmreich, W.: Über eine Beobachtung von Nebennierenverschmelzung bei Spina bifida und
    Aplasie der Nieren. Beitr. path. Anat. 109, 511 (1947).
Jagnow, Z.: Die anatomischen Verhältnisse eines Dicephalus pseudotribrachius tetramanus.
    Z. Anat. Entwickl. Gesch. 90, 659 (1929).
James, E. W.: Congenital absence of right kidney and suprarenal capsule. Brit. Med. J. 1893 I,
    579.
Kirkbride, M. B.: Embryogenic disturbances of the testis. Arch. für Entwickl.-Mech. Org.
    32, 717 (1911).
Klebs, E.: Handb. der pathol. Anatomie, Bd. I, Abtl. II, 566 (1876).
Köhn, K.: Beobachtungen und Gedanken zur Ätiologie der Akardier. Zbl. Path. 90, 209 (1953).
Kratsch, A.: Nebennierenbefund bei Anencephalie Z. Geburtsh. Gynäk. 92, 579 (1928).
Kuhnke, J.: Über einen Fall von Agenesie des li. Harnapparates. Zbl. Path. 85, 139 (1949).
Landau, M.: Die Nebenniere bei Anencephalie. Verh. dtsch. Ges. Path. 16, 301 (1913).
Legg: Zit. nach Miloslavich.
Lemberger, W.: Über die Entstehung der kongenitalen Nierendystopie. Beitr. path. Anat.
    72, 260 (1924).
Lewis, R. W., and A. M. Pappenheimer: A study of the involutional changes wich occur in the
    adrenal cortex during infancy. J. med. Res. 34, 81 (1916).
Lukjanow, G. N.: Zur Anatomie der Nebennieren. Iswestjija Donsk. Univ. Rostov (russ.) 5,
    (1925).
Luksch, F.: Untersuchungen über die Nebennieren. Beitr. path. Anat. 62, 204 (1916).
Malpas, P.: J. Obstet. Gynaec. Brit. Emp. 49, 1046 (1933).
Marchand, F.: Über akzessorische Nebennieren im Ligamentum latum. Virchows Arch,
    path. Anat. 92, 11 (1883).
Meitner, E. R.: Über einen Fall von schmetterlingsförmigen Nebennieren mit zahlreichen
    Entwicklungsstörungen. Anat. Anz. 102, 102 (1955).
Meyer, R.: Nebenniere bei Anencephalie. Virchows Arch. path. Anat. 210, 158 (1912).
Miloslavich, E.: Über einseitigen Nebennierenmangel. Zbl. Path. 30, 465 (1919/20).
— Über Bildungsanomalien der Nebenniere. Virchows Arch. path. Anat. 218, 131 (1914).
Monti-Weichselbaum: Ein Fall von Morbus Addisoni. Arch. Kinderheilk. 1885, 6.
Otto: Handb. der Pathol. Anatomie. Breslau 1814.
Pagel, W.: Mißbildungen der Nebennieren. In Schwalbe-Gruber: Morphologie der Miß-
    bildungen III, 3. Abtl. 525—563, Jena 1929.
Poll, H.: Allgemeines zur Entwicklungsgeschichte der Zwischenniere. Anat. Anz. 25, 16 (1904).
Rössle, R.: Beitrag zur Pathologie der Nebennieren. Münch. med. Wschr. 1910, 1380.
Schmaltz: Zur Kasuistik der Addisonschen Krankheit. Dtsch. Wschr. 1890, Nr. 31.
Schmorl, G.: Zur Kenntnis der akzessorischen Nebennieren. Beitr. path. Anat. 9, 523 (1891).
Staemmler, M.: Nebennierenrinde und männliche Genitalorgane. Virchows. Arch. path.
    Anat. 316, 476 (1949).
Ulrich, A.: Anatomische Untersuchungen über ganz und partiell verlagerte und akzessorische
    Nebennieren, über die sog. echten Lipome der Nieren und über die Frage der von den
    Nebennieren abgeleiteten Nierengeschwülste. Beitr. path. Anat. 18, 589 (1895).
Veit, B.: Ein Beitrag zur pathologischen Anatomie des Morbus Addisonii. Virchows Arch.
    path. Anat. 238, 269 (1922).
Vaclav, J.: Sborn. lék. 28, 399 (1927).
Wakefield, E. G., and Smith, E. E.: Addison's disease, suprarenalopathies, sclerosis of
    glands of internal secretion. Amer. J. med. Sci. 174, 343 (1927).
Wehn: Zur Frage des Situs inversus. Virchows Arch. path. Anat. 98, 354 (1884).
Weiler: Dissert. Kiel 1885.
Weller, C. V.: Heterotopia of adrenal in liver and kidney. Amer. J. med. Sci. 169, 696 (1925).
Welsh, J. B., and G. B. Mehlin: Congenital adrenal aplasia. Amer. J. Dis. Child. 87, 319
    (1954).
Wiener, M. F., and S. A. Dallgaard: Intracranial adrenal gland. case report. Arch. Path. 67,
    228 (1959).

WILKINS, L., and M. M. RAVITCH: Adrenocortical tumor arising in the liver of a 3 year old boy with signs of virilism and Cushing's syndrome: Report of a case with cure after partial resection of right lobe of liver. Pediatrics 9, 671 (1952).
WIESEL, J.: Akzessorische Nebennieren im Bereich des Nebenhodens. Wien. klin. Wschr. 1898, Nr. 18, 443.
WRIGHT, R. D.: An adrenal rest in the kidney containing ganglionic nerve cells. J. Path. 47, 640 (1938).
ZANDANELL, E.: Hyperplasie akzessorischer Nebennieren beim Morbus Addison. Frankf. Z. Path. 64, 100 (1953).

E. Angeborene Nebennierenhypoplasie

Eine Unterentwicklung der Nebennieren kann nur durch Bestimmung des relativen Nebennierengewichtes exakt festgestellt werden, von Extremfällen abgesehen. Voraussetzung ist dabei, daß alle Gewichtsverluste durch die postnatale Involution der Innenzone ausgeschlossen werden. Während dies bei Feten und Neugeborenen leicht möglich ist, läßt sich bei Säuglingen und Kleinkindern eine echte Nebennierenhypoplasie im allgemeinen nur bei starken Abweichungen von der Norm erkennen. Die statistische Berechnung des relativen Nebennierengewichtes innerhalb der 2 s-Grenze bei Feten und Neugeborenen (siehe Tab. 1) erlaubt auch eine Definition der Nebennierenhypoplasie. Sie liegt bei Neugeborenen dann vor, wenn das Frischgewicht beider Nebennieren weniger als $1/_{700}$ des Körpergewichtes ausmacht. Stärkere Hypoplasiegrade haben weniger als $1/_{1000}$ des Körpergewichtes, bei Anencephalen-Nebennieren kann die Relation bis $1/_{8000}$ betragen (eigene Beobachtung). Das absolute Gewicht liegt bei der Anencephalen-Nebenniere im allgemeinen unter 1 g (KIYONO 1925, ANGEVINE 1938), aber auch 5 g schwere Nebenniere entsprechen bei einem 3500 g schweren Neugeborenen noch einer leichten Hypoplasie.

1. Die Hypoplasie der fetalen Innenzone

Eine angeborene Unterentwicklung des Nebennierenrindengewebes kann die Außenzone oder die fetale Innenzone oder beide Zonen betreffen. Weitaus am häufigsten handelt es sich um eine Hypoplasie der fetalen Innenzone. Als klassisches Beispiel können hier die Nebennieren bei Anencephalie gelten.

Die Kenntnis des Zusammenhanges zwischen Hirnentwicklungsstörung und Verkleinerung der Nebennieren geht schon auf MORGAGNI zurück, der bei drei hirn- und schädellosen Feten Verkleinerungen der Nebennieren beobachtete. Grundlegende Arbeiten der älteren Literatur stammen von LOMER (1884), WEIGERT (1885), ZANDER (1890), R. MEYER (1912), LANDAU (1913/15), KOHN (1924), KIYONO (1925).

WEIGERT bezeichnete als erster die Anencephalen-Nebenniere als eine ausgereifte Nebenniere en miniature. Dieser zunächst treffend erscheinende Vergleich zieht sich wie ein roter Faden durch die Literatur und wurde auch auf das histologische Bild übertragen. LANDAU (1913) spricht von einem Miniaturbild der Säuglingsnebenniere, wobei das Organ kleiner, aber weiter als sonst beim Neugeborenen entwickelt sei, mit einer charakteristischen Degenerationszone und verfrühter Markentwicklung. Diese Auffassung, die in der Anencephalen-Nebenniere eine anlagebedingte Rindenhypoplasie zusammen mit einer vorzeitigen Organentwicklung sieht, hat sich weitgehend durchgesetzt. Sie geht von der Voraussetzung aus, daß die — sonst erst postnatal einsetzende Involution der Innenzone — hier bereits vollzogen sei.

Davon kann aber keine Rede sein, worauf bisher unseres Wissens nur McNEILL (1947) und MOERI (1951) hingewiesen haben. Die physiologische Involution der Innenzone führt immer zu einer deutlichen Demarkierung von der bleibenden

Außenzone mit Entwicklung einer inneren Faserkapsel zwischen der Außenzone und der Involutionszone bzw. später dem Mark. Eine solche Demarkierung liegt aber bei der Anencephalen-Nebenniere nicht vor, eine einigermaßen markante Involution wird stets vermißt. In Übereinstimmung mit MOERI liegt das Wesen der Anencephalen-Nebenniere in einer Hypoplasie der Innenzone begründet, die einen frühzeitigen Wachstumsstillstand erfährt. Die Proportionen zwischen Außen- und Innenzone erfahren dadurch eine Verschiebung zugunsten der Außenzone, so daß schließlich das Verhältnis Außenzone:Innenzone nicht 1:4, sondern etwa 1:1 beträgt.

Im einzelnen stellt sich das Bild der Anencephalen-Nebenniere wie folgt dar: Gegenüber normalen Neugeborenen-Nebennieren findet man eine deutliche Abplattung, während der Breitendurchmesser nur wenig abgenommen hat. Könnte man

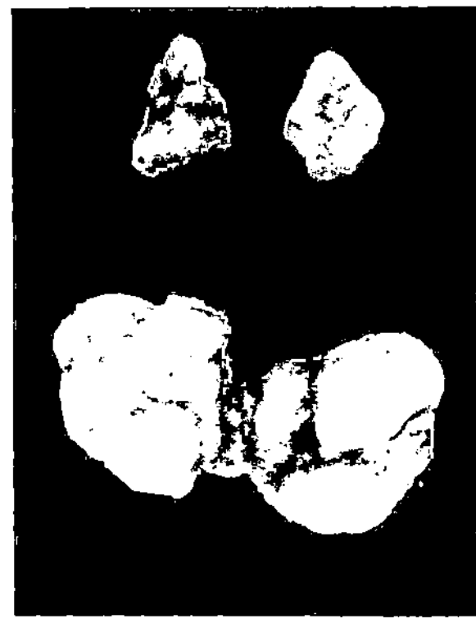 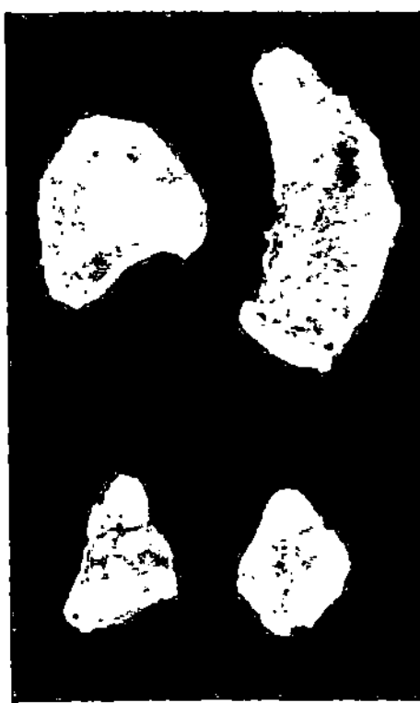

Abb. 14   Abb. 15

Abb. 14. Nieren und Nebennieren eines Anencephalen M IV, 230 g. Bereits deutliche Hypoplasie der Nebennieren. — -Hufeisen-niere. Natürliche Größe

Abb. 15. Hypoplastische Nebennieren. oben: bei Cyclopie, unten: Anencephalus M IV. Natürliche Größe

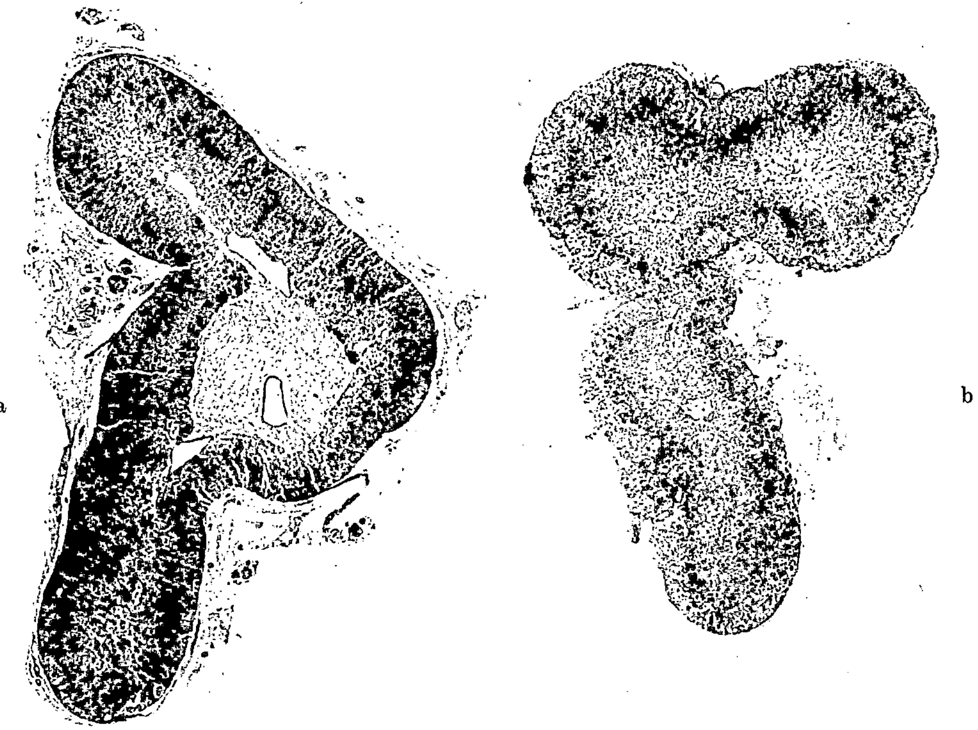

Abb. 16a u. b. a Anencephalusnebenniere (15,5×). Anencephalus von 720 g, NN-Gewicht: 0,8 g. Relatives NN-Gewicht: 1:900 b Anencephalusnebenniere (15,5×). Anencephalus von 1000 g, NN-Gewicht: 0,75 g. Relatives NN-Gewicht: 1:1340

die großen Nebennieren des gesunden Neugeborenen mit einer für die Niere zu großen Mütze vergleichen, so sitzen die Anencephalen-Nebennieren der Niere wie ein zu klein gewordenes Käppchen auf. Die Reliefgestaltung der Oberfläche kann ausgeprägt sein, auf dem Schnitt ist die stark verdünnte Innenzone von der lipoidhaltigen Außenzone abgrenzbar. Das histologische Bild der Außenzone der Anencephalen-Nebenniere weicht nicht grundsätzlich von dem gleichaltriger Feten und Neugeborener ab. Eine Glomerulosa ist nicht entwickelt. Es sind unregelmäßige Läppchen gebildet, die sich bei älteren Feten zur Zona arcuata ordnen, bei unreifen Anencephalen aber noch Lacunen enthalten (Mo-ERI, eig. Beobachtung). Der Zelltyp der Außenzone entspricht dem gewohnten Bild, Lipoide sind reichlich eingelagert, zeigen aber keine signifikante Abweichung von der Norm. Die Zellkernvolumina zeigen vielgipfelige variationsstatistische Kurven als Ausdruck der Wachstumstendenz (DHOM et al. 1958), das Summenkernvolumen liegt im Normalbereich oder darüber, wobei offenbar die etwaige kurzfristige Überlebenszeit eine Rolle spielt (KLOOS und STAEMMLER 1953). Die Wachstumstendenz erhellt auch aus dem Auf-

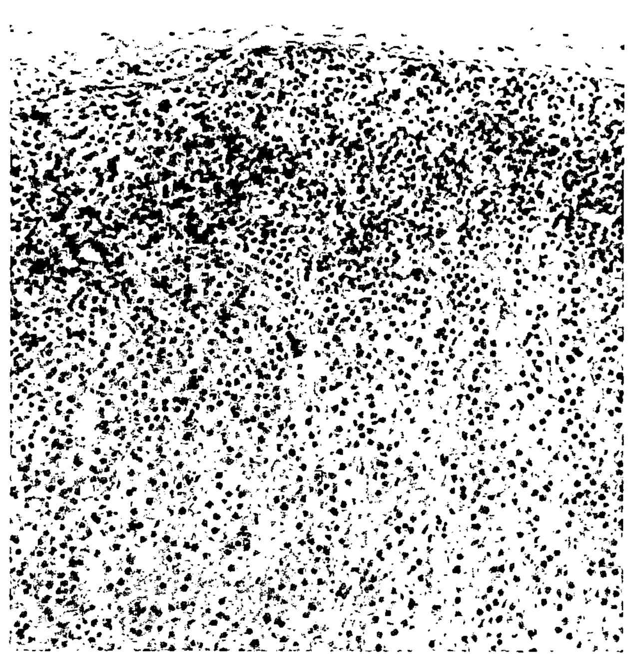

Abb. 17. (251/58) Anencephalus. — Grenze Außenzone/Innenzone. Ungeordnete zelldichte Außenzone. Keine Involutionsvorgänge in der Innenzone. — Vergr. 150fach, H. E. —

treten mehr oder weniger zahlreicher Rindenknoten, die in das Rindenband eingebaut werden. Wie vergleichende Messungen zeigen, liegt die Flächenausdehnung der Außenzone im Bereich normaler Vergleichsfälle, das Rindenparenchym drängt sich gewissermaßen um einen sehr viel kleineren Innenzonenkern, so daß Strukturunregelmäßigkeiten, Zusammenballungen und Rindenknoten eine höhere Organisation vortäuschen, als sie tatsächlich besteht.

Die Entwicklung der Innenzone unterliegt starken Schwankungen. In jedem Fall aber geht die Außenzone ohne prägnante Grenze in die peripheren Schichten der Innenzone über. In manchen Fällen dringt die Innenzone bis zur Zentralvene vor, oder sie grenzt an eine zentrale Rinde an, die hier besonders deutlich entwickelt sein kann. So kann der Unterschied gegenüber normalen Nebennieren also nur ein rein quantitativer sein, der erst bei einem entsprechenden Vergleich deutlich wird. In manchen Fällen ist aber das Band der Innenzone sehr schmal. Hier ist um die Zentralvene ein lockerer Bindegewebsmantel entwickelt, dem Markgewebe und zentrale Rinde anliegen. Diese Fälle sind es auch, in denen nervöses Gewebe stärker als gewöhnlich in einer fetalen Nebenniere entwickelt sein kann. Neben Sympathogonienhaufen treten manchmal auch Ganglienzellgruppen in Erscheinung. Im Gegensatz zur Entwicklung der Außenzone hat man hier den

Eindruck, daß nicht einfach ein relatives Überwiegen des Markanteiles vorliegt, sondern eine echte Markvermehrung. Es muß offenbleiben, ob die Unterentwicklung des Rindengewebes ein Einwandern der nervösen Elemente begünstigt hat, keinesfalls ist aber die Markentwicklung die Ursache für die Innenzonenhypoplasie.

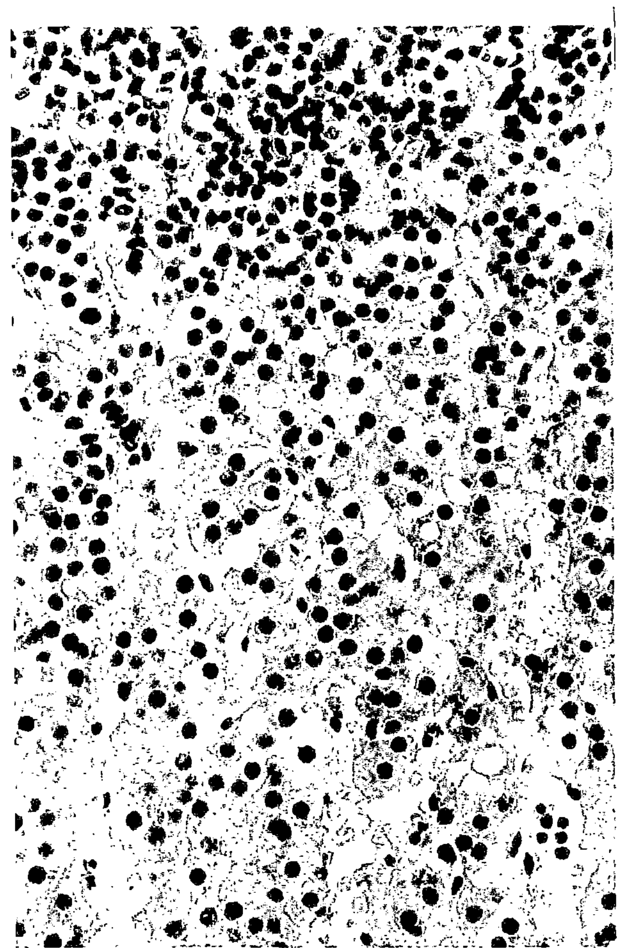

Die unterschiedliche Innenzonenentwicklung wirft die Frage nach der Pathogenese auf. Mehrere frühfetale Anencephale lassen erkennen, daß die Entwicklung der Nebennieren bis zum 5. Grav. Monat regelhaft verlaufen kann (R. MEYER 1912, NICHOLS 1956, BENIRSCHKE 1956). Man muß also zunächst die Anencephalen-Nebenniere mit der fetalen Nebenniere des 2. Schwangerschaftsdrittels vergleichen. Dabei zeigt es sich, daß zwischen den Nebennieren eines wohlgebildeten Feten des 5. Monats, eines anencephalen Feten des 5. Monats und eines anencephalen Reifgeborenen kein signifikanter Größen- und Gewichtsunterschied besteht (0,7 : 0,63 : 0,45 g) (NICHOLS 1956). Dies würde bedeuten, daß in der zweiten Schwangerschaftshälfte ein Wachstumsstillstand der Innenzone eintritt. In einem

Abb. 18. (281/58) Anencephalus.— Grenze von Außen- und Innenzone. Keine Involution der Innenzone. — Vergr. 375fach, H. E. —

eigenen Fall zeigten die Nebennieren des 17 cm langen Anencephalus jedoch bereits einen deutlichen Entwicklungsrückstand (Abb. 14). Wenn man bedenkt, daß die Nebennieren in der zweiten Schwangerschaftshälfte ganz überwiegend durch Volumzunahme der Innenzone ihr Gewicht mindestens um das Vier- bis Fünffache steigern, so mag man daran die Bedeutung dieses Wachstumsstillstandes ermessen. Trotzdem wird die Möglichkeit einer zusätzlichen Atrophie der nicht mehr stimulierten Innenzone in Betracht zu ziehen sein, wofür die Tatsache sprechen könnte, daß unreife Anencephale eher ein höheres Nebennierengewicht haben als Ausgetragene (ANGEVINE 1938). Diese Atrophie trägt dann auch zur Verschmälerung der Innenzone bei, sie ist aber nicht der postnatalen Involution vergleichbar und kann nur als zusätzlicher Faktor in Betracht kommen. Die variationsstatistische Auswertung der Kernvolumina der fetalen Innenzone bei Anencephalen demonstriert den Wachstumsstillstand. Es liegen eingipfelige

Gaussche Verteilungskurven ohne weitere Klassenbildungen vor. Das Summenkernvolumen ist gegenüber der Norm verkleinert und daher auch der Quotient der
Summenkernvolumina Innenzone:Außenzone. Einige Arbeiten beschäftigen sich mit
der Frage der Funktion der Anencephalen-Nebenniere. Im Nabelschnurblut Anence-
phaler ist der 17-KS-Gehalt erniedrigt oder fehlend, während 17-Hydroxy-
corticosteroide in normaler Menge gefunden werden können (NICHOLS, LESCURE,
MIGEON 1958). Im Gegensatz hierzu finden GEORGE u. Mitarb. (1956) einen hohen
17-KS-Gehalt im Blutplasma eines 12 Std alt gewordenen Anencephalen mit

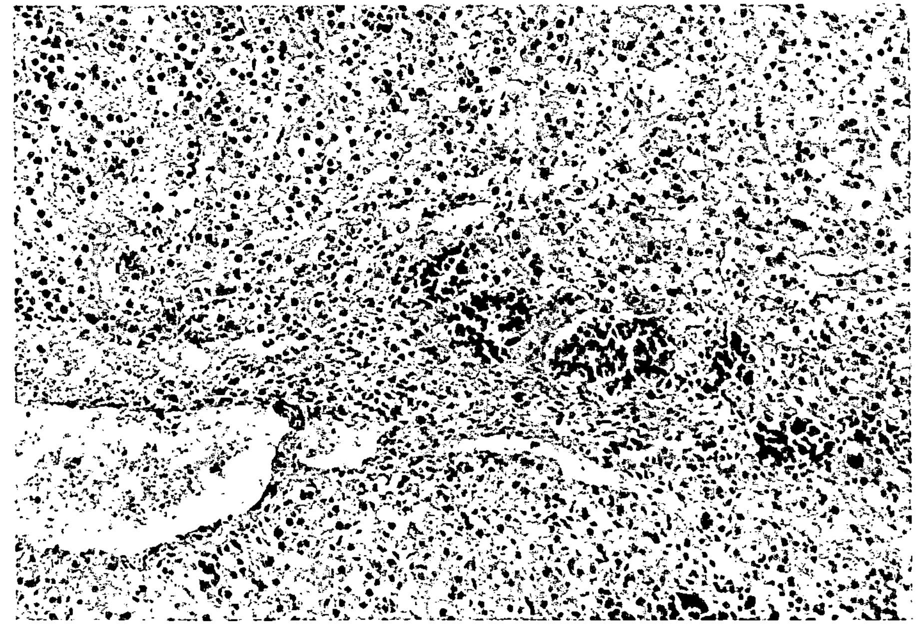

Abb. 19. (251/58) Anencephalus.— Innenzone und teilweise entwickelte zentrale Rinde (dunkle Zellnester) um die
Nebennierenvene. — Vergr. 150fach, H. E. —

hypoplastischen Nebennieren und schließen daraus, daß diese Steroide nicht von
der fetalen Innenzone stammen könnten. Die sich widersprechenden Angaben sind
bis jetzt noch nicht erklärbar.

Ursachen der Hypoplasie der fetalen Innenzone. Beim Anencephalus ist in der
Regel der Hypophysenvorderlappen angelegt (KOHN 1924, ANGEVINE 1938,
KIYONO 1925, COVELL 1927, VACLAV 1927), eine Pars intermedia findet ANGEVINE
in sechs und eine Pars nervosa in fünf von 20 Fällen. Bereits WEIGERT (1885) und
ZANDER (1890) sahen die primäre Ursache der Nebennierenhypoplasie deshalb in
der Hirnentwicklungsstörung, während KOHN (1924) besonders die fehlende Verbindung zwischen Gehirn und Hypophyse betont. Die Vorstellung einer mangeln-
den Steuerung der Adenohypophyse durch übergeordnete Zentren des Zwischen-
hirns bei der Anencephalie findet in den neueren Befunden über die zentrale Regulation der glandotropen Hypophysenhormone eine Bestätigung. Die regelhafte
Entwicklung in der ersten Schwangerschaftshälfte könnte durch das placentare
Choriongonadotropin bewirkt sein, während die später einsetzende hypophysäre
Steuerung entfällt. Die Außenzone der Nebennierenrinde unterliegt wahrscheinlich fetal keiner selbständigen Stimulierung, so daß sie auch nicht hypoplastisch
ist. Die Bedeutung einer fetalen hypothalamischen Steuerung für die Nebennierenentwicklung wird durch Hypoplasiefälle bei anderen schweren Hirnent-

wicklungsstörungen unterstrichen. Es handelt sich um Fälle von Arhinencephalie
(ROTHSCHILD 1925, KLOPSTOCK 1922, eig. Beobachtung), vordere Encephalocelen
(KEENE und HEWER 1927, eig. Beobachtung), Arnold-Chiarische Mißbildung
(eig. Beobachtung), allgemeine schwere Hirnhypoplasie (eig. Beobachtung,
JANIGAN et al. 1962), Aplasie oder Hypoplasie des Kleinhirns mit Meningo-
myelocele und Hydrocephalus (KLOOS und STAEMMLER 1953, eig. Beobachtung).
Bei regelhaft entwickeltem Gehirn kann isoliertes Fehlen oder Hypoplasie der
Hypophyse ebenfalls zur Nebennierenhypoplasie führen (MOSIER 1956, BLIZZARD
und ALBERTS 1956, BREWER 1957, EHRLICH 1957, REID 1960). Die Sella ist leer
oder enthält nur eine bindegewebige Masse. Die hypoplastische Hypophyse bei

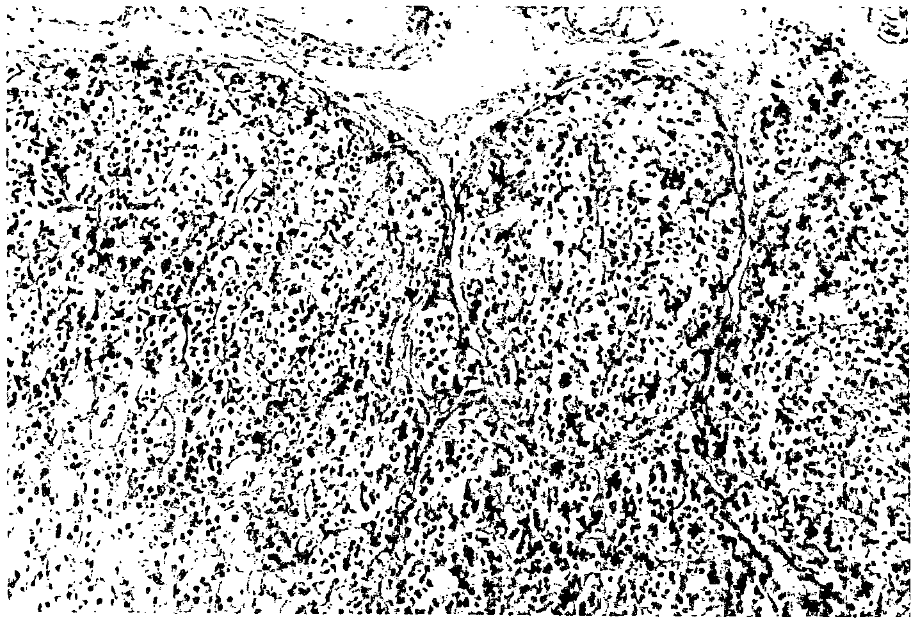

Abb. 20. (251/58) Anencephalus. — Rindenknoten in der Außenzone. — Vergr. 150fach, H. E. —

MOSIER wiegt nur 0,053 g. Die Nebennieren zeigen in allen Fällen eine Hypoplasie
der Innenzone. Ähnliche Befunde gibt es auch bei Cyclopie mit Fehlen der Hypophyse (ROTHSCHILD 1925, EDMONDS 1950). Eine schwere Nebennierenhypoplasie
konnte schließlich bei isoliertem Fehlen des HHL und diffuser auf Toxoplasmose
verdächtiger Hirnerkrankung beobachtet werden (KERENYI). Soweit die Hirnfehl-
bildung eine längere Überlebenszeit gestattet, kann eine Hypoplasie der fetalen
Innenzone unentdeckt bleiben. Auch können bei den genannten Fehlbildungen die
Nebennieren durchaus regelhaft entwickelt sein, wie wir sowohl bei Arnold-
Chiarischer Mißbildung wie bei Arhinencephalie gesehen haben. Eine detaillierte
Analyse der cerebralen Strukturveränderungen bei Nebennierenhypoplasie fehlt
bis heute noch.

Die Ursachen der Nebennierenhypoplasie sind mit der Feststellung cerebraler
und hypophysärer Entwicklungsstörungen keineswegs erschöpft. Geringere Grade
von Hypoplasie sind in einem perinatalen Obduktionsgut häufig. In den letzten
Jahren konnten wir am eigenen Institut 38 Fälle beobachten, bei denen das
Nebennierengewicht höchstens $^{1}/_{700}$ des Körpergewichtes ausmachte, meist aber
noch wesentlich geringer war. In allen Fällen ist ausschließlich die Innenzone
verschmälert, ohne Umbauvorgänge zu zeigen. Die Markentwicklung ist unauf-

fällig. Tab. 2 gibt einen Überblick über die Faktoren, die als ursächliche Momente in Frage kommen.

Tabelle 2. *38 Fälle angeborener Nebennierenhypoplasie*
(NN-Gewicht weniger als $^1/_{700}$ des Körpergewichtes)

	Zahl der Beobachtungen
Anencephalie	8
Andere Hirnfehlbildungen	5
Andere Mißbildungen	3
Icterus gravis bei Rh-Incompatibilität	5
Eklampsie und Nephropathie der Mutter	6
Alte Erst- oder über 40jährige Vielgebärende	6
Nicht objektivierbare Ursachen	5
Gesamt	38

Es handelt sich um 27 Unreif- und elf Reifgeburten, das Verhältnis männlich: weiblich beträgt 22:16, es verschiebt sich wesentlich zugunsten der Knaben, wenn man die Hirnmißbildungen ausklammert (20:5).

Bei M. haem. neonatorum wird von mehreren Autoren eine Nebennierenhyperplasie angenommen (GILMOUR 1944, RANSTRÖM 1951, LIEBEGOTT 1938, SARASON 1943, KLOOS und STAEMMLER 1953, BURNE und LANGLEY 1956). Beim Hydrops cong. können das Ödem und die Verfettung der Innenzone zu einem Gewichtsanstieg führen. Bei RANSTRÖM liegen die relativen Nebennierengewichte in elf Fällen zwischen 1:165 und 1:344, die Absolutgewichte zwischen 11,6 und 18,3 g. Sie erreichen also mindestens die obere Grenze unseres Streuungsbereiches, teilweise überschreiten sie ihn sogar. Andererseits fanden DAVID et al. (1963) unter 38 Beobachtungen keine signifikanten Abweichungen des Nebennierengewichtes.

Neben einer größeren Zahl gleichfalls normalgewichtiger Nebennieren verfügen wir über fünf Beobachtungen mit deutlichem Untergewicht! Da es sich nur um Ikterus gravis-Fälle handelt, kann ein allgemeines Ödem die Gewichtsrelation hier nicht zuungunsten der Nebennieren verschoben haben. Eine vorzeitige Involution der Innenzone liegt nicht vor. Wir nehmen an, daß die bei Erythroblastose miterkrankte Placenta zu einer mangelhaften Stimulierung der fetalen Hypophyse geführt und so die Nebennierenhypoplasie hervorgerufen hat.

Bei den Schwangerschaftstoxikosen könnte die Überfunktion des mütterlichen hypophysär-adrenalen Systems eine Bremsung der Nebennierenentwicklung bewirken (KLOOS und STAEMMLER 1953), soweit nicht auch hier eine Störung der hormonalen Placentarfunktion in Betracht zu ziehen ist.

Als eigene Gruppe glauben wir auch alte erst- oder über 40jährige vielgebärende Mütter von Kindern mit Nebennierenhypoplasie herausstellen zu sollen. Die Kinder verstarben unter oder kurz nach der Geburt, die Autopsie deckt lediglich die Zeichen einer Anoxie auf, sonstige Fehlbildungen liegen nicht vor. Unter den Beobachtungen finden wir eine 41jährige XII-Gravida, eine 42jährige VII-Gravida mit einem angeborenen Vitium (Cossio-Syndrom), die nach dem Partus verstirbt und eine 40jährige II-Gravida mit einem Uterus bicornis septus bei Zwillingsschwangerschaft. In diese Gruppe haben wir auch eine 37jährige II-Gravida eingereiht, die nach einem Abort mit 35 Jahren wegen einer Genitalhypoplasie, Hypertonie und Struma in ärztlicher Behandlung stand. Nach Cyrenbehandlung Eintritt der zweiten Gravidität, die mit einer Frühtotgeburt endet. Das Kind hat hypoplastische Nebennieren. Die bei den besprochenen Fällen vorliegende, zur Nebennierenhypoplasie führende Fehlsteuerung muß vorläufig hypothetisch bleiben, doch würden wir eine primär placentare Insuffizienz für plausibel halten.

2. Entwicklungsstörungen der Außenzone der Nebennierenrinde

Während eine Hypoplasie der fetalen Innenzone nur bei Neugeborenen festgestellt werden kann und ohne faßbare Nebenniereninsuffizienz einhergeht, sind einzelne Beobachtungen von Morbus Addison in der ersten Lebenszeit auf Entwicklungsstörungen der bleibenden Außenzone zurückzuführen (Fälle von SICKL 1948, GEPPERT et al. 1950, DENIS et al. 1955, WILLIAMS und ROBINSON 1956, HARLEM und MYHRE 1957, MAC MAHON et al. 1957, MITCHELL und RHANEY 1959, BOYD und MAC DONALD 1960, STEMPFEL und ENGEL 1960).

Das klinische Bild. Unter zwölf hier ausgewerteten Fällen finden sich elf Knaben und ein Mädchen! Bemerkenswert ist neben der Geschlechtsdisposition die Häufung von Geschwistererkrankungen (drei Fälle mit je zwei Brüdern: BOYD, MITCHELL, STEMPFEL). Nach termingerechter Geburt, bei unauffälliger Familien- und Schwangerschaftsanamnese beginnt meist in der 2. bis 3. Lebenswoche — bei dem einzigen Mädchen (WILLIAMS und ROBINSON) schon am 2. Lebenstag — die Krankheit mit Trinkunlust, Erbrechen und Gewichtsverlust. Es kommt rasch zur Austrocknung, eventuell auch zur Hautbräunung. Die Nebenniereninsuffizienz wird durch die Hyperkaliämie und Hyponatriämie dokumentiert, die 17-Ketosteroide im 24-Std-Harn liegen zwischen 0,12 und 1,27 mg, ein wichtiges differentialdiagnostisches Merkmal gegenüber den erhöhten Werten beim adrenogenitalen Syndrom. Die 17-Hydroxysteroidausscheidung beträgt in dem einen Fall von WILLIAMS und ROBINSON 0,045 mg. Zufuhr von Cortison und Kochsalz bessert die Symptome rasch, der Exitus tritt aber oft rasch und unerwartet ein (Todesalter zwischen 2 Wochen und 20 Monaten).

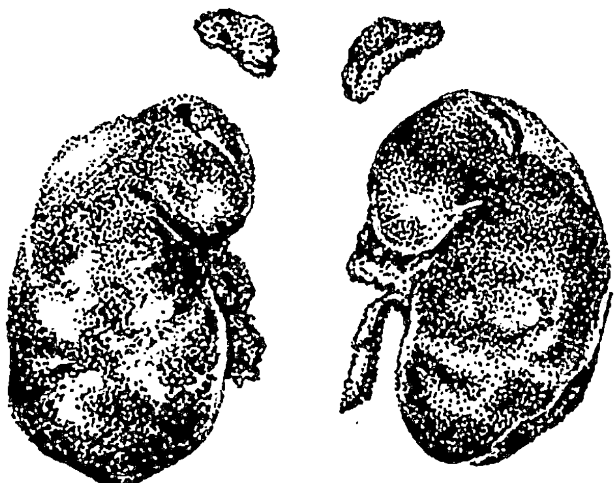

Abb. 21.   Angeborene Nebennierenhypoplasie Fall GEPPERT et al. (Arch. Dis. Childh. **19**, 1 (1944]. — 20 Monate alter Knabe

Pathologisch-anatomischer Befund. Die Nebennieren sind in allen autoptisch kontrollierten Fällen stark verkleinert, das Gewicht beider Organe beträgt 0,25 g (HARLEM), 1 g (MAC MAHON) und bei dem 20 Monate alten Knaben 2,5 g. In einem Fall (STEMPFEL) wurden keine Nebennieren gefunden! Der histologische Befund zeigt als einheitliches Merkmal einen irregulären Aufbau der schmalen Rinde. Eine deutliche Zonierung fehlt. Ein einheitlicher Zelltyp, der der fetalen Innenzone entspricht, reicht bis an die Kapsel heran, während die der bleibenden Rinde entsprechende Zona arciformis fehlt (SICKL, MAC MAHON et al., DENIS et al., MITCHELL und RHANEY, HARLEM und MYHRE). Bei dem 20 Monate alt gewordenen Knaben ist die bleibende Rinde stark unterentwickelt, die Zona glom. besteht aus einzelnen, wenig differenzierten Zellgruppen, der kurze Stränge acidophiler Elemente anhängen. Die fetale Innenzone ist bis auf einige Zellgruppen zurückgebildet, eine Persistenz der Innenzone liegt auch bei den übrigen Beobachtungen nicht vor, soweit die Beschreibungen dies erkennen lassen. Die Markentwicklung erscheint regelrecht. Von den übrigen Obduktionsbefunden sind die Hyperplasie des lymphatischen Systems (DENIS et al., MAC MAHON et al.) und der normale Befund an der Hypophyse (HARLEM und MYHRE, DENIS et al., MITCHELL und RHANEY) hervorzuheben.

Ätiologie und Pathogenese der mangelhaften oder fehlenden Außenzonenentwicklung der Nebennierenrinde sind unbekannt. Dreimal ist dieser Hypoplasietyp als Geschwistererkrankung, jeweils bei Brüdern, aufgetreten (BOYD und MAC DONALD, MITCHELL und RHANEY), wobei zwei Jungen nach entsprechender Therapie überlebten (MITCHELL und RHANEY, STEMPFEL). Eigenartig ist auch die Bevorzugung des männlichen Geschlechtes. Das morphologische Bild weicht deutlich von der Anencephalen-Nebenniere ab. Die klinischen Symptome der Rindeninsuffizienz sind durch den anatomischen Defekt erklärbar. Wie beim adrenogenitalen Syndrom führt die hormonale Ersatztherapie zu rascher Erholung, doch berichten bisher nur WILLIAMS et al. sowie MITCHELL und RHANEY und STEMPFEL von einer Heilung.

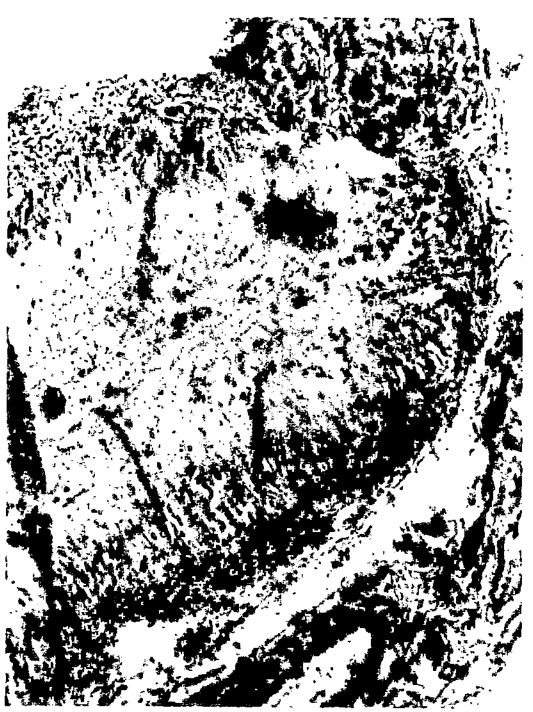

Abb. 22. Angeborene Nebennierenhypoplasie. Entwicklungsstörung der Außenzone der Nebennierenrinde (Fall GEPPERT et al.). Seit Geburt Erscheinungen der Rindeninsuffizienz. An Stelle der fetalen Innenzone sieht man einen lockeren Bindegewebskern. Die bleibende Rinde ist nur in Form einzelner kümmerlicher Stränge entwickelt

Literatur

Angeborene Nebennierenhypoplasie

ANGEVINE, D. M.: Pathologic Anatomy of hypophysis and adrenals in anencephaly. Arch. Path. **26**, 507 (1938).

BENIRSCHKE, K.: Adrenals in anencephaly and hydrocephaly. Obstet. and Gynec. 8, 412 (1956).

BLIZZARD, R. M., and M. ALBERTS: Hypopituitarism, hypoadrenalism and hypogonadism in the newborn infant. J. Pediat. 48, 782 (1956).

BOURNE, J. C., and F. A. LANGLEY: The changes in the adrenal cortex in haemolytic disease of the newborn. J. Path. 72, 47 (1956).

BOYD, J. F., and A. M. MAC DONALD: Adrenal cortical hypoplasia in siblings. Arch. Dis. Childh. **35**, 561 (1960).

BREWER, D. B.: Congenital absence of the pituitary gland and its consequences. J. Path. **73**, 59 (1957).

COVELL, W. P.: A quantitative study of the hypophysis of the human anencephalic fetus. Amer. J. Path. **3**, 17 (1927).

DAVID, G., J. CL. LARROCHE et A. SENDER: Les modifications des glandes surrenales dans la maladie hémolytique du nouveau-né. Gynéc. et Obstét. **62**, 399 (1963).

DENIS, P., L. CORBEEL et H. MALBRAIN: Hypocorticisme simple congenital. Acta paediat. belg. **9**, 169 (1955).

DHOM, G., W. ROSS und K. WIDOK: Die Nebennieren des Feten und des Neugeborenen. Beitr. path. Anat. **119**, 177 (1958).

DI GEORGE, A. M., J. B. AREY, and A. M. BONGIOVANNI: Plasma-17-Ketosteroids in an Anencephalic infant. J. clin. Endocr. **16**, 1281 (1956).

EDMONDS, H. W.: Pituitary, adrenal and thyroid in cyklopia. Arch. Path. **50**, 727 (1950).

EHRLICH, R. M.: Ectopic and hypoplastic pituitary with adrenal hypoplasia. Case report. J. Pediat. **51**, 377 (1957).

FRANDSEN, V. A., and G. STAKEMANN: The site of production of oestrogenic hormones in human pregnancy. Acta endocr. (Kbh.) **38**, 383 (1961).

GEPPERT, L. J., W. A. SPENCER, and A. M. RICHMOND: Adrenal insufficiency in infancy: Clinical classification and report of case. J. Pediat. **37**, 1 (1950).

GILMOUR, J. R.: Arch. Dis. Childh. **19**, 1 (1944).

HARLEM, O. K., and E. MYHRE: Congenital adrenal hypoplasia: Report of a case with the characteristic clinical features of dysadrenocorticism and autopsy findings of extreme hypoplasia of the adrenal glands. Amer. J. Dis. Child. **94**, 696 (1957).

JANIGAN, D. T., O. D. SMITH, and J. NICHOLS: Observations on the central nervous system, pituitary and adrenal in two cases of microcephaly. J. clin. Endocr. **22**, 683 (1962).

KEENE, M. F., and E. E. HEWER: Observations on the development of the human suprarenal gland. J. Anat. (Lond.) **61**, 302 (1927).

KERENYI, N.: Congenital adrenal hypoplasia. Arch. Path. **71**, 336 (1961).

KIYONO, H.: Die pathologische Anatomie der endokrinen Organe bei Anencephalie. Virchows Arch. path. Anat. **257**, 441 (1925).

KLOOS, K., u. H. J. STAEMMLER: Zur Morphologie und Pathophysiologie der Nebennierenrinde von Feten und Neugeborenen. Virchows Arch. path. Anat. **324**, 285 (1953).

KLOPSTOCK: Familiäres Vorkommen von Zyklopie und Arhinencephalie. Mschr. Geburtsh. Gynäk. **1922**, 56.

KOHN, A.: Anencephalie und Nebenniere. Arch. mikr. Anat. **102**, 113 (1924).

LANDAU, M.: Die Nebenniere bei Anencephalie. Verh. dtsch. path. Ges. **16**, 301 (1913).

LIEBEGOTT, G.: Zur Pathogenese des Hydrops congenitus. Beitr. path. Anat. **101**, 319 (1938).

LOMER, R.: Über ein eigentümliches Verhalten der Nebennieren bei Hemicephalen. Virchows Arch. path. Anat. **98**, 366 (1884).

MAC MAHON, H. E., R. WAGNER, and D. B. WEINER: Acute adrenal insufficiency due to congenital defect. Amer. J. Dis. Child. **94**, 282 (1957).

McNEILL, M.: The adrenal of the newborn. Ulster med. J. **16**, 41 (1947).

MEYER, R.: Nebenniere bei Anencephalie. Virchows Arch. path. Anat. **210**, 158 (1912).

MITCHEL, R. G., and K. RHANEY: Congenital adrenal hypoplasia in siblings. Lancet **1959 I**, 488.

MOERI, E.: Les surrenales chez le foetus, le nouveau-né, le nourisson et l'enfant. Rapports avec l'hypophyse. Signification et involution de la corticale foetale. Acta endocr. (Kbh.) **8**, 259 (1951).

MOSIER, H. D : Hypoplasia of the pituitary and adrenal cortex Report of occurence in twin siblings and autopsy findings. J. Pediat. **48**, 633 (1956).

NICHOLS, J.: Observations on the adrenal of the premature anencephalic fetus. Arch. Path. **62**, 312 (1956).

—, O. L. LESCURE, and C. J. MIGEON: Levels of 17-hydroxycorticosteroids and 17-ketosteroids in maternal and cord plasma in Term anencephaly. J. clin. Endocr. **18**, 444 (1958).

RANSTRÖM, S.: The morbid anatomy of erythroblastosis fetalis and its relation to the Rh-factor. Acta paediat. (Uppsala) **40**, 41 (1951).

REID, J. D.: Congenital absence of the pituitary gland. J. Pediat. **56**, 658 (1960).

ROTHSCHILD, P.: Arhinencephalia completa. Eine neue Form der Arhinencephalie. Beitr. path. Anat. **73**, 65 (1925).

SARASON, E. L.: Arch. intern. Med. **71**, 702 (1943).

SICKL, H.: Addison's disease due to congenital hypoplasia of the adrenals in an infant aged 33 days. J. Path. **60**, 323 (1948).

STEMPFEL, R. S., and F. L. ENGEL: A congenital familial syndrome of adrenocortical insufficiency. J. Pediat. **57**, 443 (1960).

VACLAV: Sborn lék. **28**, 399 (1927).

WEIGERT, C.: Hemicephalie und Aplasie der Nebennieren. Virchows Arch. path. Anat. **100**, 176 (1885).

WILLIAMS, A., and M. J. ROBINSON: Addison's disease in infancy. Arch. Dis. Childh. **31**, 265 (1956).

ZANDER, R.: Über funktionelle und genetische Beziehungen der Nebennieren zu anderen Organen, speziell zum Großhirn. Beitr. path. Anat. **7**, 439 (1890).

F. Riesenkerne in der fetalen Innenzone (sog. Cytomegalie)

Übergroße, einkernige Rindenepithelien treten in der embryonalen Nebenniere vom 2. Schwangerschaftsmonat an auf, um während der Fetalentwicklung wieder fast vollständig zu verschwinden (KAMPMEIER, 1927). Gelegentlich findet man aber auch bei Neugeborenen und jungen Säuglingen in der fetalen Rinde Gruppen von bizarr gestalteten bis 120 μ großen Zellen mit meist hyperchromatischen Kernen von 30 bis 40 μ Durchmesser. CRAIG und LANDING (1951) geben eine Häufigkeit von 6,5% bei obduzierten Neugeborenen und von etwas mehr als 3% im 1. Lebensmonat an. BAYER et al. (1962) sehen sie in 1,4% von Säuglingsobduktionen bis zum 4. Lebensmonat (16 von 1126). Mit der Involution der Innenzone gehen auch die Riesenzellen zugrunde. Die Kerne sind offenbar polyploid, das

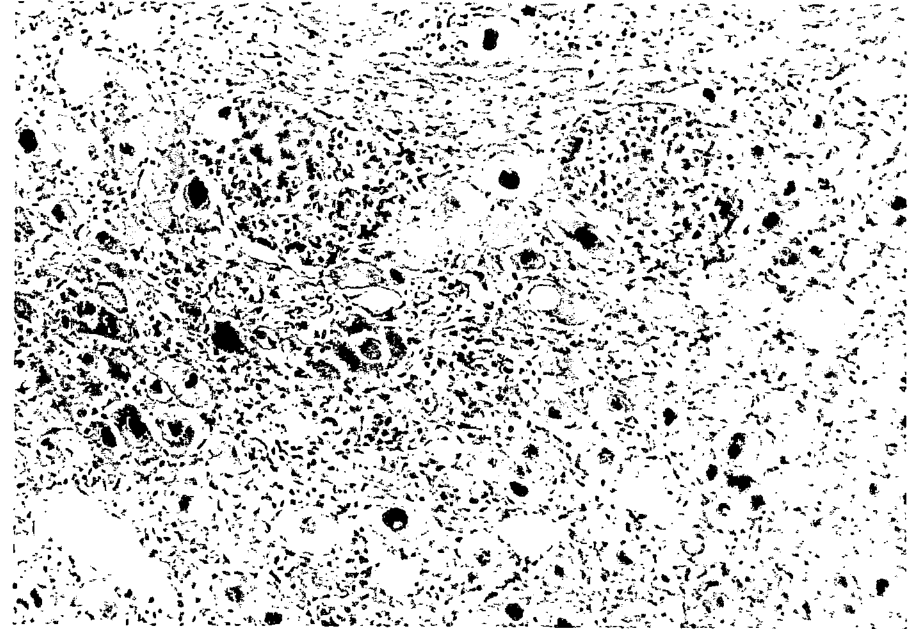

Abb. 23. (613/60) 16 Tage alt gewordener Säugling. Ausgeprägte sog. Cytomegalie der Cortex fetalis. — Vergr. 150fach, H. E. —

reichliche Chromatinmaterial ist grobschollig oder bildet ein dichtes „Netzwerk", es können unter den Kernen Hantelformen und Lappungen auftreten, Mitosen werden stets vermißt. Selten ist Mehrkernigkeit zu beobachten. Die Kernmembran ist deutlich markiert, mehrere Nucleolen können auftreten, ebenso Kernvacuolen. Das Plasma ist stark acidophil und vielfach vacuolisiert. Sudanophiles und PAS-positives Material kann reichlich vorhanden sein, alkal. Phosphatase und unspezifische Esteraseaktivität sind nachweisbar (ARNOST et al.). Regressive Kernveränderungen treten häufig auf. Die Pathogenese und die Bedeutung dieser Elemente sind nicht geklärt. CRAIG und LANDING finden eine Häufung bei M. häm. neonatorum. Bei den eigenen Erythroblastosefällen haben wir mehrfach Riesenkernzellen beobachtet, aber nie in der großen Zahl, wie man sie im typischen Bild zu sehen bekommt. Bei BEATTY und HAWES (1955) finden sich unter elf Fällen neun Mißbildungsfälle. Unter vier eigenen Beobachtungen finden sich zwei Totgeburten mit multiplen Mißbildungen, darunter eine Schmetterlingsnebenniere. Unter den 16 Beobachtungen von BAYER et al. finden sich sechsmal Mißbildungen. Die Vermutung, daß es sich um eine embryonal einsetzende Zellstoffwechsel-

3*

störung handelt, liegt daher nahe. Ob diese Zellen zum Ausgangspunkt von Rindengeschwülsten werden können (CRAIG und LANDING), erscheint in Anbetracht
der schweren Störung des Kernstoffwechsels sehr zweifelhaft. Mit der echten
Cytomegalie (Speicheldrüsen-Viruskrankheit) hat die Veränderung nichts zu tun.
Eine Geschlechtsdisposition besteht nicht, die Veränderung kann ein- oder
doppelseitig auftreten.

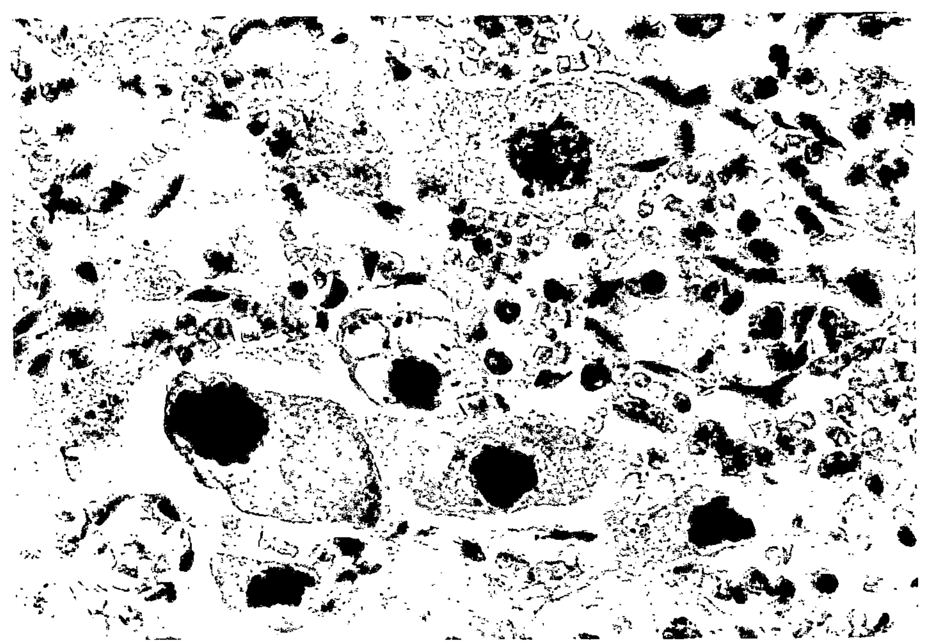

Abb. 24. (613/60) 16 Tage alter Säugling. Hyperchromatische Riesenkerne (bei sog. Cytomegalie). — Vergr.
600fach H. E. —

Literatur

Riesenkerne in der fetalen Innenzone

BAYER, A., L. ZIDOVA und J. DUSEK: Zum Vorkommen von Riesenzellen in den Kinderneben-
nieren. Zbl. Path. **104**, 27 (1962).
BEATTY, E. C., and C. R. HAWES: Cytomegaly of the adrenal gland. Amer. J. Dis. Child.
89, 463 (1955).
CRAIG, J. M., and B. H. LANDING: Anaplastic cells of fetal adrenal cortex. Amer. J. clin. Path.
21, 940 (1951).
GARNEAU, R.: La cytomegalie des glandes surrénales: maladie à virus. Ann. Anat. path. N.S.
2, 104 (1957).
KAMPMEIER, O.: Giant epithelial cells of the human fetal adrenal. Anat. Rec. **37**, 95 (1927).

III. Die kindlichen Nebennieren und ihre Pathologie

A. Der postnatale Umbau der Nebennierenrinde

Die am Ende der Gravidität zu einem mächtigen Organ entwickelte Nebenniere
macht nach der Geburt einen bedeutenden Gewichtssturz durch (SCHEEL 1908),
der auf der Involution der fetalen Innenzone beruht. Der Involutionsprozeß
wurde 1910/1912 von mehreren Autoren unabhängig voneinander beschrieben
(STARKEL und WEGRZYNOWSKI 1910, THOMAS 1912, KAWAMURA 1911, ELLIOTT
und ARMOUR 1911, KERN 1911). 1916 legten LEWIS und PAPPENHEIMER eine
umfangreiche Studie an 100 Fällen vor, wobei sie den Umbau der Zonen an Hand

von Messungen verfolgten. Thomas hatte bereits von einer „bleibenden Rinde" und einer untergehenden Zone gesprochen, auf Elliott und Armour gehen die auch heute noch im englischen Sprachraum üblichen Bezeichnungen „adult cortex" und „fetal cortex" zurück.

Am Geburtstermin ist die fetale Innenzone eine umfangreiche, netzförmig gegliederte Zellmasse aus plasmareichen Elementen, die sich durch ihre Acidophilie von der schmalen Außenzone abhebt, ohne daß eine völlig scharfe Grenze zwischen den beiden Zonen vorliegt. Die Außenzone ist mit feinen Fetttropfen angefüllt, während die Innenzone nur in ihren zentralen Partien verfettete Elemente — „Fettdegenerationszellen" — enthält. Die plasmareichen lipoid-

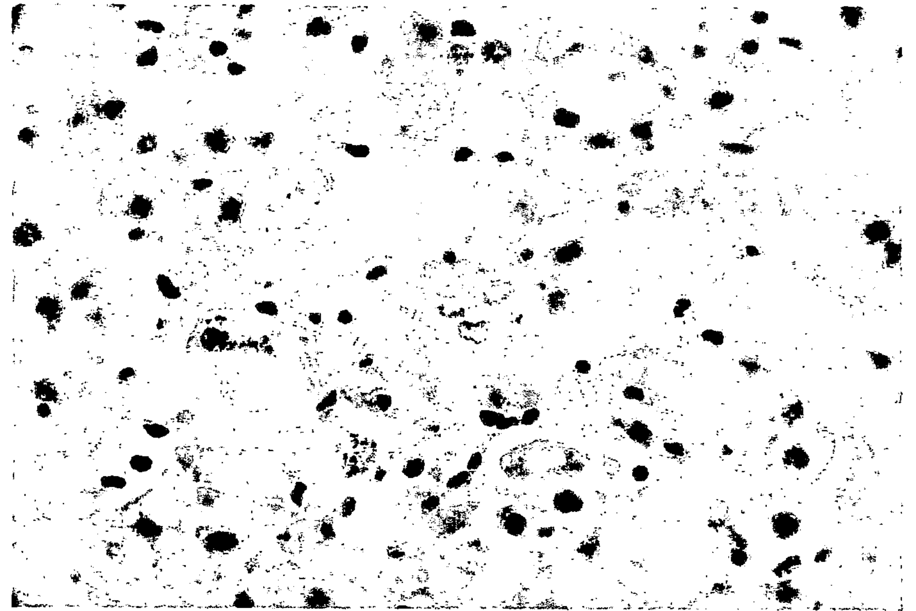

Abb. 25. Auflösung der Zellen der fetalen Innenzone bei einer 5 Tage alt gewordenen Reifgeburt. —Vergr. 600fach H. E. —

freien Zellen der Innenzone enthalten Vit-C, sind tannophil und cyanochrom und den Zellen des blühenden Gelbkörpers vergleichbar.

Beim Neugeborenen sieht man in den ersten Lebenstagen im Regelfalle keine Entparenchymisierung und keinen Kollaps des netzförmigen Gitterfasergerüstes, wohl aber die zentralen Fettzellen, die schon während des ganzen letzten Schwangerschaftsdrittels vorhanden sind, und eine wechselnd stark ausgeprägte Hyperämie. Entparenchymisierung und Kollaps als die wesentlichen Faktoren des Involutionsvorganges sind also vor der Geburt und in den ersten Lebenstagen noch nicht zu beobachten. Dagegen sieht man in diesen Tagen eine von innen nach außen an Intensität abnehmende Auffüllung mit Lipoiden, die regelmäßig eine schmale Zone zwischen bleibender und fetaler Rinde freiläßt: „sudanophobe Zone". Die Lipoide geben eine schwache und unregelmäßige Cholesterin- und Carbonylreaktion, die Tröpfchen sind anfangs klein und erst mit zunehmender Regression fließen sie zu größeren, nun die ganze Zelle einnehmenden Tropfen zusammen. Wir sehen in dem Auftreten färberisch erfaßbarer Lipoide in der fetalen Innenzone vor der eigentlichen Involution wieder eine Parallele zum Gelbkörper, bei dem gleichfalls erst nach dem Überschreiten seines sekretorischen Höhepunktes Lipoidtropfen nachweisbar werden.

Da die Belastung des Nebennierenrindensystems in den ersten Lebenstagen bei den Verstorbenen zweifellos immer erheblich ist, findet man meist auch eine mehr oder weniger vollständige Entspeicherung der Außenzone. Das Bild der Lipoidverteilung ist damit gegenüber dem Zustand am Ende der Gravidität umgekehrt: Vor der Geburt ist die Außenzone lipoidhaltig und die Innenzone

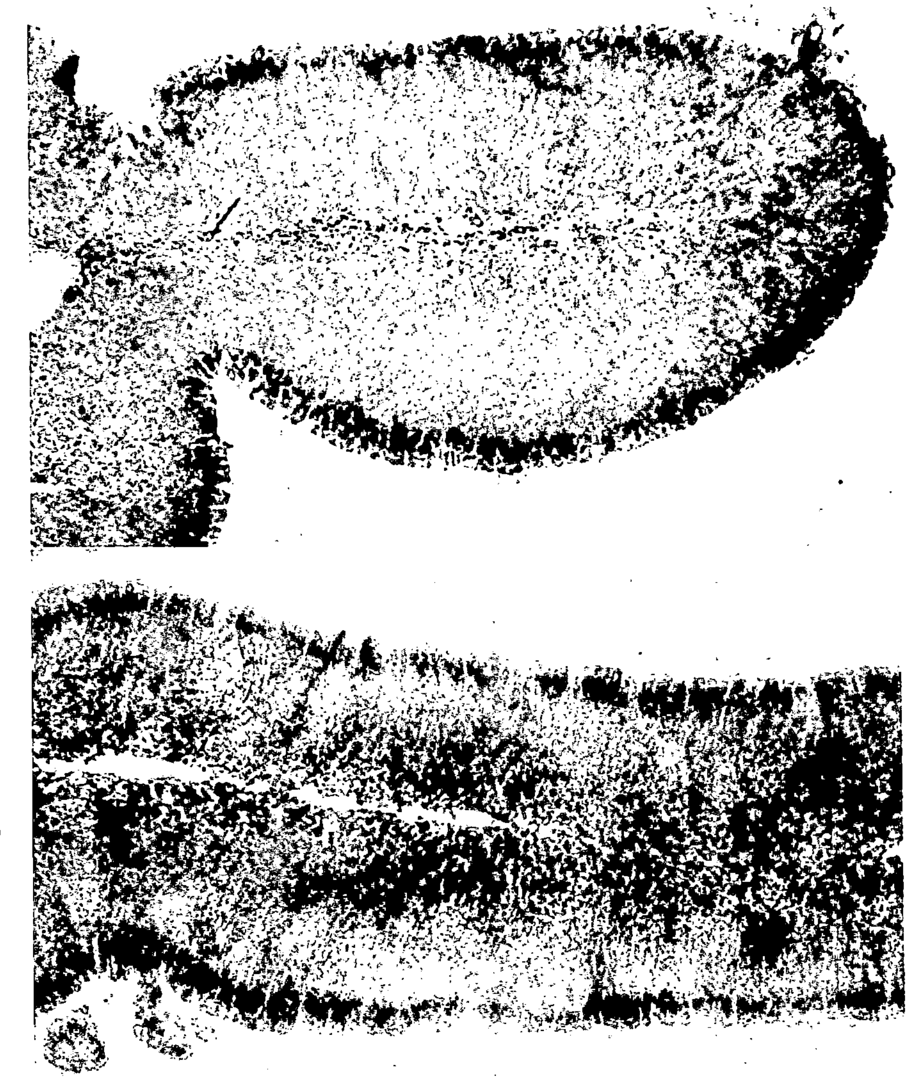

Abb. 26a u. b. Beispiele der Lipoidumschichtung in der Nebennierenrinde in den ersten Lebenstagen. a Regelhafte Lipoidverteilung beim Neugeborenen. 12 Std überlebende Frühgeburt. Sudanschwarz, Vergr. 19fach. (567/58). Sudanpositive Außenzone. Sog. Fettdegenerationsstellen im Zentrum der Innenzone　b Zunehmende Verfettung der Innenzone, herdförmige Entspeicherung der Außenzone. 2 Tage überlebende Frühgeburt. Sudanschwarz. — Vergr. 19fach. (589/58) —

in der Hauptsache lipoidfrei, nach den ersten Lebenstagen ist die Außenzone mehr oder weniger entspeichert und die Innenzone in großen Bezirken verfettet.

Etwa vom 4. Lebenstag an zeigt sich eine rasche Auflösung der zentralen Abschnitte der Innenzone. Pyknotische Kerne, kernlose Plasmaschollen, „leere"

Maschen des Gitterfasernetzes und strotzend gefüllte, sinusoide Capillaren prägen das Bild. Aber noch in den ersten Lebenswochen ist ein ansehnlicher Mantel der peripheren Schichten der Innenzone, speziell die sudanophobe Zone gut erhalten. In den zentralen Partien kommt es nach dem Untergang der spezifischen Elemente

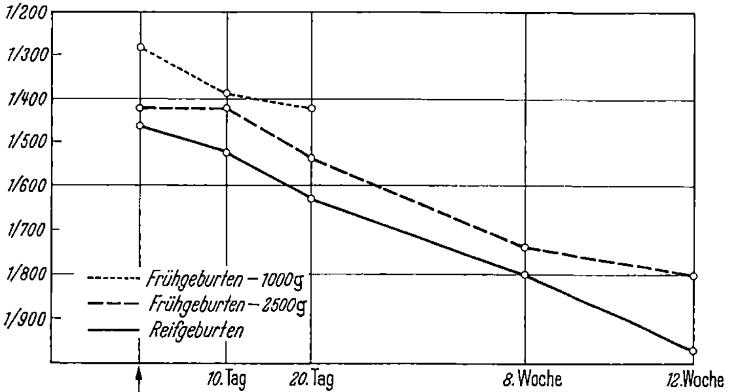

Abb. 27. Abfall des durchschnittlichen relativen NN-Gewichtes in der ersten 3 Lebensmonaten (365 Fälle)

zu einem Kollaps der Gitterfaserstrukturen. In dem nun engmaschig gewordenen Netz liegen einzelne noch erhaltene Rindenzellen, die mit Lipoidtropfen, aber auch häufig mit fuchsinophilem Material angefüllt sind.

Zur selben Zeit erfährt die Außenzone eine rasche Entfaltung. Die Proportionen der beiden Zonen erfahren dadurch eine rasche Verschiebung, so daß am Ende des 1. Lebensmonats das Verhältnis Außenzone: Innenzone nicht mehr 1:4 wie zur Zeit der Geburt, sondern nur mehr 1:1 beträgt. Das Gesamtrindengewebe hat zu diesem Zeitpunkt bereits eine erhebliche Reduktion erfahren. In den ersten 3 Lebensmonaten verlieren die Nebennieren trotz des ständigen Wachstums der Außenzone 50% ihres Gewichtes (TÄHKÄ 1951). Mit dem absoluten Gewicht sinkt auch das relative Nebennierengewicht ab, wobei die Gewichtsdifferenz zwischen Früh- und Reifgeborenen zugunsten eines relativ höheren Nebennierengewichtes der Frühgeborenen erhalten bleibt. Dies hängt offenbar damit zusammen, daß das Frühgeborene sein absolutes Nebennierengewichtsdefizit durch die Entfaltung der Außenzone rascher ausgleichen kann, als das allgemeine Gewichtsdefizit.

Etwa gleichzeitig mit dem Untergang der fetalen Innenzone setzt eine Entfaltung des Markgewebes ein, das sich nun in größeren Zellballen um die Nebennierenvene lagert. Die Involutionszone bildet einen zunehmend dichter werdenden Fasermantel um das Markgewebe, bis schließlich eine dünne, faserreiche, zell- und gefäßarme Kapsel, die sog. Markkapsel, etwa am Ende des 1. Lebensjahres bleibende Rinde und Nebennierenmark voneinander abgrenzen. Es braucht aber etwa das ganze 1. Lebensjahr, bis das Ziel der Involution, die vollständige Auflösung der Innenzone, erreicht ist. Eine „Umbauzone" mit gut erhaltenen Elementen vom Innenzonentyp ist in den ersten 3 Lebensmonaten zwischen dem Involutionskern und der Außenzone noch erhalten, die Gitterfaserbündel der

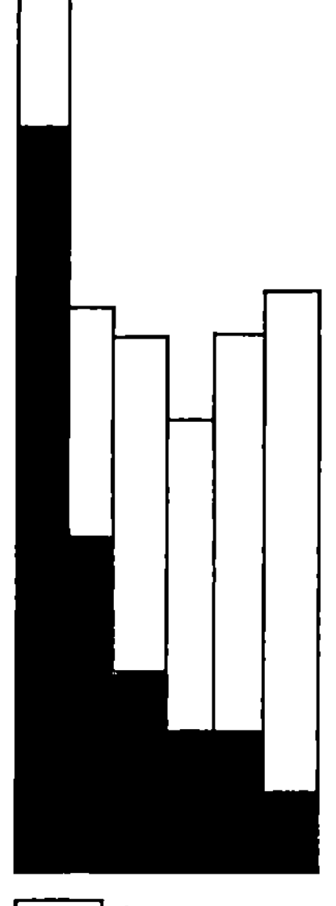

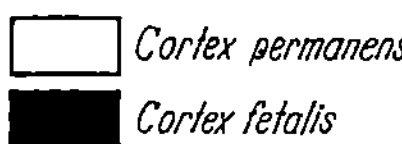

Abb. 28. Durchschnittliche Entwicklung der Volumenverhältnisse von Innen- und Außenzone in den ersten 5 Lebensmonaten

Zona arciformis strahlen kontinuierlich in diese Umbauzone ein, die noch ein lockeres weitmaschiges Gitterfasernetz zeigt. Durch den langsam nach außen

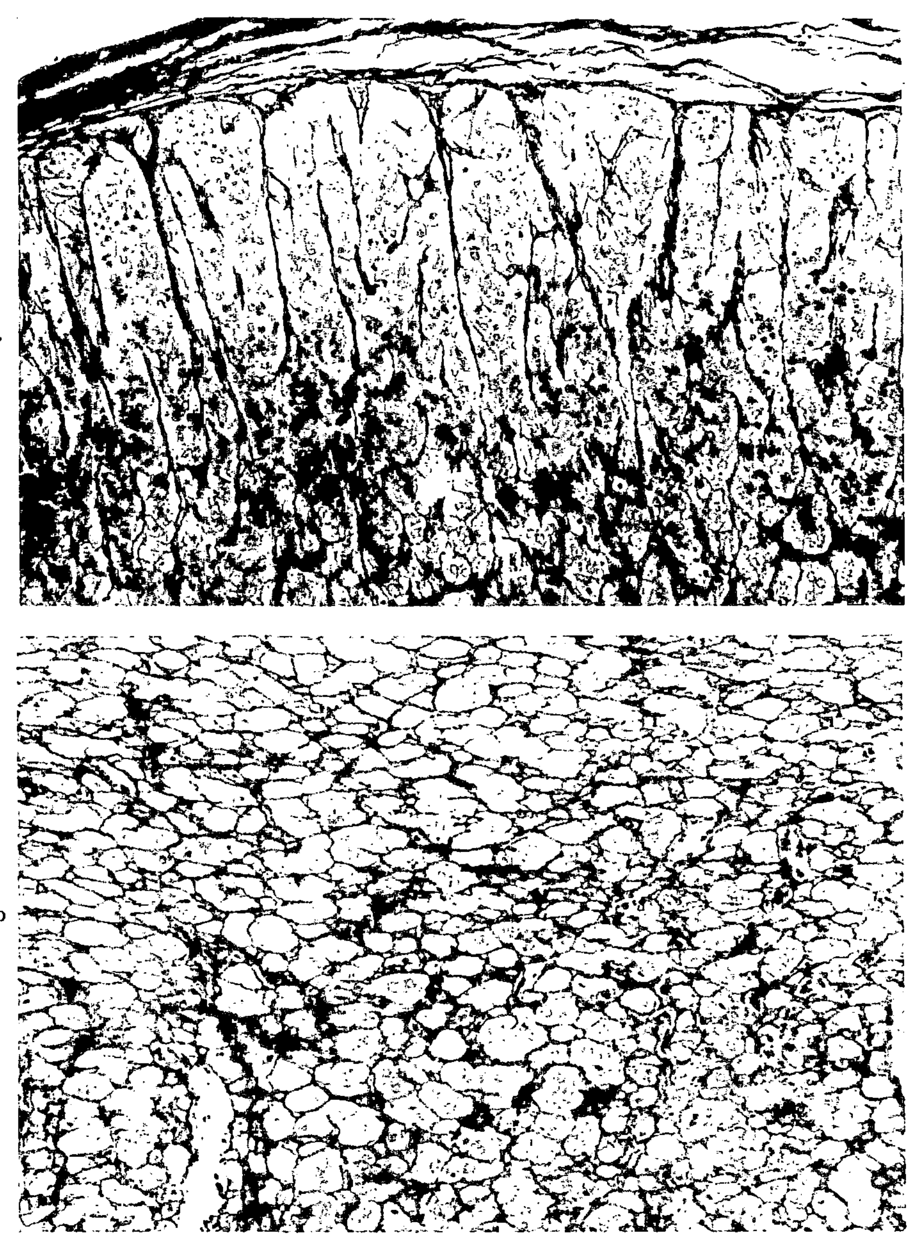

Abb. 29a u. b.   a Außenzone der Nebennierenrinde bei einer 5 Tage alt gewordenen Reifgeburt b Engmaschiges Gitterfasernetz bei 5 Tage alt gewordener Reifgeburt. GÖMÖRI. — Vergr. 150fach —

fortschreitenden Gerüstkollaps treten aber mehr und mehr querverlaufende Faserzüge hervor, die schließlich zu einer distinkten Grenze zwischen Außenzone und Involutionszone führen. Die schlanken Säulen der Zona arciformis enden abrupt an diesem engmaschigen Fasernetz.

Das makroskopische und mikroskopische Bild der Säuglingsnebenniere weicht durch den beschriebenen Umbau deutlich von dem der Neugeborenennebenniere ab. Das zuerst plumpe, wenig gefurchte Organ ist in eine wenig mehr als pfennigstückgroße, ziemlich dünne Platte umgewandelt, auf der sich kammförmig eine längsverlaufende Leiste erhebt. Die Farbe des Organs ist durch den meist kräftigen Lipoidgehalt hellgelb, im Bereich der zarten Organkapsel sieht man ein oder mehrere hellgelbe Rindenknötchen. Auf dem Querschnitt tritt die zierliche Einfaltung des hellgelben Rindenbandes deutlich hervor. Es hebt sich scharf von der dunkelroten Involutionszone ab. Das Mark ist makroskopisch erst nach Ausbildung der Faserkapsel zu erkennen.

Das mikroskopische Bild der Außenzone ist im 1. Lebenshalbjahr durch die schlanken Säulen der Zona arciformis gekennzeichnet. Die einzelnen Zellen sind jetzt deutlicher voneinander abgrenzbar, die Kerne haben sich vergrößert, das Plasma ist dicht mit kleinen Lipoidtröpfchen gefüllt. Verluste an Lipoid durch Rindenbelastungen betreffen in erster

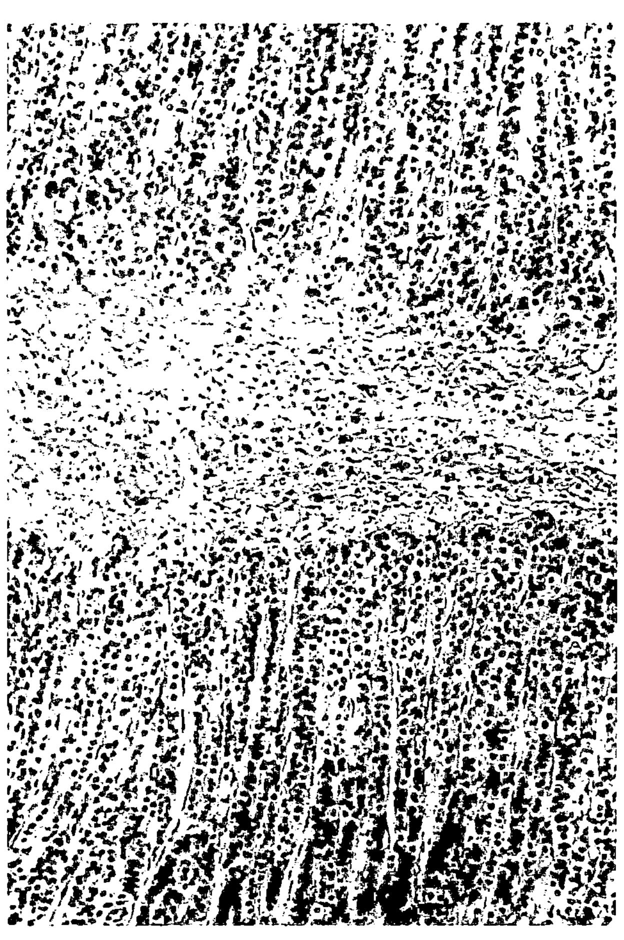

Abb. 30 (526/59) 3 Monate alter Säugling. Demarkierung der Involutionszone von der Außenzone. — Vergr. 150fach, H. E. —

Linie die Säulen, während die kapselnahen Bögen die Fettsubstanzen festhalten. Erst im 2. Lebenshalbjahr entwickelt sich durch Auftreten querverlaufender Nebenfasern aus den Bögen die Zona glomerulosa (ROTTER 1949). Die Spitzen und Schleifen der Zona arciformis werden durch diese Querfasern gleichsam abgeschnitten, wodurch erst längsovale, später runde Zellballen von langsam zunehmendem Ausmaß entstehen. Mit offenbar starken individuellen Schwankungen zieht sich dieser Prozeß der Glomerulosaentwicklung bis zum Ende des 2. Lebenshalbjahres hin.

B. Vorzeitige und verzögerte Involution der Innenzone

Nicht immer fällt der Beginn des Involutionsprozesses der Innenzone mit dem Geburtstermin zusammen. In einzelnen Fällen kann man beim Neugeborenen schon eine stärkere Regression beobachten (Lewis und Pappenheimer 1916, Benner 1940, Dhom et al. 1958, Bolande 1958), häufiger aber ist eine zeitlich umgrenzte Persistenz der Innenzone mit verzögertem Abbau (Dhom 1960, McNeill 1947, Moeri 1951).

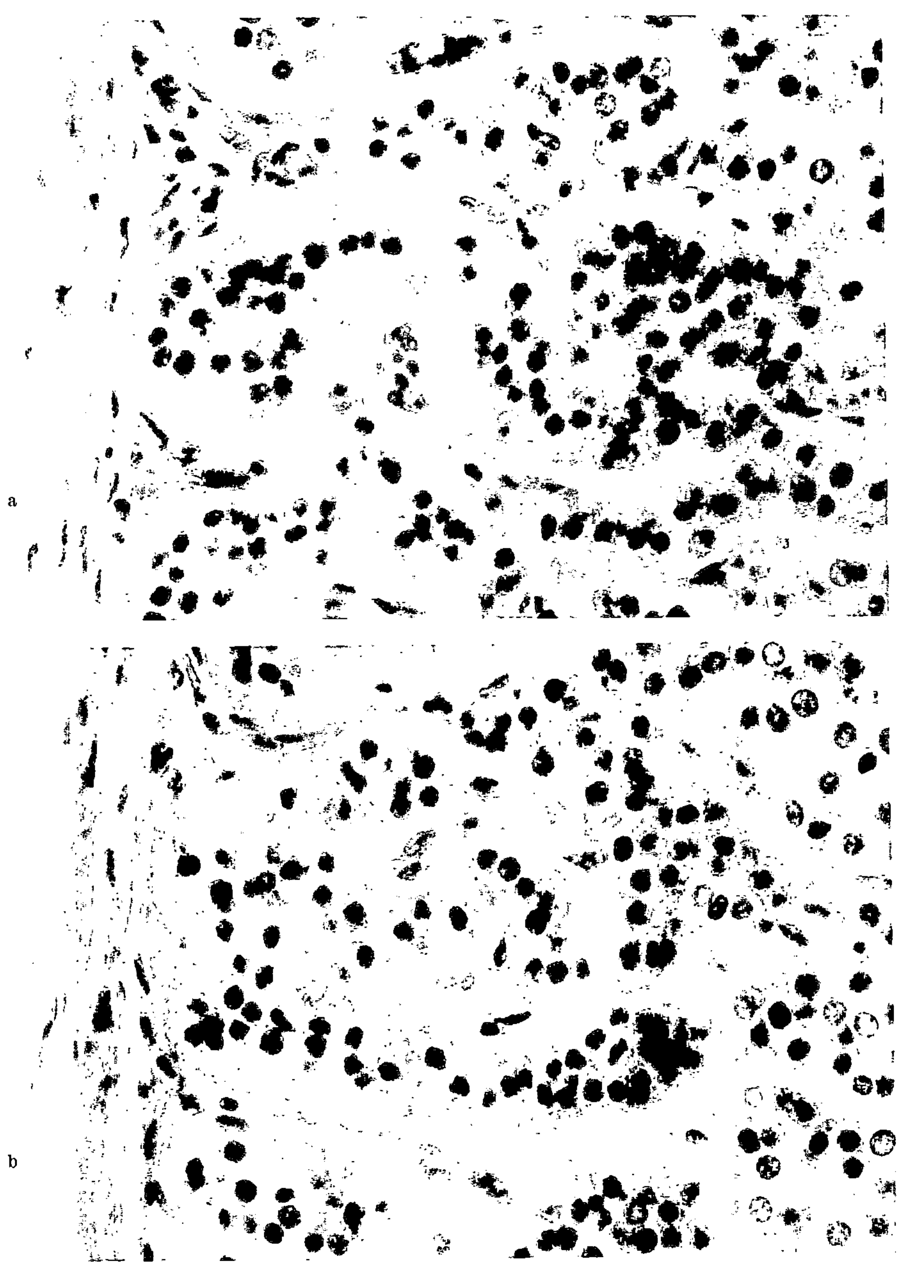

Abb. 31a—c. 7 Monate alter Säugling mit akuter Toxikose. Die Bilder demonstrieren den Strukturwandel von der Zona Arciformis zur Zona Glomerulosa. Dichte Kernschwärme in den äußeren, lipoidfreien Zona fasciculata. Färbung nach Goldner. — Vergr. 600fach —

Bei *vorzeitiger Involution* findet man die Innenzone schon bei Totgeburten oder am 1. Lebenstag massiv verfettet, die sudanophobe periphere Zone kann vollständig aufgehoben sein. Zentral sieht man einen massiven Zelluntergang mit schon deutlichem Gerüstkollaps, die einzelnen Zellelemente sind in ein verdichtetes Fasernetz eingehüllt. Blutungen und Nekrosen können ausgedehnt sein. In den

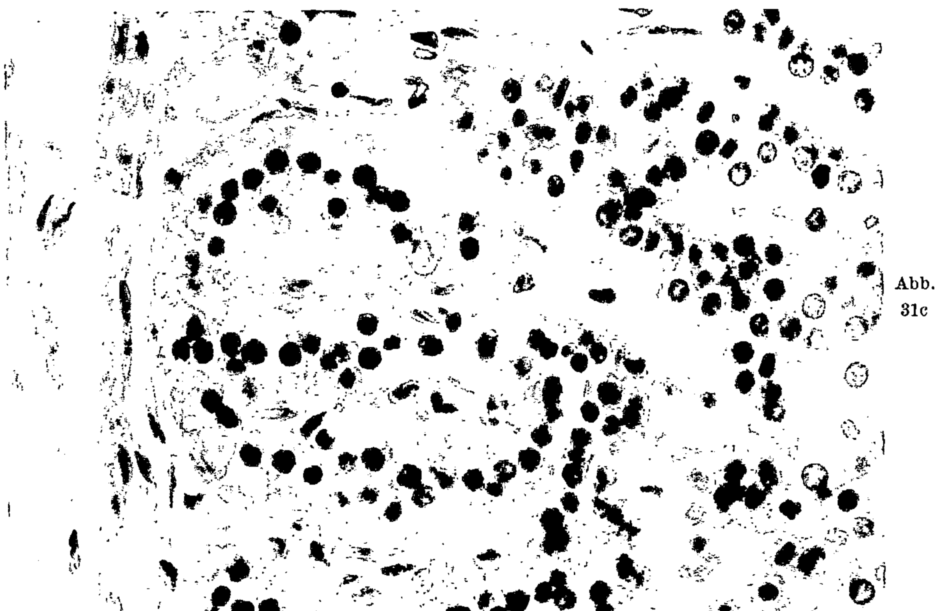

von uns beobachteten Fällen entspricht der Involutionsvorgang etwa dem Bild, wie man es sonst am Ende der 1. oder in der 2. Lebenswoche findet. Über ein noch

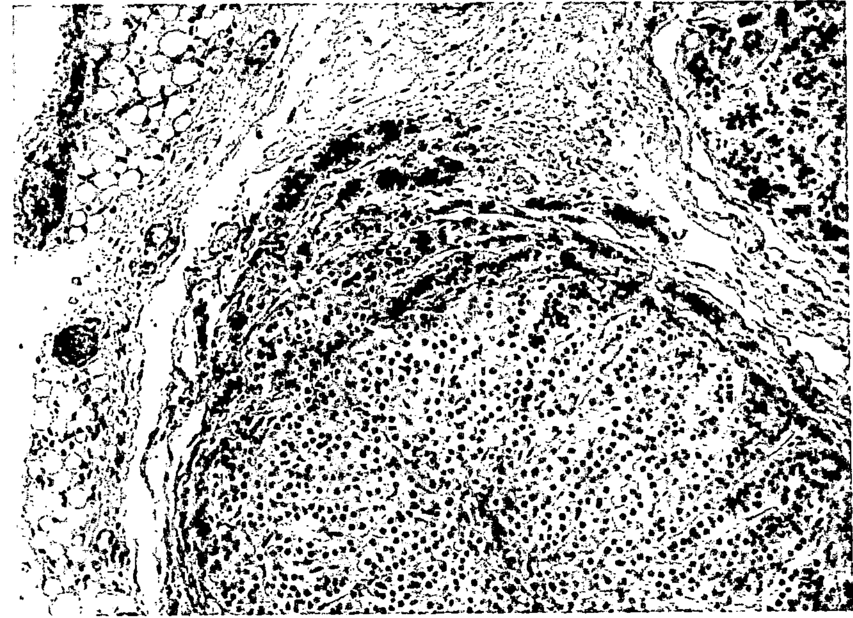

Abb. 32. (445/58) 3 Monate alter Säugling. Nebennieren-Rindengewebe in der Kapsel (Einbau in das Parenchym). — Vergr. 150fach, H. E. —

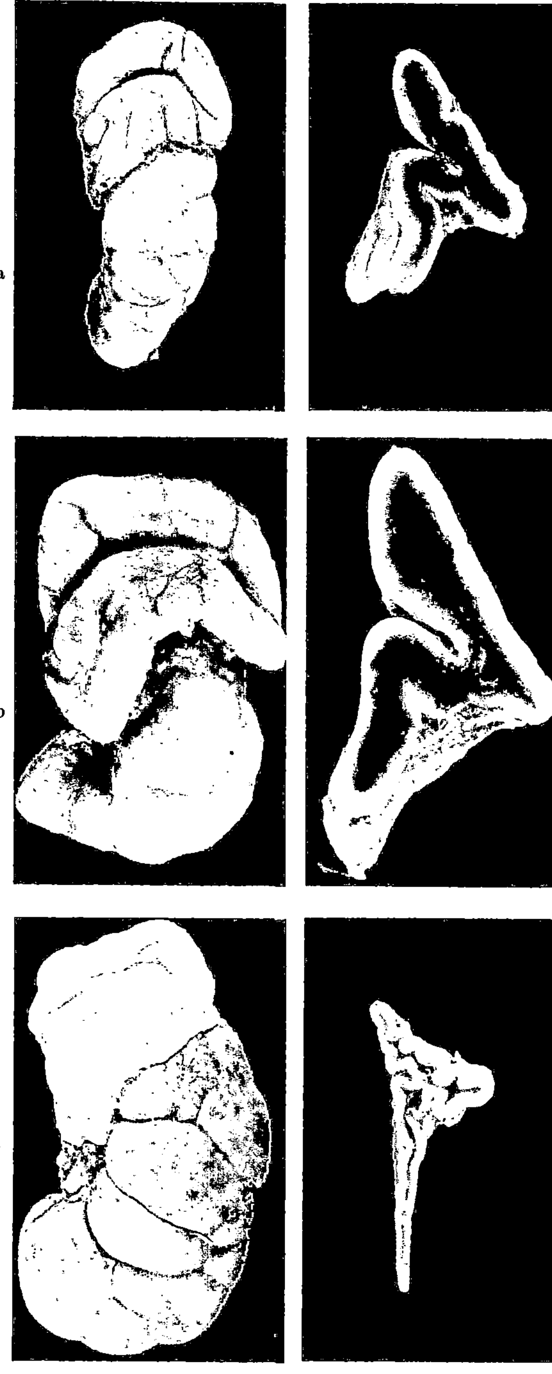

Natürliche Größe   1,8-fach
Abb. 33a—c. Wachstum und Gestaltwandel der Nebenniere des Neugeborenen und des Säuglings. a 1 Tag alte Unreifgeburt 2200 g, 47 cm. b Totgeburt 3750 g, 56 cm. c Säugling $3^{1}/_{2}$ Monate

späteres Umbaustadium, das dem Ende des 1. Lebensmonats entspricht, berichtet BENNER.

Eine Sonderform der pränatal einsetzenden Involution begegnet uns beim Hydrops congenitus. Man sieht sie weiter bei echter Übertragung und in seltenen Einzelfällen ohne erkennbare Ursache. In einer zur letzten Gruppe gehörenden Beobachtung handelte es sich um eine 1455 g schwere Frühgeburt, die am 2. Lebenstag an hyalinen Membranen der Lungen verstarb. Sie ließ eine Involution der Innenzone erkennen, die etwa der 2. Lebenswoche entsprach. Bemerkenswert an diesem Fall ist, daß dabei cytomegale Kernveränderungen gefunden wurden, während Mißbildungen fehlten.

Der fortgeschrittene Involutionsprozeß beim Hydrops congenitus (LIEBEGOTT 1938, KLOOS und STAEMMLER 1953, BOURNE und LANGLEY 1956, DHOM et al. 1958) ist wahrscheinlich auf den „Hydrops" des Organs selbst zurückzuführen, da der diffuse Capillarschaden bei massiver Antigen-Antikörperreaktion die Capillarstrombahn der Innenzone besonders trifft. Während beim Icterus gravis die Nebennieren entweder regelhaft sind oder seltener eine mehr oder weniger ausgeprägte Hypoplasie zeigen, findet man beim Hydrops große, schwere Organe (10 g und mehr), die aber keine echte Hyperplasie, sondern ein massives Ödem erkennen lassen. Die Innenzone ist verfettet, zentrale Partien sind entparenchymisiert, Nekrosen, Verkalkungen und

fetale Blutbildungsherde beherrschen das Bild. Riesenkerne sind in der Mehrzahl der Fälle zu beobachten. Inwieweit neben der primären Organschädigung

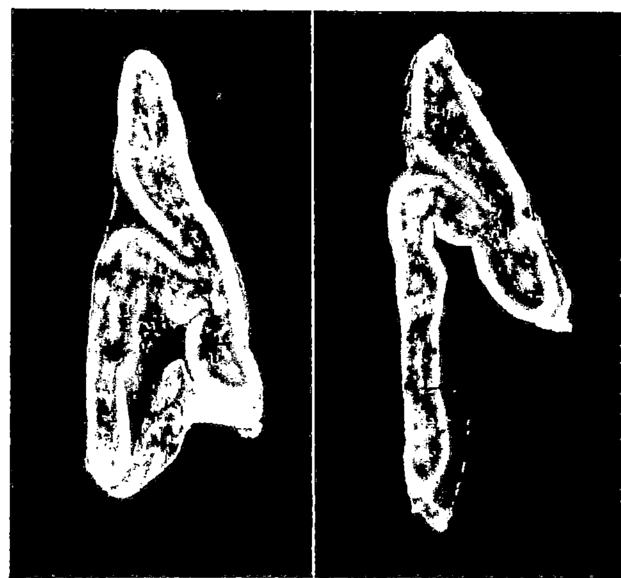

Abb. 34. Nebennieren bei Hydrops congenitus. Die hellen Herde in der Innenzone entsprechen einer massiven Verfettung. —Vergr. 2,5fach

noch übergeordnete, z.B. placentare Regulationsstörungen von Bedeutung sind, muß offenbleiben. Die Außenzone kann eine bereits stärkere Entfaltung zeigen, die variationsstatistischen Kurven der Kernvolumina lassen auf eine deutliche Wachstumstendenz schließen (DHOM unveröffentlicht).

Die vorzeitige Involution bei echter Übertragung ist offenbar eine unmittelbare Folge der gestörten Placentarfunktion. Möglicherweise kommt dabei auch dem Absinken des Oestrogengehaltes der Placenta (Übersicht siehe bei DICZFALUSY und LAURITZEN 1961) eine Bedeutung zu.

So könnte bereits intrauterin eine Situation eintreten, wie sie regelhaft erst nach der Geburt besteht. In diesen Fällen ist daher die Außenzone gleichfalls stärker entwickelt. Der Corticoidgehalt ist erhöht (KLOOS und STAEMMLER 1953), die Kurve der Kernvolumina der Außenzone läßt eine vermehrte Wachstumstendenz erkennen (DHOM et al. 1958).

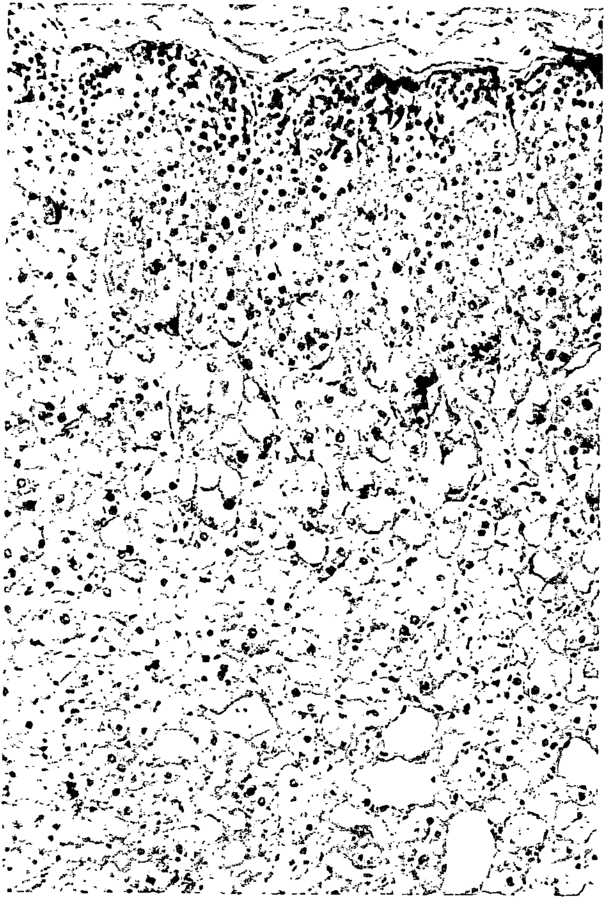

Abb. 35. (45/57) Fetale Erythroblastose mit Hydrops congenitus. 29 min gelebt. Nebenniere. — Vergr. 150fach, H. E. — Massive Verfettung der Innenzone bei vorzeitiger Involution

Die verzögerte Involution der Innenzone wird in erster Linie bei Frühgeburten beobachtet (MOERI 1951, DHOM 1960). In der 2. Lebenswoche kann noch eine vollständige Persistenz der Innenzone gefunden werden, Gerüstkollaps und Verfettung sind ausgeblieben (Abb. 38). Im weiteren Verlauf kommt es zwar zentral zu einem Untergang der Innenzone, eine breite periphere sudanophobe Zone bleibt

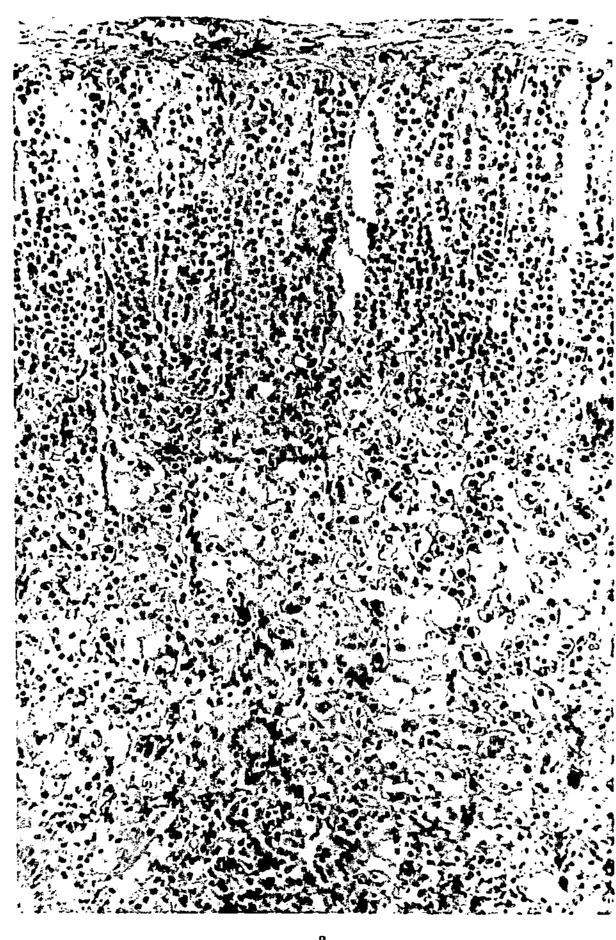

a

Abb. 38a u. b. (231/56) Fetale Erythroblastose. Scharfe Demarkierung der gut entwickelten Außenzone von der bereits breit involvierenden Innenzone Verfettung und Polymorphie der Zellkerne. Engmaschiges Gitterfasernetz bei Gerüstkollaps. Überlebenszeit: 7 Tage. a GOLDNER.—Vergr. 150fach —

aber erhalten. Normalerweise wird die Innenzone durch den Gerüstkollaps zunehmend schärfer von der Außenzone demarkiert, bei der verzögerten Involution bleibt dagegen die Grenze Innen-:Außenzone noch im 2. und 3. Lebensmonat unscharf. Besonders im Silberpräparat wird deutlich, daß dies auf dem fehlenden Gerüstkollaps beruht (Abb. 41). Die Flächenrelationen zwischen Außen- und Innenzone sind noch zugunsten der Innenzone verschoben, der Gewichtsabfall der Nebennieren ist im gleichen Maße verzögert.

Unter 70 Säuglingsnebennieren haben wir elfmal eine verzögerte Involution beobachtet, davon neun bei Frühgeburten. Eine Beziehung zur Grundkrankheit ist nicht erkennbar. Die Außenzone zeigt bei der verzögerten Involution keine signifikante Entwicklungshemmung. Hinweise auf eine Nebennereninsuffizienz ergeben sich nicht. Auf die Bedeutung der verzögerten Involution bei der Steroidproduktion der Frühgeborenen-Nebenniere wird im nächsten Kapitel eingegangen.

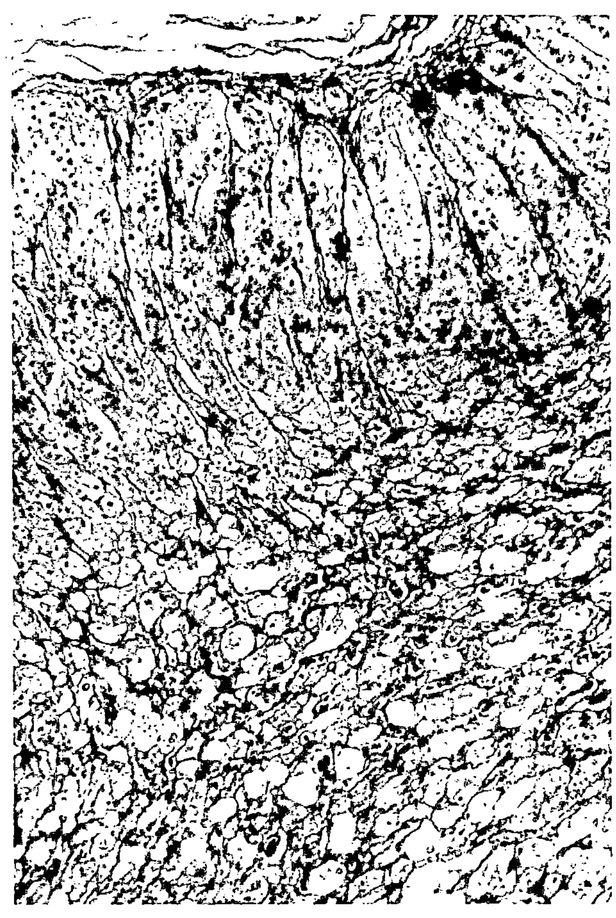

Abb. 36b. Versilberung nach PERDRAU. — Vergr. 150fach —

Literatur

Der postnatale Umbau der Nebennierenrinde

BENNER, M. C.: Studies on involution of the fetal cortex of the adrenal glands. Amer. J. Path. 16, 787 (1940).

BOLANDE, R. P.: Adrenal changes in posterm infants and the placental dysfunction syndrome. Amer. J. Path. 34, 137 (1958).

BOURNE, J.-C., and F. A. LANGLEY: The changes in the adrenal cortex in haemolytic disease of the newborn. Amer. J. Path. 72, 47 (1956).

DICZFALUSI, E., u. CH. LAURITZEN: Oestrogene beim Menschen. Berlin-Göttingen-Heidelberg: Springer 1961.

DHOM, G.: Frühgeburt und Nebennierenentwicklung. Endokrinologie 39, 1 (1960).

—, W. ROSS, und K. WIDOK: Die Nebennieren des Feten und des Neugeborenen. Beitr. path. Anat. 119, 177 (1958).

ELLIOTT, T. R., and R. G. ARMOUR: The development of the cortex in the human suprarenal gland and its condition in hemicephaly. Amer. J. Path. 15, 481 (1911).

KAWAMURA, R.: Die Cholesterinverfettung. Jena 1911.

KERN, E.: Über den Umbau der Nebennieren im extrauterinen Leben. Dtsch. med. Wschr. 21, 971 (1911).

Kloos, K., u. H. J. Staemmler: Zur Morphologie und Pathophysiologie der Nebennierenrinde von Feten und Neugeborenen. Virchows Arch. path. Anat. 324, 285 (1953).
Lewis, R. W., and A. M. Pappenheimer: A study of the involutional changes wich occur in the adrenal cortex during infancy. J. med. Res. 34, 81 (1916).
Liebegott, G.: Zur Pathogenese des Hydrops congenitus. Beitr. path. Anat. 101, 319 (1938).
McNeill, M.: The adrenal of the newborn. Ulster med. J. 16, 41 (1947).
Moeri, E.: Les surrenales chez le foetus, le nouveau-né, le nourisson et l'enfant. Rapports avec l'hypophyse. Signifaction et involution de la corticale fetale. Acta endocr. (Kbh.) 8, 259 (1951).
Rotter, W.: Die Entwicklung der fetalen und kindlichen Nebennierenrinde. Virchows Arch. path. Anat. 316, 590 (1949).
Scheel, O.: Über Nebennieren. Sekretkörnchen, Ödem, Gewicht. Virchows Arch. path. Anat. 192, 494 (1908).
Starkel, S., u. L. Wegrzynowski: Arch. Anat. Entwickl. Gesch. 1910, 214.
Tähkä, H.: On the weight and structure of the adrenal glands and the factors affecting them in children of 0—2 years. Acta paediat. (Upsala) Suppl. 81 (1951).
Thomas, E.: Über die Involution der zentralen Rindenschicht der Nebenniere. Z. Kinderheilk. 1912, 95.

C. Die Funktionsentwicklung der Säuglings-Nebenniere

Es darf als gesichert gelten, daß die fetale Innenzone eine Produktionsstätte androgener Hormone ist (siehe Hormone der fetalen Nebenniere, S. 14). Der

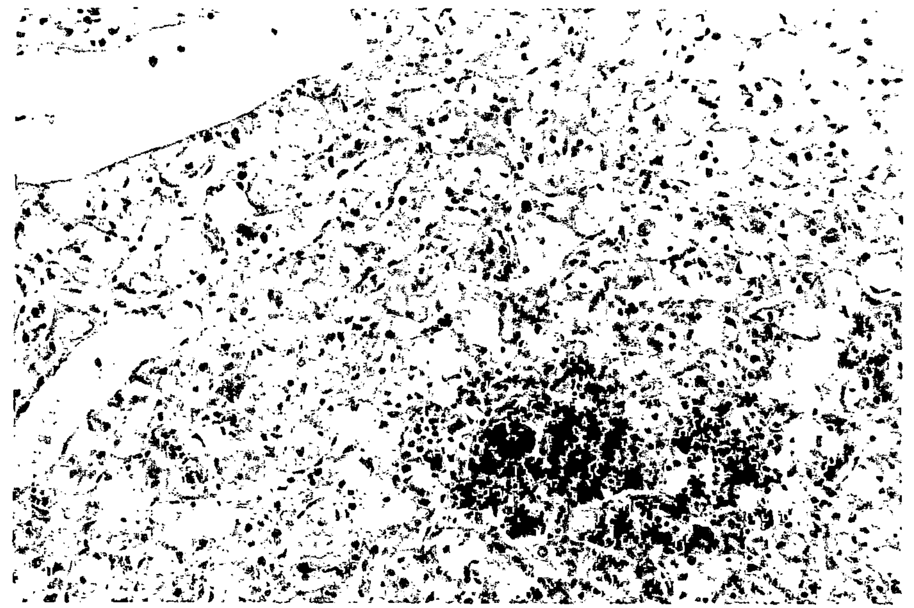

Abb. 37. (231/56) Fetale Erythroblastose. — Vergr. 190fach, H. E. — Blutbildungsherd in der verfetteten Innenzone

17-KS-Spiegel im Plasma und im Harn des Neugeborenen ist daher in Übereinstimmung mit der mächtigen Entfaltung der Innenzone bei der Geburt hoch, während die Glucocorticoidproduktion, die der Außenzone zuzurechnen ist, noch niedrig ist. Nach der Geburt wandelt sich das Steroidausscheidungsmuster in kennzeichnender Weise: Mit der Involution der Innenzone fällt schon in den ersten Lebenstagen der 17-KS-Spiegel im Plasma und Urin ab, während die Corticoide ansteigen und in der zweiten Lebenswoche die Werte des ersten Trimenons erreichen (Bierich 1959). In vitro-Bestimmungen des 17-KS-Gehaltes des NN-Gewebes zeigen die höchsten Werte in der Neugeburtsperiode. Später folgt ein langsamer Abfall, der mit der Abnahme der Cortex fetalis in guter Übereinstimmung steht (BONGIOVANNI et al. 1961). Die zwischen dem 3. und 6. Tag bestehende Bluteosinophilie (KLEIN und HANSON 1950, SCHÄFER 1952), entspricht den anfangs

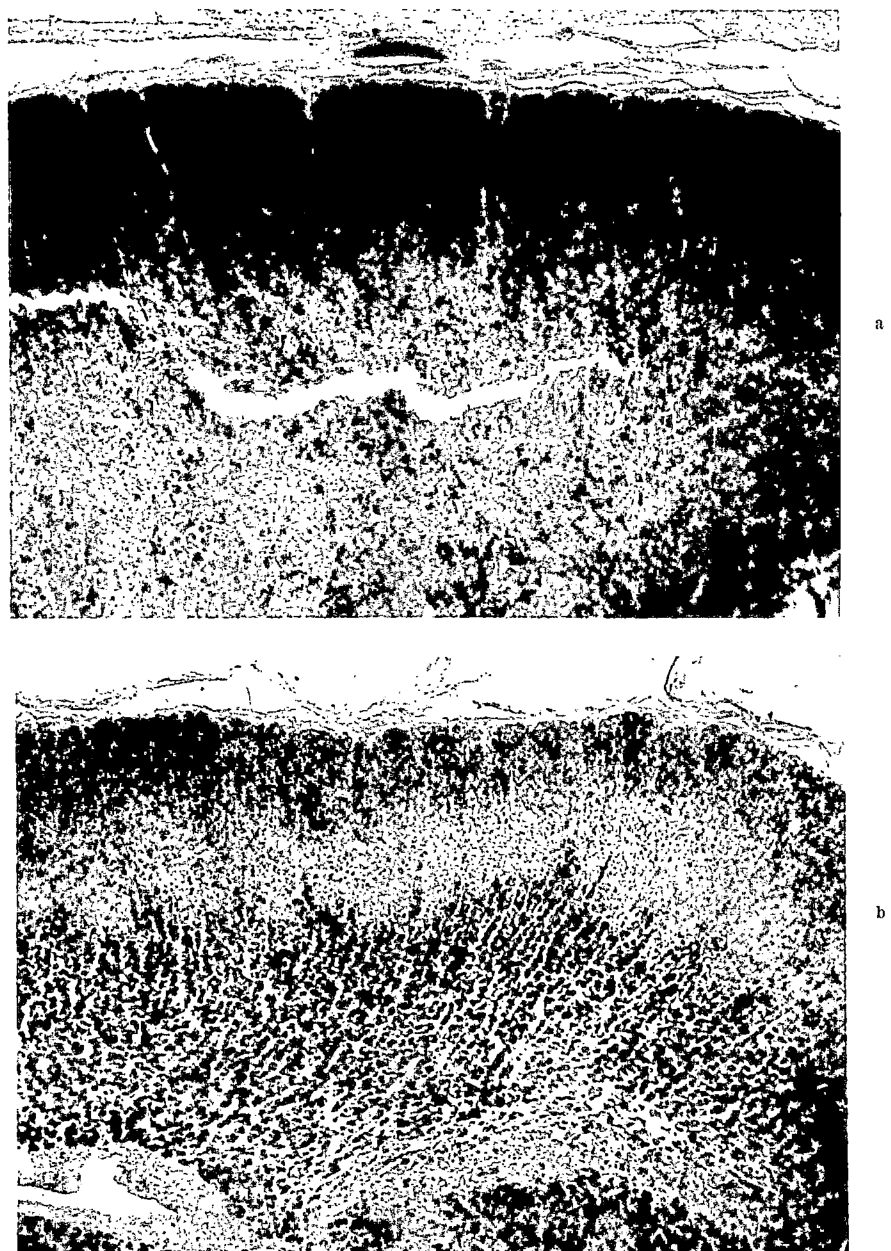

Abb. 38a u. b. a 11 Tage alt gewordene Reifgeburt. Noch keine Involution der sudan-negativen Innenzone. Voller Lipoidgehalt der Außenzone b 11 Tage alt gewordene Reifgeburt. Massive Verfettung der involvierenden Innenzone. Vollständige Entspeicherung der Außenzone. — Vergr. 38fach, Sudanschwarz — (siehe dazu das folgende Schema Abb. 39)

niedrigen Corticoidwerten und wird als Ausdruck einer Unterfunktion der Nebenniere zu dieser Zeit angesehen.

Neuere Untersuchungen über den Cortisolmetabolismus beim Neugeborenen (BONGIOVANNI et al. 1958, HOLMAN und MIGEON 1958, MIGEON 1959, ULSTROM et al. 1960, COLLE et al. 1960) sprechen aber gegen einen physiologischen Hypoadrenalismus in den ersten Lebenstagen (MIGEON 1959). Das Neugeborene besitzt eine viel geringere Fähigkeit, die Steroide in der Leber an Glucuronsäure zu binden, als der Erwachsene, so daß die Messung der Steroidabbauprodukte im Harn allein eine falsche Vorstellung von der Steroidproduktion geben würde. Untersuchungen mit markierten Steroiden lassen darauf schließen, daß die Produktionsrate an Corticoiden ebenso groß wie beim Erwachsenen ist, wenn man die Werte auf die

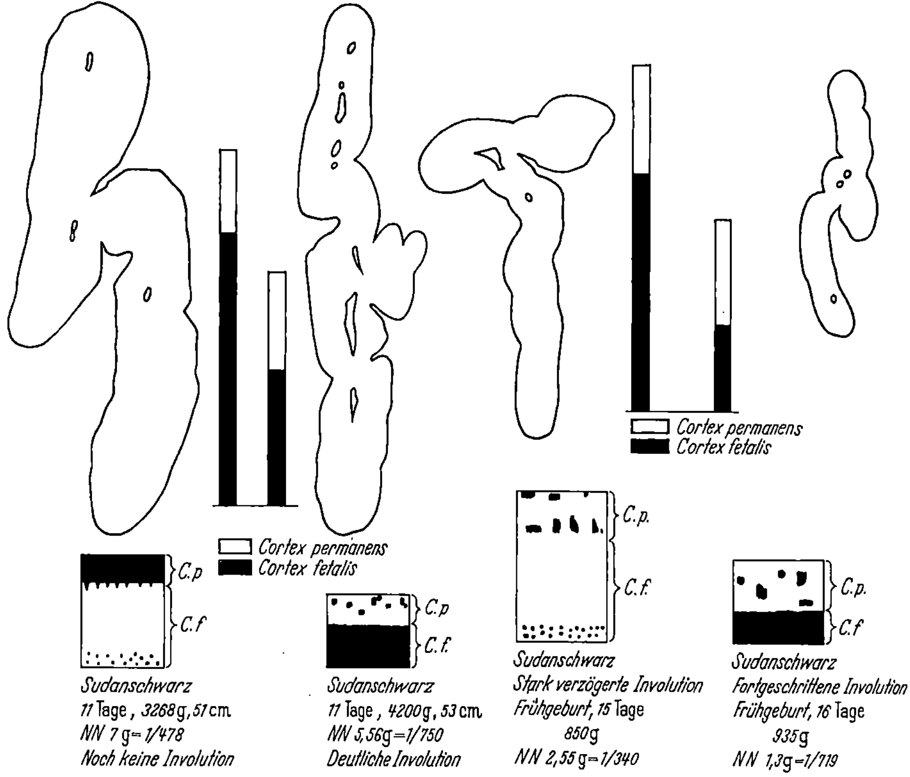

Abb. 39. Je zwei Beispiele für regelhafte und verzögerte Involution der Cortex fetalis. Maßstabgerechte Umrißzeichnung, Flächenrelation und Lipoidbild der beiden Zonen

Körperoberfläche bezieht. Der Anteil des Corticosterons soll an der Glucocorticoidproduktion sehr viel höher als beim Erwachsenen sein (EAGLE 1952, EAGLE und WOLFSON 1954).

Die Stimulierung der Neugeborenen-Nebenniere mit großen Dosen ACTH steigert die 17-Hydroxycorticosteroide im Plasma (KLEIN und ROVNANEK 1956) und ebenso die Natrium-Chlor- und Wasserausscheidung (BIERICH und GRÜTTNER 1958). Auf Metopiron (SU 4885) spricht das Neugeborene wie der Erwachsene an, die Hypophyse steigert die ACTH-Sekretion, die Na-Diurese wird erhöht (KLEIN et al. 1962). Der Thorn-Test ist bei den meisten Neugeborenen positiv, kleine Frühgeburten sprechen erst nach dem 3. Lebenstag an (WOLMAN 1952). In der 2. Lebenswoche ist die Reaktion der Nebennieren auf ACTH offenbar deutlicher als in den ersten Lebenstagen (COLLE et al. 1960), was mit der zunächst verzögerten Umsetzungsrate der Steroide zusammenhängen könnte (BONGIOVANNI et al. 1958).

Operative Eingriffe in der ersten Lebenszeit führen zu einer ähnlichen Reaktion wie die ACTH-Zufuhr (COLLE et al. 1960).

Das Neugeborene scheidet auch bereits Aldosteron aus (MULLER und GAUTIER 1958) und zwar 0,3 bis 2,3 μg in den ersten 48 Std, wobei die Ausscheidungshöhe parallel mit der Natriumausscheidung geht. Dies wird als Hinweis auf die gleichzeitige Anwesenheit des Natriumdiuretischen Faktors angesehen.

Nach dem postnatalen Abfall bleiben bis zur Pubertät der Plasmaspiegel und die Harnausscheidung der 17-KS niedrig, diese bestehen dann in der Hauptsache aus Derivaten der Corticosteroide und nicht der Androgene. Ein einschneidender

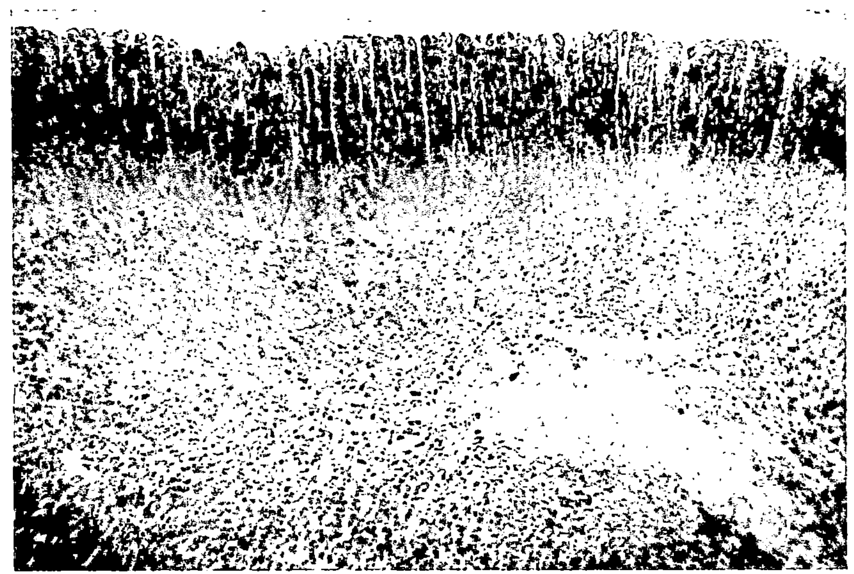

Abb. 40. (364/58) 3 Monate alter Säugling. Verzögerte Involution der Innenzone. Breite sudanophobe Zone unter der lipoidreichen Außenzone. Sudanschwarz B. — Vergr. 38fach —

Wandel ergibt sich erst in der Pubertät. Mit der Entwicklung der Zona reticularis kommt es zu einem steilen Anstieg der 17-KS im Harn, die Nebenniere produziert wieder — wie in der Fetalzeit — Dehydroepiandrosteron, Androstendion und 11-Hydroxyandrostendion. Der Corticoidspiegel im Plasma ist dagegen von der 2. Lebenswoche an während des ganzen Lebens konstant (BIERICH 1959), die Gluco- und wahrscheinlich auch die Mineralcorticoidproduktion des Kindes weicht also nicht von der des Erwachsenen ab.

Faßt man die *Funktionsentwicklung der kindlichen Nebennieren*, wie sie sich aus einer Vielzahl von Befunden der letzten 10 Jahre ergibt, zusammen, so ist festzuhalten:

1. Hohe Androgenproduktion bis zur Geburt durch die fetale Innenzone.

2. Abfall der Androgenmetaboliten im Plasma und Harn nach der Geburt, in der Hauptsache in der 1. Lebenswoche. Abfall des 17-KS-Gehaltes des Nebennierengewebes mit der Involution der Innenzone.

3. Niedriger 17-KS-Spiegel bis zur Pubertät.

4. Abgewandelter Cortisolmetabolismus beim Neugeborenen mit stark verlängerter Halbwertzeit zugeführter markierter Steroide bei geringerer Bindungsfähigkeit an Glucuronsäure in der Leber.

5. Vorwiegend aus diesem Grund niedrige Corticoidwerte im Harn in der 1. Lebenswoche, Anstieg der Werte in Plasma und Urin in der 2. Lebenswoche.

6. Gutes Ansprechen der Nebennieren auf ACTH oder Stress-Situationen (Operation) schon in der ersten Lebenszeit.

Abweichungen von dieser Funktionsentwicklung findet man besonders bei Frühgeburten (Gardner 1956, Zeisel 1957, Bierich 1957, Ulstrom und Doeden 1956). Hier ist der Abfall der 17-KS-Ausscheidung unter Umständen über Wochen und Monate verzögert, wobei — bezogen auf die Körperoberfläche — schon unreife Neugeborene höhere Werte eliminieren als Reifgeborene. Der verzögerte Abfall der 17-KS wurde von uns mit der häufig verzögerten Involution der fetalen Innenzone bei Frühgeborenen in Zusammenhang gebracht (Dhom 1960). Qualitativ ist speziell der Anteil von Dehydroepiandrosteron (Ulstrom und Doeden 1956), bzw. Androsteron und Aetiocholanolon (Bierich 1957, Zeisel 1957) erhöht.

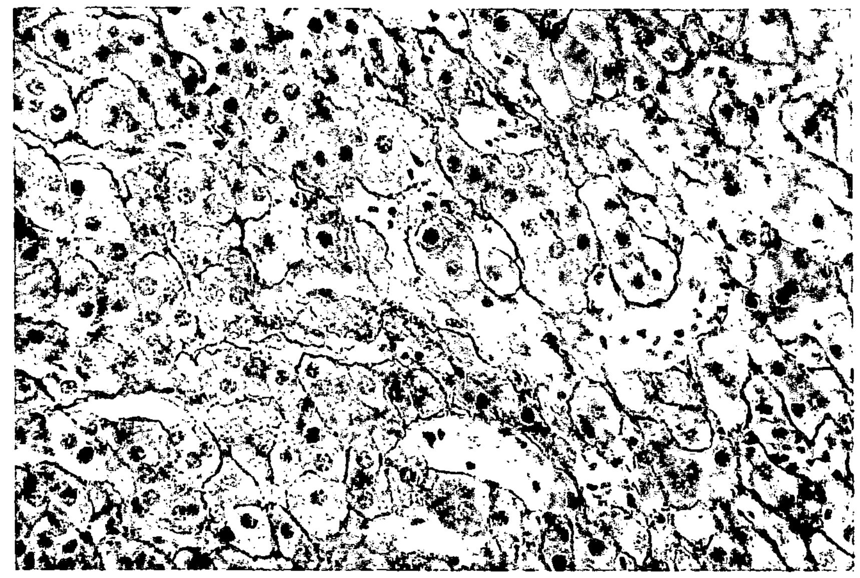

Abb. 41. (761/58) 1 Monat alter Säugling. Verzögerte Involution der Innenzone. Zartes, nicht kollabiertes Gitterfasergerüst. Versilberung nach Gömöri. — Vergr. 375fach —

Literatur

Die Funktionsentwicklung der Säuglingsnebenniere

Bierich, J. R.: Diskussionsbemerkung zu Zeisel, H. 3. Symp. dtsch. Ges. Endokrinologie. Berlin-Göttingen-Heidelberg: Springer 1957.
— Die Nebennierenrinde. In Die physiologische Entwicklung des Kindes. Berlin-Göttingen-Heidelberg: Springer 1959.
—, u. R. Grüttner: Beiträge zur hormonalen Regulation des Wasserhaushaltes. Mschr. Kinderheilk. 106, 101 (1958).
Bongiovanni, A. M., W. R. Eberlein, M. Westphal, and T. Boggs: Prolonged turnover rate of hydrocortisone in the newborn infant. J. clin. Endocr. 18, 1127 (1958).
—, W. C. Yakovac, and D. D. Steiker: Study of adrenal glands in childhood: hormonal content correlated with morphologic characteristics. Lab. Invest. 10, 956 (1961).
Colle, E., R. A. Ulstrom, J. Burley, and R. Gunville: Adrenocortical steroid metabolism in newborn infants. III. urinary excretion of 17-hydroxycorticosteroids following major surgery and stimulation with adrenocorticotropin. J. clin. Endocr. 20, 1215 (1960).
Dhom, G.: Frühgeburt und Nebennierenentwicklung. Endocrinologie 39, 1 (1960).
Eagle, J. F.: Dehydroepiandrosterone and similar substances in urine of premature infants. Proc. Soc. exp. Biol. (N.Y.) 81, 571 (1952).

EAGLE, J. F.: Diskussionsbemerkung zu ULSTROM und DOEDEN in: Adrenal function in infants and children. New York 1956.
—, and W. Q. WOLFSON: Human corticosterone metabolism IV probable predominance of corticosterone in the adrenocortical secretion of premature infants. J. Lab. clin. Med. 43, 831 (1954).
GARDNER, L. J.: Adrenocortical metabolism of the fetus, infant and child. Pediatrics 17, 897 (1956).
HOLMAN, G. H., and Cl. MIGEON: A functional enzymatic deficiency of cortisol metabolism in young infants. Amer. J. Dis. Child. 96, 524 (1958).
KLEIN, R., and J. HANSON: Adrenocortical function in the newborn infant as measure by ACTH-eosinophile response. Pediatrics 6, 192 (1950).
—, and A. ROVNANEK: "ACTH-response in newborn infants" in: Adrenal function in infants and children. New York 1956.
—, P. M. TAYLOR, P. HAYS, and U. MASQUELIER: Response of female premature infants to SU 4885. J. Pediat 61, 79 (1962).
MIGEON, C. J.: Cortisol production and metabolism in the neonate. J. Pediat. 55, 280 (1959).
MULLER, A., et A. GAUTIER: Étude de l'elimination de l'aldostérone et du sodium chez le nouveau-né. Helv. paediat. Acta 13, 1 (1958).
SCHÄFER, K. H.: Die Geburt als Eingriff auf den kindlichen Organismus. Mschr. Kinderheilk. 101, 158 (1952).
ULSTROM, R. A., E. COLLE, J. BURLEY, and R. GUNVILLE: Adrenocortical steroid metabolism in newborn infants. J. clin. Endocr. 20, 1066 (1960).
—, and D. DOEDEN: Chromatographic studies of urinary steroids in term and premature infants. In Adrenal function in infants and children. New York 1956.
WOLMAN, B.: The function of the adrenal glands in the newborn. Arch. Dis. Childh. 27, 283 (1952).
ZEISEL, H.: Die Funktion der Nebennierenrinde bei Frühgeburten. 3. Symposion dtsch. Ges. Endokrinologie. Berlin-Göttingen-Heidelberg: Springer 1957.

D. Nebennierenblutungen beim Neugeborenen

1. Definition und Häufigkeit

In der Neugeburtsperiode sind Blutungen ein konstanter Befund bei der Autopsie. Als Haupttodesursache treten sie bei WILLI (1943) in 44,6% von 429 Autopsien Neugeborener hervor, wobei 7,1% tödliche Organblutungen, der überwiegende Anteil aber intracranielle Blutungen sind. Neben geburtstraumatischen Läsionen kommen die Hypoprothrombinämie des Neugeborenen, die gesteigerte Capillarpermeabilität mit Ödemneigung besonders des Frühgeborenen (VEITH 1960) und Sauerstoffmangelzustände als Ursachenkomplex in Betracht. So ist es nicht verwunderlich, wenn auch die Nebennieren als häufiger Sitz von Blutungen in diesem Lebensabschnitt angegeben werden. Vor der Kenntnis der postnatalen Involution der Innenzone wurden Nebennierenblutungen beim Neugeborenen als fast konstanter Befund angesehen, was — gerade bei mikroskopischer Kontrolle — sicher nicht richtig ist (POTTER 1961).

Schon vor der Geburt zeigt die Nebenniere ein reich entwickeltes sinusoidales Capillarnetz im Zentrum der fetalen Innenzone. Beim Involutionsvorgang gehen die zentralen Bezirke der Innenzone zuerst zugrunde, durch den Schwund der Parenchymzellen legen sich die Capillarräume aneinander, so daß „Blutseen" entstehen können, deren Endothelbegrenzung oft nur schwer auszumachen ist. Der Vorgang hat seine morphologische Parallele im zentralen Läppchenfeld der Leber bei der subakuten Stauung. Je besser in der Peripherie das Parenchymnetz erhalten ist, desto klarer tritt die Gefäßbegrenzung hervor. Es wäre also falsch, diesen physiologischen Involutionsvorgang mit Blutungen gleichsetzen zu wollen. Dementsprechend ist es auch schwer, den Begriff der Blutung in seiner geringsten Ausprägung im Einzelfall charakterisieren zu wollen. Größere Blutansammlungen im Zentrum der Innenzone bei Zerfall des Parenchyms sind dagegen leicht von der involutionsbedingten Hyperämie abgrenzbar.

Wir finden solche mikroskopisch kleinen Blutungen bei allen perinatalen Todesursachen, bei Reifgeborenen ebenso wie bei Unreifgeborenen und häufig schon bei Totgeburten. Makroskopisch von der involutionsbedingten Hyperämie

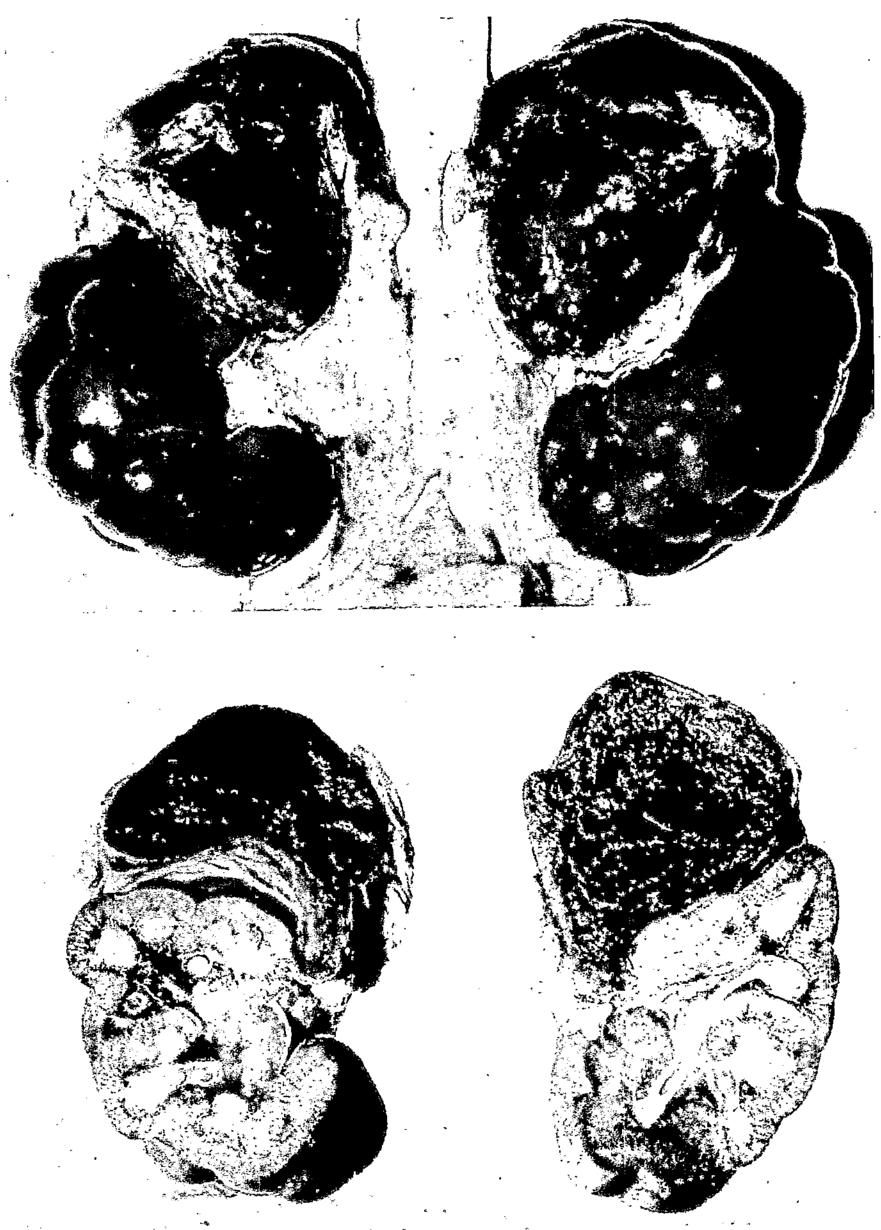

Abb. 42. Sog. Nebennierenapoplexie. ABO-Erythroblastose. Tod am 14. Lebenstag. Natürliche Größe

noch nicht sicher abgrenzbar, liegen sie mikroskopisch um die dilatierte und prall gefüllte Zentralvene und erstrecken sich oft sternförmig vom Zentrum zur Peripherie, ohne aber im allgemeinen die Außenzone zu berühren. Eine funktionelle Bedeutung kommt diesen Extravasaten zweifellos nicht zu, mit fortschreitender

Involution werden sie resorbiert. Ablagerungen von Hämosiderinpigment sind in Säuglingsnebennieren daher ein häufiger Befund (Thomas 1911, Groll 1912).

Graduell abzugrenzen von diesen zentralen Blutungen sind:

1. Die hämorrhagische Infarzierung von Teilen oder des gesamten Organs ohne Cystenbildung.

2. Die sog. Nebennierenapoplexie mit großer cystenähnlicher Hämatombildung und vollständiger Zerstörung des Organs. (Einteilungen siehe bei Thomas 1911, Dumond 1959, Goldzieher und Gordon 1932).

Eine scharfe Abgrenzung zwischen Infarzierung und cystischem Hämatom ist nicht möglich, für die klinische Diagnose hat aber die zweite Form ihre spezielle Bedeutung.

Eine ausgedehnte hämorrhagische Zerstörung der Nebennieren beim Neugeborenen ist kein sehr häufiger Befund und hat immer wieder zur Mitteilung von Einzelbeobachtungen geführt.

Es finden:

Dumont (1959):	5 auf	6 000 Geburten,
Onnis (1954):	7 auf	10 000 Geburten,
Rossboth (1963):	6 auf	10 000 Geburten,
Kohlbry und		
Wells (1945):	6 auf	9 500 Geburten.

Die Häufigkeit schwankt also zwischen 1 und $3^0/_{00}$. Bei Autopsien liegt die Häufigkeit etwa bei 2% aller verstorbener Neu- und Totgeborenen (Rossboth).

2. Der anatomische Lokalbefund

Bei der hämorrhagischen Infarzierung ohne zentrales Hämatom sind die Nebennieren mäßig oder kaum vergrößert, dunkelrot verfärbt und von praller Konsistenz. Auf der Schnittfläche ist das Parenchym einheitlich dunkelrot und weich, ein schmaler Saum des der Außenzone zugehörigen Rindengewebes kann erhalten sein. Bei teilweiser Infarzierung ist im wesentlichen ein Pol mehr oder weniger betroffen. Mikroskopisch sieht man zwischen den Blutmassen noch Reste des aufgelösten Parenchyms, die radiär in das Zentrum einstrahlenden Faserbündel sind auseinandergedrängt, während die Bögen der Zona arcuata meist noch erhalten sind. Die Außenzone kann über der Blutung noch intakt sein. Das Hämatom mit Cystenbildung verwandelt die Nebenniere in einen prall gespannten Sack von Walnuß- bis Hühnerei- oder Mandarinengröße. Dieser Sack sitzt der Niere auf, die in ihrer Form entweder unverändert bleibt oder schalenförmig zusammengepreßt dem eiförmigen Hämatom caudal angelagert ist. (z. B. Fall Materna 1910, Lundsgaard 1912, Philipp 1902). Häufig wird durch Ruptur der Nebennierenkapsel die Capsula adiposa der Niere in die Blutung miteinbezogen, so daß die ganze Niere von einem Blutmantel umhüllt ist, der durch die Fascia prä- und retrorenalis begrenzt und bis 1 cm dick ist. Die schalenförmige Deformierung der Niere ist nach Lundsgaard schon fetal entwickelt. Diese Frage berührt eng den Zeitpunkt der Blutung und deren Ursachen, über die noch zu sprechen sein wird.

Die Auswertung einer Sammelstatistik der Literatur zusammen mit sieben eigenen Beobachtungen (Kasuistik siehe Lit.) ergibt 47 doppelseitige, 30 rechtsseitige und 20 linksseitige Nebennierenhämatome. Bei einseitigem Hämatom ist also die rechte Seite etwas bevorzugt, aber nicht so erheblich, wie man das nach Literaturangaben erwarten könnte.

Der Inhalt der Cystensäcke ist teils flüssig, teils geronnen, oder zähflüssig, schwärzlich oder auch schon bräunlich, so daß — unabhängig von der Überlebens-

zeit — schon aus diesem Befund auf ein verschiedenes Alter der Blutungen geschlossen werden muß. Der mikroskopische Befund ist in der Mehrzahl der Fälle
unergiebig, da das gesamte Organ mehr oder weniger vollständig durch die Blutung

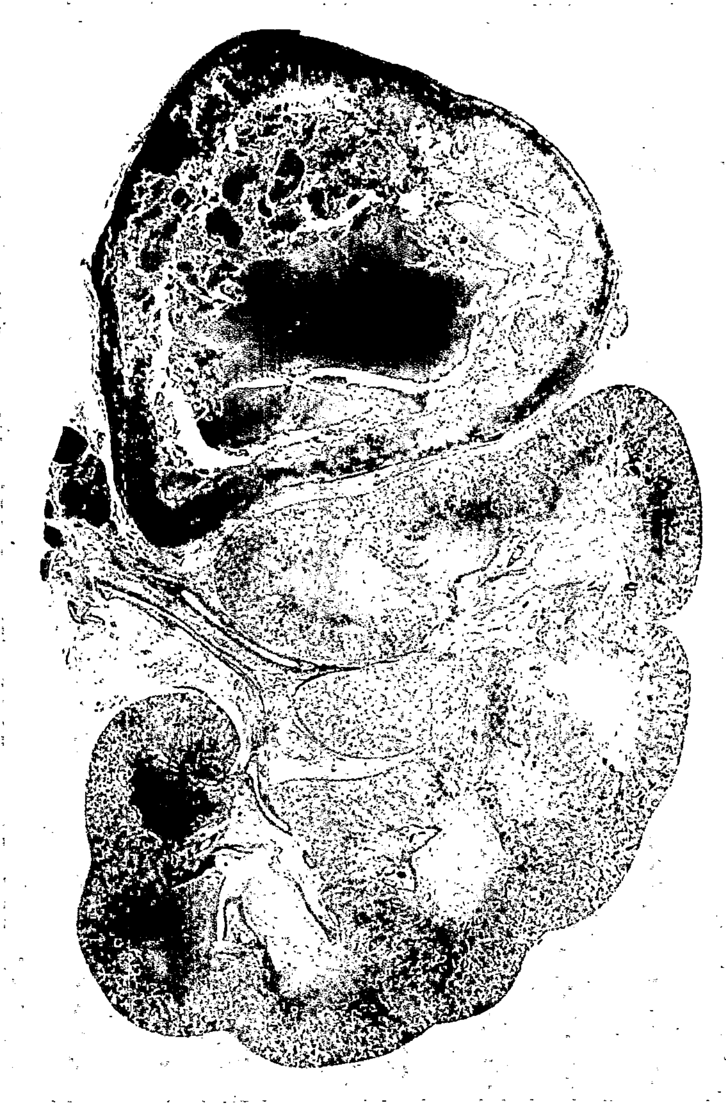

Abb. 43. Sog. Nebennierenapoplexie. Abflachung des oberen Nierenpoles durch Kompression. — Vergr. 2,5fach —

zerstört ist. Für das Alter der Blutung ist aber der Befund von Kalkablagerungen
in den Hämatomen schon bei Neugeborenen (SCHULZ 1957, SNELLING und ERB
1935) und von Hämatoidin (eigene Beobachtung) von Bedeutung. In vier Fällen
findet sich eine Venenthrombose mit Organisationsvorgängen (ROSSBOTH 1963,
TOEPFER 1920, SCHULZ 1957, eigene Beobachtung). Zwischen den Blutmassen ist
manchmal noch nekrotisches Rindengewebe zu finden, ein leukocytenreicher
Randsaum kann das infarcierte Gewebe von Resten der Außenzone abgrenzen.

Der stark raumfordernde Prozeß kann durch Druck auf die vorgelagerten Eingeweide einen Ileus verursachen bzw. einen hochsitzenden Verschluß vortäuschen (KÖTTGEN 1955, WEENS, GOLDEN 1955). Eine häufige Komplikation ist die Ruptur des Hämatoms mit Blutung in die freie Bauchhöhle. Es ist auffällig, daß von 17 Rupturfällen 15 einseitige Hämatome und nur zwei doppelseitige

Blutungen betreffen, gegenüber den Gesamtfällen ist also das Häufigkeitsverhältnis einseitig: doppelseitig gerade umgekehrt.

Die Nebennierenapoplexie kann — besonders wenn sie einseitig ist — überlebt werden, bei doppelseitiger Blutung ist die Überlebenschance wesentlich geringer. Die Überlebenszeit von 86 autoptisch kontrollierten und in der Neugeburtsperiode verstorbenen Kindern ist in Abb. 47 wiedergegeben.

Ein großer Teil der Neugeborenen stirbt bereits in den ersten 24 Std. Das Schicksal der meisten Kinder entscheidet sich in den ersten 5 Tagen, einzelne sterben aber erst in der 2. Lebenswoche. Seitdem die klinischen Symptome vor allem durch GOLDZIEHER (1928, 1932) besser bekannt wurden, nehmen die nur klinisch beobachteten und überlebenden Fälle zu (elf Beobach-

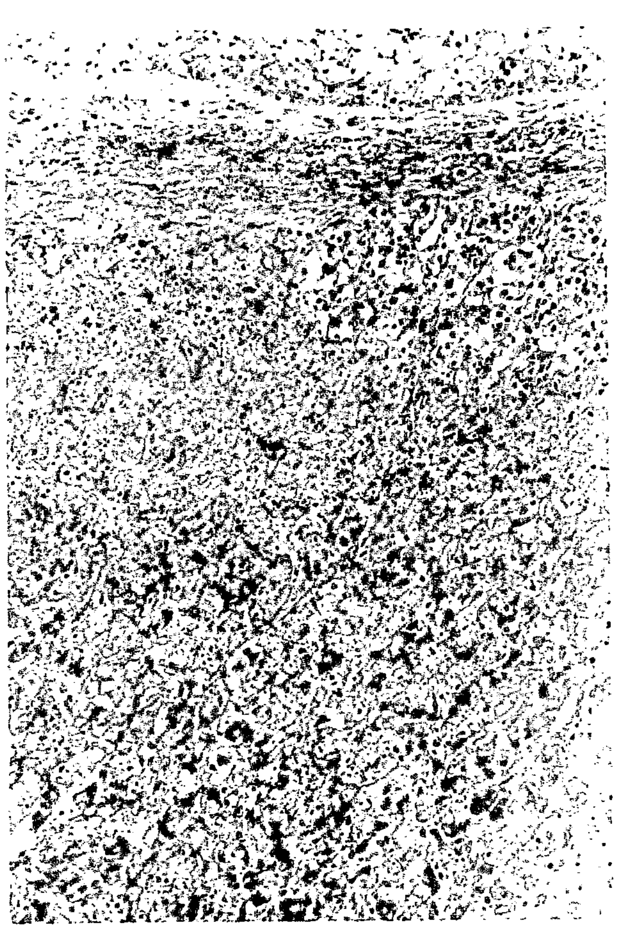

Abb. 44. (480/63) Nebennierenhämatom des Neugeborenen. Rest der Außenzone, hämorrhagische Nekrose, die teilweise bis an die Kapsel reicht. H. E.
— Vergr. 80fach —

tungen: ARNOLD 1930, CORCORAN und STRAUSS 1924, EMERY und ZACHARY 1952, GOLDZIEHER und GORDON 1929, GOLDZIEHER und GREENWALD 1928, E. E. HILL und WILLIAMS 1959, MARIN et al. 1955, ROSENBLUM 1932). EMERY und ZACHARY haben in ihrem Fall laparotomiert und den Blutsack punktiert, CORCORAN und STRAUSS, MARIN et al. sowie HILL und WILLIAMS und ROHWEDDER, Fall 3, haben gleichfalls durch Laparotomie ihre Fälle gerettet, in den übrigen Fällen kam man mit konservativen Maßnahmen zum Ziel. Als wesentliche konkurrierende Todesursache tritt in der Neugeburtsperiode nur die intrakranielle Blutung in zehn der 96 ausgewerteten Fälle hervor, in allen anderen Fällen muß die Nebennierenblutung als Todesursache angesehen werden, wobei die Perforation des Hämatoms in die Bauchhöhle neben einer mehr postulierten als tatsächlich objektivierten Nebenniereninsuffizienz eine Lebensbedrohung des Kindes darstellt.

3. Das klinische Bild

Der Symptomenkomplex der Nebennierenapoplexie wurde unter der Bezeichnung *Pseudopneumonia infantum* durch GOLDZIEHER (1928, 1932) bekannt. Soweit nicht durch Geburtskomplikationen eine Asphyxie besteht, erscheinen die Kinder

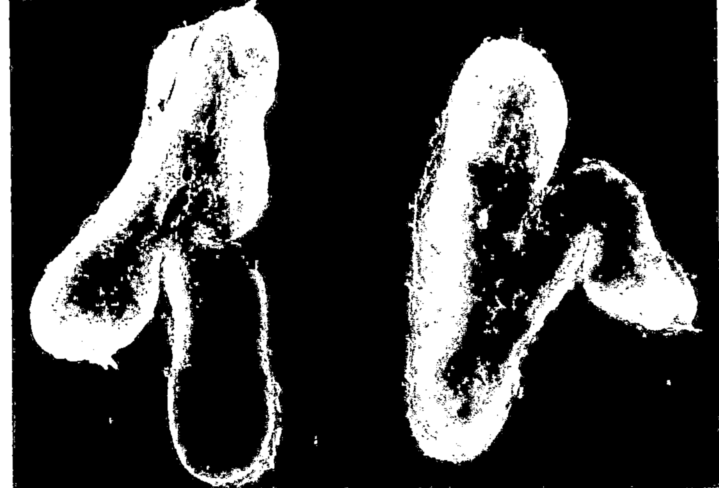

Abb. 45a—c. (318/62) Doppelseitige herdförmige Nebennierenblutungen beim Neugeborenen. Reiftotgeburt mit doppelseitigem Tentoriumriß nach kompliziert verlaufener Geburt. a u. b. —Vergr. 2,8fach, c —Vergr. 3,4fach—

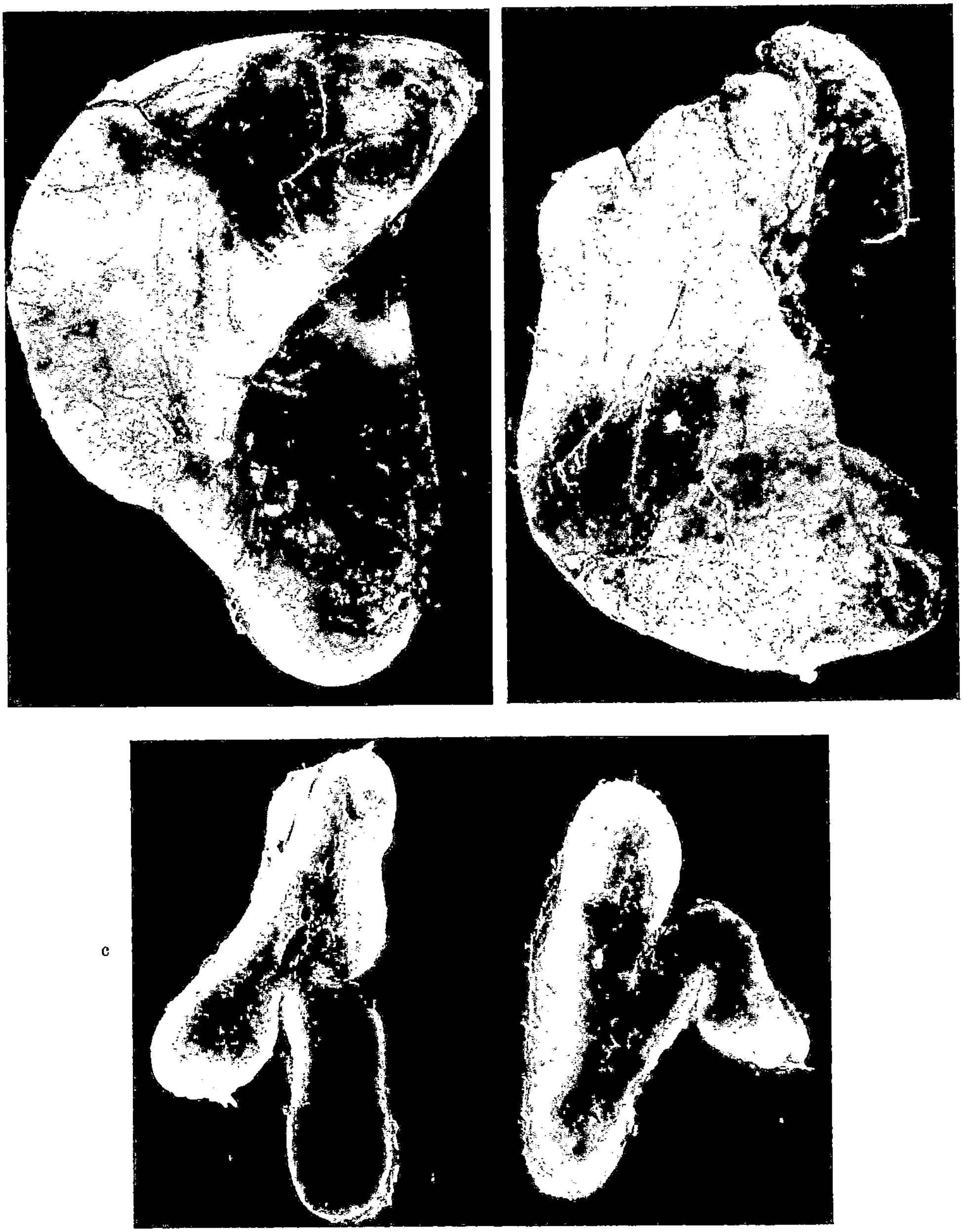

zunächst unauffällig. Nach 12 bis 24 Std kommt es zu einer Tachypnoe, oft zu Temperaturanstieg und zu einer Cyanose der Acren. Der physikalische und röntgenologische Lungenbefund ist dagegen normal. Der Leib ist aufgetrieben, größere Hämatome können durch die Bauchdecken getastet werden, so daß aus dem Gesamtbild dann die klinische Diagnose gestellt werden kann. Auffällig häufig (16 Beobachtungen) wird über einen verstärkten oder verlängerten Ikterus berichtet, der mit der erheblichen Hämolyse im Zusammenhang stehen dürfte. Nur zweimal liegt eine Blutgruppeninkompatibilität zugrunde. Gleichzeitig können Symptome einer allgemeinen hämorrhagischen Diathese auftreten, z. B. blutige Stühle (eigene Beobachtung). Das Hämoglobin sinkt mit der Zunahme der Blutung ab. Der Tod tritt häufig rasch im Kollaps ein. Steroidbestimmungen im Plasma und Urin liegen von den in der Neugeburtsperiode Verstorbenen noch nicht vor. Kommt es nicht zum Exitus, so klingen die Erscheinungen rasch ab, Nebenniereninsuffizienzerscheinungen stellen sich dann in der Regel nicht ein.

4. Spätfolgen der Nebennierenblutung: Die Nebennierenverkalkung

Als regelmäßige Spätfolge einer großen Nebennierenblutung in der Neugeburtsperiode tritt eine Verkalkung oder Verknöcherung des Hämatoms und der Gewebsnekrose ein. Aus dem verbliebenen subkapsulären Restparenchym kann sich ein voll funktionierendes Organ entwickeln, so daß der zentrale Kalkherd später nur ein röntgenologischer oder autoptischer Zufallsbefund ist. In manchen Fällen tritt aber noch im Säuglings- oder Kleinkindesalter ein plötzlicher Tod ein, der dann auf eine akute Nebenniereninsuffizienz zu beziehen ist. Aus dem Schrifttum liegen uns 63 Beobachtungen von Nebennierenverkalkung nach Blutungen vor, 26 davon haben allein JARVIS und SEAMAN (1959) mitgeteilt. Die ersten Kalkablagerungen werden bereits in der Neugeburtsperiode gefunden (JARVIS und SEAMAN 1959, SCHULZ 1957, SNELLING und ERB 1935), bei einer Überlebenszeit zwischen 5 bis 12 Tagen. Die ersten röntgenologisch erkennbaren Kalkschatten in der Nebennierenregion wurden von STEIN (1960) bei einem Säugling von 18 Tagen festgestellt. Der Nachweis einer bereits in Organisation und Verkalkung begriffenen

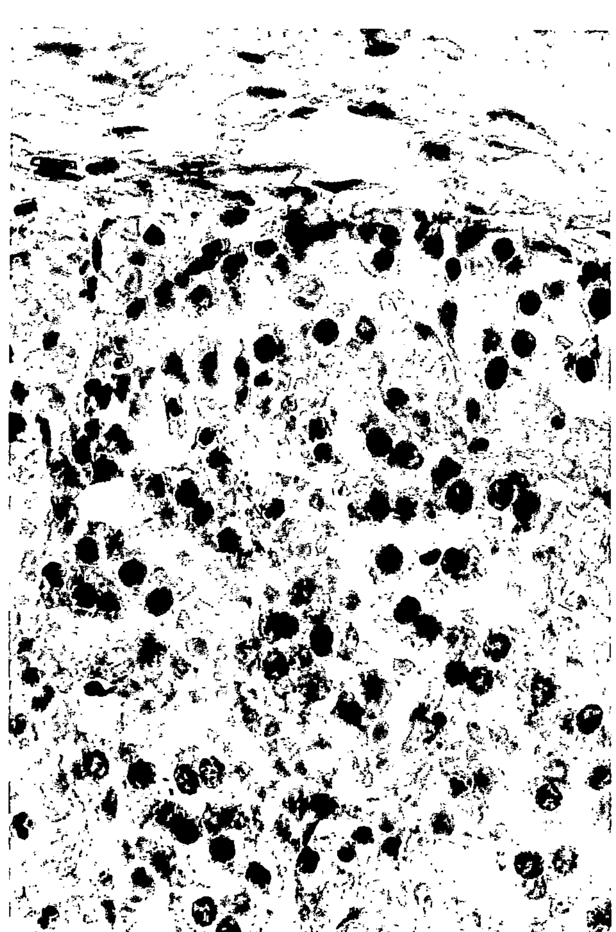

Abb. 46. (210/58) Hämorrhagische Durchsetzung und Dissoziation in der Fasciculo-Arciformis. 16 Std alte Frühgeburt. Tentoriumriß und Nebennierenblutungen. — Vergr. 600fach. H, E. —

Cava- und Nierenvenenthrombose mit älterem verkalkendem Nebennierenhämatom bei einem 7 Tage alt gewordenen Kind zeigt, daß auch schon pränatal Nebennierenhämatome auftreten können. Von den der vorliegenden Sammelstatistik zugrunde liegenden 63 Fällen wurden 30 klinisch röntgenologisch, 29 autoptisch und vier klinisch wie autoptisch verifiziert. Der Zeitpunkt der Röntgendiagnose liegt zwischen 18 Tagen und 11 Jahren.

Das klinische Bild. In der Neugeburtsperiode treten mehr oder weniger schwere Komplikationen auf, die dem Symptomenkomplex der Nebennierenblutung entsprechen. Ist die akute Phase überwunden, so erholen sich die Kinder in den folgenden Wochen meist gut. Wird in dieser Zeit ein funktionstüchtiges Organ aus den Resten der Außenzone aufgebaut, so ist damit die klinische Heilung erreicht. 14 Patienten von JARVIS waren klinisch unauffällig und konnten bis 20 Jahre nachbeobachtet werden. In einem Teil der Fälle von doppelseitigen Blutungen

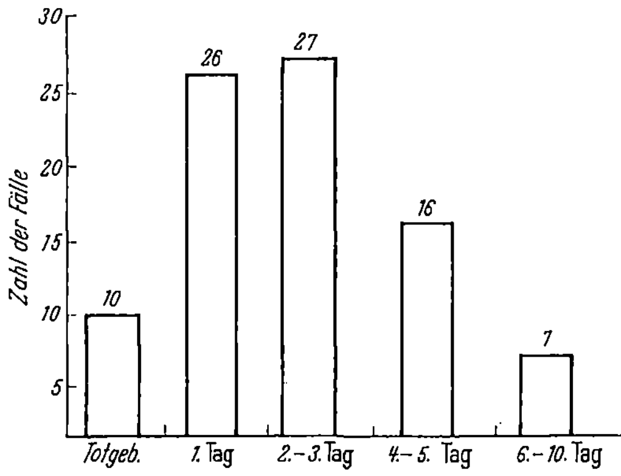

Abb. 47. Überlebenszeit von Neugeborenen mit Nebennieren-apoplexie

(Beobachtungen von CHAPTAL et al. 1952, DRUCKER und RODRIGUEZ 1955, LINTZ 1943, RACK und EIBEN 1951, JARVIS und SEAMAN 1959, VIKTOR 1921, HEPPNER-PUTSCHAR 1930, STEVENS und TOMSYKOSKI 1954, WEENS und GOLDEN 1955, SNELLING und ERB 1935, NEWSAM 1924) kommt es aber im Säuglings- oder Kleinkindesalter zu einer akut verlaufenden Neuerkrankung, die einer Nebennierenkrise entspricht. Manchmal gehen gastrointestinale Erscheinungen, Durchfall und Erbrechen voraus, aber auch ganz unerwartet kann es zu epileptiformen Anfällen kommen, in denen der Exitus eintritt. Die Anfälle gehen mit Zuckungen, Schreien und Brechreiz einher, Temperaturanstieg, Trübungen des Sensoriums und Hypoglykämie werden beobachtet. In solchen Fällen dürfte die bis dahin leidlich suffiziente Nebennierenrinde auf eine plötzliche Belastung nicht mehr genügend reagieren können, so daß — wie beim Morbus Addison — die akute lebensbedrohliche Krise einsetzt. Auf die eingeschränkte Funktionsreserve der Nebennierenrinde kann die ACTH-Belastung mit ungenügendem Abfall der Eosinophilen und nur geringem Anstieg der 17-ketogenen Steroide hinweisen (LANG 1959), während die Harnsteroidwerte ohne Belastung bei fehlender klinischer Nebenniereninsuffizienz im Bereich der Norm liegen (BRUNEL und FLANDRE 1957). Das Alter der an akuter Nebenniereninsuffizienz bei doppelseitiger Verkalkung verstorbenen Kinder liegt zwischen einem Monat und 4 Jahren.

Der Röntgenbefund. Der Röntgenbefund zeigt Kalkschatten in der Gegend der Nebennieren, wobei mit zunehmendem Lebensalter des Kindes die zunächst mehr verstreuten, wenig schattendichten Schollen mit der Verkleinerung und teilweisen Resorption des Hämatoms auf einen engeren Raum zusammenrücken. Es entsteht dann ein zusammenhängender, dichter Kalkschatten, der in triangulärer Form die Umrisse der Nebenniere nachzeichnet. Spätere Kontrollen von JARVIS und SEAMAN 1959 haben keine Veränderung des Röntgenbefundes erbracht. Da die Nebennierenverkalkung auch einseitig auftreten kann, kommen Kalkablagerungen anderer Ursache differentialdiagnostisch in Betracht, in erster Linie ein verkalkendes Neuroblastom. Unter dieser Diagnose wurden zwei Fälle einseitiger Verkalkung operativ exstirpiert (RACK und EIBEN 1951, WILLIAMS 1955). Bei einem dritten Fall wird bei negativem intravenösem Pyelogramm an einen Wilms-Tumor gedacht und am 38. Lebenstag Niere und Nebenniere zusammen exstirpiert (MARIN et al. 1955).

Der anatomische Befund. Abhängig von der Überlebenszeit stellt sich bei der Autopsie in den ersten Lebensmonaten das unterschiedlich weit in Organisation begriffene Nebennierenhämatom dar. Der 72 Tage alt gewordene Säugling von REHSTEINER und UEHLINGER (1945) zeigt an Stelle der Nebennieren einen hasel- bzw. walnußgroßen Knoten, der den oberen Pol der Niere schlüsselförmig eindrückt. Auf dem Schnitt besteht der rechte größere Knoten aus einer schmalen Bindegewebskapsel, einer bis 5 mm breiten gelbroten Rindenschicht und einer rotbraunen Kernzone. Später sind die Nebennieren eher verkleinert, von derber bis harter Konsistenz, mit glatter oder auch grobhöckeriger Oberfläche und brüchiger Schnittfläche. Die Kalkmassen treten hierbei grauweiß und gelblich ge-

Abb. 48. Verkalktes Nebennieren-Hämatom. Zufallsbeobachtung bei einem 14 Monate alten Knaben ohne Erscheinungen der Rindeninsuffizienz. Beobachtung von Priv.-Doz. H. J. ROHWEDDER, Kiel

fleckt hervor (MINDER 1954). Histologisch findet man im Zentrum des Organs einen von Kalkmassen durchsetzten Schwielenherd mit reichlich Hämosiderin. Echte Knochenbildung kommt vor. Nebennierenmarkgewebe oder Reste der fetalen Innenzone werden nicht gefunden. Um den zentralen Herd ist ein sehr unterschiedlich erhaltenes Band restlichen Rindengewebes gelegen. Es ist teilweise nur sehr dünn, an anderen Stellen eher verdickt und häufig findet man kleine Regeneratknoten. Das subkapsuläre Blastem erscheint verbreitert. Manchmal ist das Rindenband durch Narbengewebe unterbrochen, so daß nur noch einzelne Herde von Rindenzellen erhalten sind. Das nekrotische Gewebe kann durch gitterförmige Kalkablagerungen imprägniert sein (REHSTEINER und UEHLINGER 1945). Ein wesentliches Moment für die Rindeninsuffizienz wird in Störungen der Gefäßversorgung gesehen (MINDER 1954). Zwischen erhaltenen Rindenbezirken und zentraler Narbe sind keine ableitenden Gefäße nachweisbar, an Stelle der typischen muskelreichen Venen findet man im Narbengewebe ein starres, manchmal kavernös erweitertes, muskelfreies Gefäßsystem, welches sich aus dem Granulationsgewebe entwickelt hat. So wird eine Anpassung des Systems an Zustände erhöhter Belastung in diesen Fällen nicht mehr möglich sein (MINDER 1954).

5. Ursachen der Nebennierenblutungen

Eine einheitliche Ursache kann für die große Nebennierenblutung beim Neugeborenen nicht angenommen werden. Schon die unterschiedlichen Schwangerschafts- und Geburtsanamnesen, aber auch das offenbar verschiedene Alter der Nebennierenblutungen in der Neugeburtsperiode deuten auf einen Komplex verschiedener Faktoren hin. Die Geburtsanamnese von 122 Fällen ist in folgender Tabelle wiedergegeben:

Tabelle 3

Schwere, kompliziert verlaufene Geburt	29 Fälle
Steißlagen	18 Fälle
Zangenentbindung	18 Fälle
Spontan-Reifgeburt	28 Fälle
Spontan-Unreifgeburt	16 Fälle
Eklampsie	10 Fälle
Sectio	3 Fälle

Es dominieren also geburtshilfliche Komplikationen in der Anamnese, so daß vielfach vereinfachend von geburtstraumatischen Nebennierenblutungen gesprochen wird. Eine direkte Gewalteinwirkung auf die in gut geschützter Lage befindlichen Nebennieren wird man bei Fehlen weiterer traumatischer Läsionen in diesem Bereich nicht annehmen dürfen. Der zunächst immer zentrale Sitz der Blutung weist auf eine venöse Abflußstörung als wesentlichen pathogenetischen Faktor hin. Die Nebennierenblutung hat also offenbar eine ganz ähnliche Entstehungsgeschichte wie die intrakranielle Blutung des Neugeborenen. Trifft hier die venöse Hyperämie mit einem sehr zarten Gefäßsystem in einer weichen kaum widerstandsfähigen Matrix zusammen, so kommt in der Nebenniere zur venösen Abflußbehinderung die Vulnerabilität des involvierenden Innenzonengewebes als physiologischer Faktor hinzu. Eine Abflußbehinderung im Venensystem tritt bei Erhöhung des intraabdominellen Druckes ein, wobei angenommen wird, daß die Leber auf die Vena cava drückt. Die rechte Nebenniere, deren Vene im rechten Winkel in die Cava mündet, soll hierbei besonders gefährdet sein. Die Bedeutung solcher kreislaufmechanischer Faktoren kommt in der Häufung von Steißlagen bei Nebennierenblutungen zum Ausdruck. In gleicher Weise können Krampfwehen, lange Geburtsdauer, vorzeitige Placentarlösung und Nabelschnurumschlingungen zu einer Behinderung des Blutabflusses in die Placenta und damit zu einer allgemeinen Kongestion des Feten beitragen. Auch hier wird man die Nebennieren als Locus minoris resistentiae für eine daraus resultierende Blutung ansehen müssen. Im Rahmen solcher zirkulatorischer Störungen treten in einigen Fällen schon intrauterin Nebennierenvenenthromben auf (TOEPFER 1920, SCHULZ 1957, eigene Beobachtung), der anatomische Befund älterer Hämatome beweist gelegentlich den intrauterinen Blutungsbeginn.

Für die postnatale Weiterentwicklung des Hämatoms wird dem am 3. Lebenstag seinen Höhepunkt erreichenden Prothrombinmangel eine wesentliche Rolle zuzubilligen sein (WILLI 1943, REUSS 1955, DUMONT 1959). Die Entwicklung des klinischen Bildes weist in vielen Fällen auf eine zunehmende Vergrößerung des Hämatoms hin, die durch die Gerinnungsstörung sicher mitbestimmt ist. In einzelnen Fällen ist gleichzeitig eine hämorrhagische Diathese in anderen Gebieten nachzuweisen. Capillartoxische Läsionen, die im Kindesalter bei akuten Infektionen zu Nebennierenblutungen führen, haben offenbar bei Neugeborenen noch keine entscheidende Bedeutung. Die Blutungen bei Kindern eklamptischer Mütter mögen aber auf diese Weise eine Erklärung finden. Beim Morbus häm. neonatorum, der besonders in seiner ausgeprägtesten Form, dem Hydrops congenitus einen schweren Capillarschaden aufweist, ist die Nebennierenblutung eine Ausnahme. (Nur drei Beobachtungen von Nebennierenblutung bei M. h. n.: DUMONT 1959, DÖRNER 1903, eigene Beobachtung siehe Abb. 42). Als postnatale Hilfsfaktoren werden Blutdruckschwankungen durch Erbrechen und Schreien angegeben (GOLDZIEHER und GREENWALD 1928). Das große Nebennierenhämatom tritt schließlich unabhängig vom Geburtsgewicht auf, es wird bei Unreif- und bei Reifgeborenen beobachtet.

Literatur

Nebennierenblutungen beim Neugeborenen

ABRESCIA, N.: Contributo anatomo-pathologico allo studio delle emorrhagie delle surrenali nel neonato. Riv. Anat. Pat. 5, 645 (1952).

ARNOLD, D. P.: Massive suprarenal hemorrhage in a newborn infant. Amer. J. Dis. Child. 40, 1953 (1930).

BRUNEL, D., et O. FLANDRE: Calcifications des glandes surrenales chez l'enfant non tuberculisé. Arch. franç. Pédiat. 14, 501 (1957).

CHAPTAL, J., D. BRUNEL, J. MIRONZE, J. JEAN et L. CAVAILLE: Coma hypoglycémique itératif; calcification des glandes surrenales chez un enfant de 2 ans ¹/₂ non tuberculeux. Arch. franç. Pédiat. 9, 204 (1952).

CORCORAN, W. J., and A. A. STRAUSS: Suprarenal hemorrhage in the newborn. J. Amer. med. Ass. 82, 626 (1924).

DIENST: Mschr. Geburtsh. Gynäk. 19, 10 (1904).

DÖRNER: Vjschr. gerichtl. Med. 1903, 26.

DRUCKER, V., and C. E. RODRIGUEZ: Extensive bilateral calcification with in adrenal hemorrhage. Radiology 64, 258 (1955).

DUMONT, M.: Les hemorrhagies surrénales chez le nouveau-né. Presse méd. 67, 126 (1959).

EMERY, J. L., and R. B. ZACHARY: Haematoma of the adrenal gland in the newborn. Brit. med. J. 4789, 857—859 (1952).

GOLDZIEHER, M. A., and H. M. GREENWALD: Hemorrhage of the suprarenals in a newborn infant: Diagnosis and therapy. Amer. J. Dis. Child. 36, 324 (1928).

—, and M. B. GORDON: The syndrome of adrenal hemorrhage in the newborn. Endocrinology 16, 165 (1932).

GROLL, H.: Über die Hämosiderinablagerung in kindlichen Nebennieren. Inaug. Diss. München 1912.

HENGGE, A.: Gefahren der Schultzeschen Schwingungen. Münch. med. Wschr. 1904, 2134.

HEPPNER, F.: Akute Nebenniereninsuffizienz 4 Jahre nach Geburtstrauma. Arch. Kinderheilk. 90, 10 (1930).

HILL, E. E., and J. A. WILIAMS: Massive adrenal hemorrhage in the newborn. Arch. Dis. Childh. 34, 178 (1959).

JANSSEN, W.: Geburtstrauma der Nebenniere. Schweiz. Z. Path. Suppl. 23, 254 (1960).

JARVIS, J. L., and W. B. SEAMAN: Idiopathic adrenal calcification in infants and children. Amer. J. Roentgenol. 82, 510 (1959).

KÖTTGEN, U.: Nebennierenerkrankungen im Säuglingsalter. Wien. med. Wschr. 1955, 784.

KOHLBRY, C. O., and A. H. WELLS: Minn. Med. 28, 1002 (1945).

KRAUS, A.: Die Nebennierenblutung. Frankf. Z. Path. 43, 372 (1932).

LANG, K.: Zum Bilde der Nebennierenverkalkung im Kindesalter. Mschr. Kinderheilk. 107, 67 (1959).

LANGE: Demonstration zweier Fälle von Nebennierenblutungen Neugeborener. Münch. med. Wschr. 1907, 341.

LEPAGE, F., M. BOESWILLWALD, et L. FAURE: Sept cas d'hemorrhagie des surrénales chez le nouveau-né. Bull. Féd. Soc. Gynéc. Obstét. franç. 8, 37 (1956).

LINTZ, W.: Treatment of epileptiform attacks caused by calcified adrenals. J. Amer. med. Ass. 121, 505 (1943).

Lissauer, M.: Zur Kenntnis der Nebennierenblutungen. Virchows Arch. path. Anat. 193, 137 (1908).
Lundsgaard, Ch.: Über Nebennierenblutungen bei Neugeborenen. Virchows Arch. path. Anat. 210, 164 (1912).
Lundquist, B.: Hemorrhagies intra-thoraciques et intraabdominales chez le nouveau-né. Acta obstet. gynec. scand. 9, 331 (1930).
Magnus, G.: Nebennierenblutungen beim Neugeborenen. Berl. klin. Wschr. 1911, 1119.
Marin, H. M., J. H. Graham, and C. J. E. Kirkham: Adrenal hematoma simulating tumor in a newborn. Arch. Surg. 71, 941 (1955).
Materna, L.: Autoadreninintoxication bei beiderseitiger Nebennierenblutung. Beitr. path. Anat. 48, 236 (1910).
Minder, H. W.: Akute Nebenniereninsuffizienz bei einem 2jährigen Knaben infolge doppelseitiger Nebennierenverkalkung. Ann. paediat. (Basel) 182, 218 (1954).
Newsam, A. R.: Calcification and bone formation in adrenals. R. I. med. J. 7, 35 (1924).
Onnis, A.: Le emorrhagie nelle surrenali dei feti e dei neonati (Studio anatomo patologico). Riv. Anat. Pat. 7, 1151 (1954).
Philipp: Diskussionsbem. zum Vortrag H. Simonds: Über Nebennierenblutungen. Münch. med. Wschr. 1902, 1441.
Potter, E. L.: Pathology of the fetus and the infant, 2. Ed. Year Book Medical Publishers; Chicago 1961.
Putschar, W.: Tod durch akute Nebenniereninsuffizienz bei Verkalkung und Verknöcherung beider Nebennieren. Zbl. Path. 50, 387 (1930) (gleicher Fall wie Heppner).
Rack, F. J., and R. M. Eiben: Calcification of the adrenal gland in infants and children. J. Pediat. 39, 618 (1951).
Rehsteiner, R., u. E. Uehlinger: Doppelseitige Nebennierenblutung mit protrahiertem Verlauf. Ann. paediat. (Basel) 165, 161 (1945).
Rohwedder, H. J.: Pararenale Haematome bei Neugeborenen und Verkalkungen der Nebenniere bei Kindern. Pädiat. Praxis 1963 3, 243 (1964).
Rosenblum, J.: Suprarenal hemorrhage in the newborn infant. Amer. J. Dis. Child. 43, 663 (1932).
Rossboth, W.: Nebennierenapoplexien beim Neugeborenen. Zbl. Gynäk. 85, 472 (1963).
Rössle, R.: Beiträge zur Pathologie der Nebennieren. Münch. med. Wschr. 57, 1380 (1910).
Salomone, P.: Il surrene hemorrhagico nel neonato. Minerva pediat. 8, 675 (1956).
Schrader, G.: Zur Frage der Entstehung der sog. Nebennierenapoplexie. Frank. Z. Path. 37, 128 (1929).
Schulz, R.: Nierenvenenthrombosen beim Säugling. Mschr. Kinderheilk. 105, 305 (1957).
Schwartz, O., and H. Fink: Calcification and ossification of the adrenals in a nine-month-old infant. J. Pediat. 48, 334 (1956).
Simmonds, M.: Nebennierenblutungen .Virchows Arch. path. Anat. 170, 242 (1902).
Snelling, C. E., and J. H. Erb: Hemorrhage and subsequent calcification of suprarenal. J. Pediat. 6, 22 (1935).
Stein, H.: Geburtstraumatische Nebennierenblutung mit anschließender Verkalkung. Arch. Kinderheilk. 161, 149 (1960).
Stevens, R. L., and A. J. Tomsykoski: Bilateral adrenal hemorrhage and calcification. Amer. J. Dis. Child. 87, 475 (1954).
Stevenson, J., A. M. Mac Gregor, and P. Connelly: Calcification of the adrenal glands in young children. Arch. Dis. Child. 36, 316 (1961).
Tegelaers, W. H. H., P. J. Verdonck, and P. Ruys: Ziekte von Addison op de Kinderleeftijd. Maandschr. Kindergeneesk. 24, 385 (1956).
Thomas, E.: Über die Nebenniere des Kindes und ihre Veränderungen bei Infektionskrankheiten. Beitr. path. Anat. 50, 283 (1911).
— Über die Involution der zentralen Rindenschicht der Nebenniere .Z. Kinderheilk. 1912, 95.
Töpfer: Über Nebennierenblutungen bei Neugeborenen. Arch. Gynäk. 112, 342 (1920).
Veith, G.: Über die Pathogenese des perinatalen Hirnschadens. Geburtsh. u. Frauenheilk. 20, 905 (1960).
Viktor, M.: Über plötzliche Todesfälle im Säuglingsalter als Folge von akuter Nebenniereninsuffizienz. Z. Kinderheilk. 30, 44 (1921).
Weens, N. S., and A. Golden: Adrenal cortical insufficiency in infants simulating high intestinal obstruction. Amer. J. Roentgenol. 74, 213 (1955).
White, F. P., and L. E. Sutton: Addison's disease in a negrochild. J. Pediat. 37, 778 (1950).
Willi, D. J.: Die Bedeutung der Gerinnungsstörung für die Neugeborenenblutungen und ihre Beeinflussung durch Vitamin K. Mschr. Geburtsh. Gynäk. 115, 78 (1943).
Williams, D. J.: Calcification in adrenal hemorrhage. Gt. Ormond Str. J .10, 100 (1955/56).
—, and M. J. Robinson: Addison's disease in infancy. Arch. Dis. Childh. 31, 265 (1956).

E. Die chronische Nebenniereninsuffizienz im Kindesalter: Der kindliche Morbus Addison

1. Häufigkeit und Definition

Der Morbus Addison ist im klinischen und autoptischen Beobachtungsgut eine seltene Erkrankung. Im Züricher Material (HEDINGER 1957) kommen auf 8413 Obduktionen zwölf Fälle (etwa 0,15%). Große Sammelstatistiken (LEWIN 1885 und 1892: 271 Fälle, GUTTMAN 1930: 566 Fälle) berichten über das ältere Beobachtungsgut. Der kindliche Morbus Addison ist zwar noch wesentlich seltener, doch haben die letzten 15 Jahre eine recht umfangreiche Literatur zu diesem kindlichen Krankheitsbild gebracht. Bereits LEWIN hatte 1892 51 Addison-Fälle bis zum 18. Lebensjahr gezählt, STROHMEIER sammelte 1938 54 Beobachtungen bis zum 12. Lebensjahr. 1946 analysiert JAUDON 100 kindliche Addison-Fälle der Literatur und erkennt 62 unter 15 Jahren als gesichert an. 1957 fügt WELCH 29 weitere Beobachtungen hinzu. Wir selbst finden im Schrifttum 45 neue Mitteilungen, die von JAUDON und WELCH noch nicht berücksichtigt wurden, so daß sich daraus eine Gesamtzahl von 143 Fällen errechnet. Unter Einschluß nicht völlig gesicherter Beobachtungen und angeborener Hypoplasien kommen TURPIN et al. 1961 sogar auf 179 Fälle, die in der Literatur als chronische Nebenniereninsuffizienz im Kindesalter mitgeteilt sind.

Mehr als bei der Erkrankung im Erwachsenenalter ist es beim kindlichen Morbus Addison aber erforderlich, scharf zu umreißen, was man bei den sehr verschiedenartigen Störungen der Rindenfunktion und der Rindenanatomie als Morbus Addison bezeichnen will. Die Erkrankung ist definiert durch eine zu Lebzeiten erkennbare chronische Nebennierenrindeninsuffizienz und einen autoptisch nachzuweisenden Ausfall von Rindensubstanz. Damit sind die Fälle von Rindeninsuffizienz beim adrenogenitalen Syndrom mit Nebennierenhyperplasie, die JAUDON noch hinzurechnet, ausgeschlossen. Ebenso bleiben die Fälle mit angeborener Hypoplasie der Innenzone unberücksichtigt, da hier die Unterentwicklung zu keiner chronischen Insuffizienz geführt hat.

Tabelle 4. *Ursachen des Morbus Addison im Kindesalter*

1. Entwicklungsstörungen
    a) bei einseitigem Nebennierenmangel
    b) bei Entwicklungshemmungen der Außenzone der Nebennierenrinde
2. Primäre Nebennierenrindendystrophie
    a) als isolierte Organerkrankung
    b) in Kombination mit Hypoparathyreoidismus (und fakultativ mit Moniliasis)
    c) als familiäre Erkrankung
    d) in Kombination mit Diabetes oder diffuser Cerebralsklerose
3. Tuberkulose der Nebennieren

Die Nebennierenverkalkung nach doppelseitiger Apoplexie führt gleichfalls zu keiner chronischen Rindeninsuffizienz, sondern eher zu einer klinisch latenten Leistungsminderung mit der Möglichkeit der akuten Krise. Eine echte Addisonsche Krankheit ist dagegen hierbei nie beobachtet worden, so daß auch diese Fälle nicht in das Kapitel des Morbus Addison gehören.

Die Entwicklungsstörungen der Außenzone mit daraus resultierender Hypoplasie produzieren dagegen ebenso einen echten Morbus Addison, wie die im späteren Leben erworbenen Nebennierendystrophien.

Teilt man den kindlichen Morbus Addison nach den zugrunde liegenden anatomischen Befunden ein (Tab. 4), so zeigt sich, daß das Kindesalter hier einige Besonderheiten bietet.

2. Morbus Addison bei Entwicklungsstörungen der Nebenniere

a) Einseitiger Nebennierenmangel (Lit. s. S. 23). Auf die Tatsache, daß einseitiger Nebennierenmangel offenbar häufiger mit der Destruktion der vorhandenen einen Nebenniere einhergeht, wurde im Kapitel der Entwicklungsstörungen bereits hingewiesen. Von 15 Lit.-Beobachtungen einseitigen Nebennierenmangels gehen nicht weniger als neun mit einer Rindeninsuffizienz einher (Fälle von Monti, Veit, Schmaltz, Staemmler, Legg, Deamer und Silver, Wakefield und Smith, Cushing, Welsh und Mehlin). Bei vier Fällen handelt es sich um Kinder. Welsh und Mehlin berichten über ein 24 Std. alt gewordenes Mädchen, das schon bei der Geburt eine Braunfärbung der Haut gehabt haben soll. Bei der Autopsie fehlt die rechte Nebenniere, die linke wiegt nur 2 g (rel. Nebennierengewicht 1:1700). Histologisch handelt es sich um eine Hypoplasie der Innenzone. Die Hypophyse ist unverändert. Zählt dieser Fall unserer Definition nach noch nicht zum echten Addison, so zeigt die Beobachtung von Deamer und Silver ein eindeutiges Krankheitsbild. Es handelt sich um einen reifgeborenen Knaben, der von Geburt an erbricht und mit 2 Wochen schon einmal moribund erscheint. Unter der Annahme eines Pylorospasmus wird eine Pylorotomie durchgeführt, ohne daß ein hypertropher Muskel gefunden wird. Mit $2^{1}/_{2}$ Monaten wird die Diagnose eines Morbus Addison gestellt und spezifisch behandelt. Mit 9 Monaten ist eine deutliche Pigmentierung vorhanden, mit 10 Monaten kommt es unter den typischen Zeichen einer Addisonkrise zum Exitus. Bei der Autopsie fehlt die rechte Nebenniere, die linke wiegt nur $^{1}/_{2}$ g, die Rinde ist nur $^{1}/_{3}$ so dick wie das Mark und läßt keine Zonierung erkennen. Sie ist aus Gruppen kleiner Zellen aufgebaut, die dunkle pyknotische Kerne aufwiesen. Auf der rechten Seite findet man subdiaphragmatisch kleine Markzellklumpen mit Ganglienzellen. Verlauf und anatomischer Befund sprechen hier für eine schwere Entwicklungsstörung, die zu einem völligen Fehlen rechts und zu einer starken Hypoplasie links geführt hat. Eine erworbene linksseitige Nebennierendystrophie hatten die beiden 10jährigen Knaben von Monti und von Cushing.

b) Entwicklungsstörungen der Außenzone (Lit. s. S. 33). Der Morbus Addison im 1. Lebensjahr muß stets als Folge einer anlagebedingten Entwicklungsstörung aufgefaßt werden. Postnatal erworbene Nebennierenschäden, speziell die primäre Nebennierendystrophie, treten zu dieser Zeit noch nicht in Erscheinung. So ist die Abgrenzung zwischen Hypoplasie und primärer Dystrophie, die anatomisch unter Umständen problematisch sein könnte, schon durch das Manifestationsalter der Erkrankung gegeben. Bei den angeborenen Entwicklungsstörungen macht sich die Rindeninsuffizienz schon in der 2. bis 3. Lebenswoche bemerkbar, wobei Trinkunlust, Ausbleiben des Gewichtsanstieges und wiederholtes Erbrechen Frühsymptome darstellen. Das durchschnittliche Manifestationsalter der primären Dystrophie im Kindesalter liegt dagegen in 22 autoptisch kontrollierten Fällen bei 6,6 Jahren. Schwierigkeiten in der Abgrenzung von Hypoplasie und Dystrophie bereiten nur die Beobachtungen, bei denen schon im Säuglingsalter schleichende Symptome einer Entwicklungshemmung mit Phasen von Gewichtsverlust und Anorexie bestehen, die Erkrankung selbst aber erst im 2. Lebensjahr ausbricht (Beobachtungen von Garrahan et al. 1952, Shepard et al. 1959, O. Donnel 1950). Wir haben diese Fälle zu den primären Dystrophien gezählt. (Weiteres über das Krankheitsbild der Entwicklungsstörung mit Morbus Addison s. S. 32).

3. Die primäre Nebennierenrindendystrophie als isolierte Organerkrankung

Zur Nomenklatur: Eine einheitliche Bezeichnung hat sich für dieses Krankheitsbild noch nicht durchsetzen können. Friedman (1948) zählt neun Synonyme auf, wobei die „Primäre Atrophie", „cytotoxische Atrophie", oder „cytotoxische Nekrose" neben dem angloamerikanischen Namen „adrenocortical Contraction" wohl am häufigsten angewandt werden. Die vielen Bezeichnungen spiegeln die bisherige Unsicherheit in der Beurteilung der Pathogenese wider. Obwohl sich im deutschen Schrifttum die Bezeichnung primäre Nebennierenatrophie weitgehend durchgesetzt hat, möchten wir doch dafür den Terminus primäre Nebennierendystrophie in Vorschlag bringen, um die Parenchymdestruktion zu kennzeichnen und damit den so ganz anders gearteten Prozeß von der einfachen Atrophie nach Ausfall der hypophysären Stimulation abzugrenzen.

Der Anteil der primären Dystrophie am kindlichen Morbus Addison

In der Statistik von JAUDON 1946 finden sich fünf Dystrophien und 53 Fälle von Nebennierentuberkulose als Ursache eines kindlichen Morbus Addison. Das entspricht einem Anteil der primären Dystrophie von nur 8,5%. Seit der Mitteilung von JAUDON (1946) finden wir in der Literatur weitere 25 autoptisch gesicherte Fälle von Morbus Addison, die nicht auf eine Hypoplasie zurückgehen. Von diesen waren nur zwei Tuberkulosen, 23 dagegen primäre Dystrophien, d. h. der Anteil der beiden Erkrankungen am Morbus Addison hat sich gerade umgekehrt. Die Tuberkulose macht jetzt nur mehr $8^0/_0$, die primäre Rindendystrophie aber 92% der kindlichen erworbenen Nebenniereninuffizienz aus, wenn man von den in der Literatur mitgeteilten Einzelfällen ausgehen darf. Rechnet man die im vorhergehenden Kapitel abgehandelten Entwicklungsstörungen mit Rindeninsuffizienz hinzu (16 Fälle), so sinkt der Anteil der Tuberkulose auf etwa 5%, die primäre Dystrophie macht 56%, die Entwicklungsstörungen 39% aus. Wahrscheinlich entspricht diese Verteilung den realen Verhältnissen, da angenommen werden darf, daß bei der Seltenheit des kindlichen Morbus Addison auch Tuberkulosefälle in diesem Lebensalter einzeln mitgeteilt würden. Die Wandlung im Ursachenspektrum zeichnet sich auch in den Statistiken über den Morbus Addison des Erwachsenen ab. Hier ist eine deutliche Steigerung des Anteils der primären Dystrophie zu verzeichnen. Während er noch bei GUTTMAN nur 15% betrug, trifft jetzt etwa auf einen tuberkulösen Addison eine primäre Dystrophie (BROCH 1946, FRIEDMAN 1948, O. DONNEL 1950, SLOPER 1953). Der Ursachenwandel dürfte vor allem im Rückgang der Tuberkulose zu suchen sein, weniger in einer echten Zunahme der primären Nebennierendystrophie (KRACHT 1962). Die Nebennierendystrophie tritt im Kindesalter nur in einem Teil der Fälle als isolierte Organerkrankung auf. Sie kann auch mit anderen endokrinen Störungen verbunden sein, speziell mit einem Hypoparathyreoidismus und mit Diabetes mellitus. Schließlich muß der familiäre Morbus Addison mit Rindendystrophie der Nebennieren besonders gewürdigt werden. Eine weitere spezielle Gruppe ist mit einer diffusen Hirnsklerose kombiniert.

a) Das klinische Bild. Symptome und Verlauf des kindlichen Morbus Addison stimmen in allen wesentlichen Punkten mit dem klinischen Bild der Erwachsenenerkrankung überein. Wie bereits angegeben, liegt das durchschnittliche Alter beim Auftreten der Krankheit (im Fall einer primären Dystrophie) bei 6,6 Jahren, während sich die kindliche Nebennierentuberkulose im allgemeinen nicht vor dem 12. Lebensjahr bemerkbar macht. In einem Teil der Fälle treten die Symptome schleichend auf. Meist erholt sich das Kind nach einem Infekt (Mumps, Impetigo, aber auch nach Ascaridiasis oder Tonsillektomie) nicht richtig, ist schwächlich und müde und läßt in der Schule mit seinen Leistungen nach. Ab und zu wird über Bauchschmerzen geklagt, Durchfälle und Erbrechen führen zu weiterer Erschöpfung. Fast immer besteht Appetitlosigkeit, so daß es schließlich zu einem erheblichen Gewichtsverlust und zur Dehydrierung kommt.

In anderen Fällen setzt die Krankheit aus scheinbar vollem Wohlbefinden heraus schlagartig ein, wobei Fieberanstieg, Erbrechen und Bauchschmerzen das Bild einer Gastroenteritis vortäuschen. Das akute Bild kann unter unspezifischer Therapie wieder abklingen, sich aber ebenso unvermutet mehrmals wiederholen, ohne daß weitere Hinweise auf die wahre Natur der Krankheit gegeben sind. Das richtunggebende Symptom ist schließlich die allmählich auftretende Pigmentierung, die an den belichteten Stellen, besonders an den Knieen und Ellenbogen zuerst und am intensivsten auftritt. Im Fall von BICKEL und STAMM (1948) waren es zuerst die dunkler pigmentierten Narben nach Impetigo, die auffielen. Auch Naevi können vermehrt in Erscheinung treten. Das Dunkelwerden der Haut wird im allgemeinen erst mehrere Monate nach Krankheitsbeginn registriert. Auf der Höhe der Krankheit ist die Pigmentierung immer sehr ausgeprägt, auch die Mundschleimhaut ist beteiligt. Ein sog. „weißer Addison" ist im Kindesalter in dem uns zugänglichen Schrifttum nicht mitgeteilt. Ein charakteristisches, aber nicht immer vorhandenes Symptom ist schließlich noch der starke Salzhunger der Kinder. Gerade bei ihnen ist die Änderung der Geschmacksrichtung mit der betonten Bevorzugung gesalzener Speisen besonders auffällig.

Werden die Kinder schließlich außerhalb einer Krise dem Arzt vorgestellt, so zeigt sich ein schmächtiges, unterentwickeltes Kind, mit graubrauner Hautfarbe, das auf den ersten Blick als chronisch krank imponiert. Der Entwicklungsrückstand kann sich auch in einer Differenz zwischen Knochen- und chronologischem Alter zeigen. Es besteht eine ausgeprägte Muskelhypotonie, die Kinder liegen schlaff im Bett und haben ein großes Schlafbedürfnis. Der Blutdruck ist niedrig, röntgenologisch ist kein Befund zu erheben, speziell fehlen bei der Rindendystrophie Kalkschatten in der Nebennierenregion. Die Tuberkulinreaktion ist bei primärer Rindendystrophie negativ. Im Blutbild zeigt sich mit großer Regelmäßigkeit eine Eosinophilie, der ACTH-Test zeigt einen ungenügenden Abfall der Eosinophilenzahl und einen mangelhaften Anstieg der 17-Ketosteroide und der 17-Hydroxycorticoide im Harn. Ohne Belastung liegen die Werte für 17-Ketosteroide um 1 mg/24 Std. Die Serumelektrolyte müssen noch keine Verschiebung zeigen, während in der Krise die Hyperkaliämie und die Hyponatriämie sehr ausgeprägt sind. Gewöhnlich besteht auch eine Hypochlorämie. Die Blutzuckerwerte liegen an der unteren Grenze der Norm, die Insulinbelastung führt zu einem tiefen Abfall (von 82 mg-% auf 24 mg-% im ersten Fall von GREENBERG 1958) und zu einem langsamen, aber ungenügenden Wiederanstieg der Blutzuckerwerte.

Bei den in einer akuten Krise aufgenommenen Kindern können die gastrointestinalen Symptome eine Appendicitis vortäuschen, hinzutretende Krämpfe und die fortschreitende Trübung des Sensoriums können auch an eine Encephalitis denken lassen. Im Verlauf der Krise nimmt die Pigmentierung manchmal noch zu (relativ durch Exsiccation und Kreislaufinsuffizienz bzw. Cyanose?), der Puls sinkt auf nicht mehr meßbare Werte. Alle an ihrem Addison schließlich verstorbenen Kinder zeigten final das schwere Bild der Krise. Ein äußerer Anlaß für deren Auslösung ist oft nicht erkennbar. Die Nebenniereninsuffizienz, das aus ihr resultierende Erbrechen und die Durchfälle münden schließlich in einem Circulus vitiosus, der in der Krise gipfelt.

b) Verlauf und Prognose. In sehr ungünstig und rasch verlaufenden Fällen (z. B. Fall WELCH 1957, sowie RICE et al. 1956) dauert die Krankheit nur 4 bis 6 Wochen. Die sonst allmählich auftretenden und in größeren Abständen aufeinanderfolgenden Symptome sind hier auf einen kurzen Zeitraum zusammengedrängt, bis die Krankheit schließlich in der Krise endet. Die Mehrzahl der tödlich verlaufenen Fälle hat eine Gesamtkrankheitsdauer von etwa 1 Jahr, aber es ist natürlich schwer, den Beginn der Erkrankung exakt festzulegen. Auch nach jahre-langem, mit Remissionen einhergehendem Verlauf kann noch — und dann manchmal unerwartet — der Tod in einer Krise eintreten. Der längste Krankheits-verlauf bei kindlichem Addison wird von HNATEK und VALACH (1950) mit 8 Jahren angegeben (Krankheitsmanifestation mit 2 Jahren, Exitus mit 10 Jahren.

In einer größeren Reihe von klinischen Beobachtungen ist der Patient beim Abschluß der Mitteilung noch am Leben, wobei unter Dauertherapie ein relatives Wohlbefinden und auch eine gewisse Leistungsreserve er-zielt werden. Der 2 Jahre lang beobachtete, bei Er-krankungsbeginn 10 Jahre alte Junge von TURPIN et al. (1961) hat unter der Therapie eine Appendek-tomie gut überstanden. Die Pigmentierung nimmt meist nur wenig ab (Ausnahme bei SHEPARD et al. 1959!), der Eintritt der Pubertät ist verzögert. Die Prognose wird man immer für dubiös halten müssen. Bekannt ist die Gefährdung der Addi-sonkranken durch körper-liche Belastungen, Traumen und Infekte. Eine Gefahr besteht schließlich für die Kinder auch darin, daß sie beim Ausbruch einer Krise in fremde ärztliche Behand-lung kommen. Ohne Kennt-nis der Anamnese wurde in einem solchen Fall das akute Bild verkannt und nicht entsprechend spezi-fisch behandelt.

c) Pathologische Anato-mie der primären Neben-nierendystrophie. Der mor-phologische Befund der pri-mären Nebennierendystro-phie ist beim Kind im Prin-

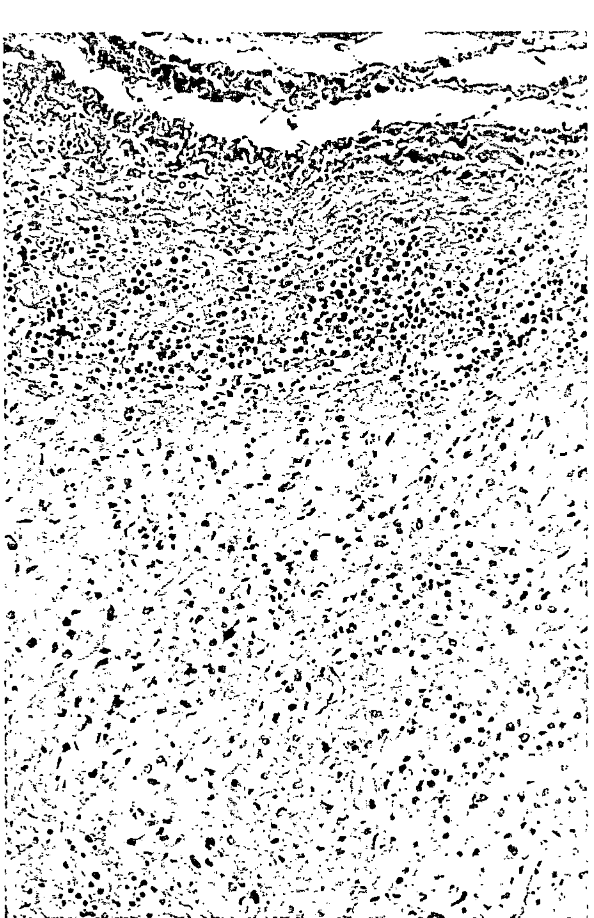

Abb. 49. Primäre Nebennierendystrophie bei Morbus Addison. Beobach-tung von Prof. UEHLINGER Zürich [PRADER, UEHLINGER u. ILLIG: Helv. paed. Acta **14**. 607 (1959)]. Unter der Organkapsel ein breites Infiltratband. Angrenzendes Nebennierenrindengewebe ungeordnet. Zahlreiche regres-sive Kernveränderungen. v. Gieson 150-fach

zip mit dem des Erwachsenen identisch. In einigen Fällen konnten die Nebennieren zunächst nicht oder nur mühsam gefunden werden. Im allgemeinen stellen sie sich als dünne, lappige Gebilde von grauer bis graubräunlicher Farbe dar. Die äußeren Konturen sind meist erhalten, im durchfallenden Licht können die sehr dünnen Organe transparent sein. In anderen Fällen findet man Fettgewebslappen, die kleine flache Gebilde von etwa Linsengröße (BICKEL und STAMM 1948) enthalten. Das Gewicht der Nebennieren schwankt meist zwischen 0,5 und 2 g, liegt also noch unter dem der meisten Erwachsenenfälle. Auf dem Schnitt sind die Neben-nieren nur 2 bis 3 mm dick, ein Rindenband ist nicht oder nur als graue Hülle um die intakte Marksubstanz erkennbar. Kleine Rindenknötchen können sichtbar sein.

Mikroskopisch sieht man an Stelle des geschwundenen Rindenparenchyms einen Kollaps des ortsständigen argyrophilen Fasernetzes, das sich als dichte Hülle um das erhaltene Mark lagert. Nur an einigen Stellen liegen noch Komplexe von Rindenzellen, in Gruppen oder einzeln von Bindegewebsfasern umhüllt. Selten ist ein zusammenhängendes Rindenband noch auf größerer Strecke erhalten, eine Zonierung ist dabei kaum noch festzustellen. Die noch vorhandenen Rindenzellen zeigen ein polymorphes Bild. Die Kerne sind pyknotisch und manchmal bizarr geformt. Gruppen- und Einzelzellnekrosen sind zu beobachten. Daneben treten ein-, selten mehrkernige oft ins Riesenhafte vergrößerte Zellen auf. Ihr Plasma erscheint granulär oder auch vakuolär und ist meist frei von Lipoiden, dagegen oft reichlich pigmentiert. Eine offenbar von Fall zu Fall sehr unterschiedlich große Anhäufung von Lymphocyten, Plasmazellen und gelegentlich histiocytären Zellen kann dem ganzen Bild den Stempel eines entzündlichen Prozesses aufprägen, es kommt aber zu keiner echten Granulationsgewebswucherung und zu keiner Verschwielung. Daher verkleinern sich die Nebennieren auch lediglich und erleiden einen markanten Gewichtsverlust. Das Mark bleibt gut erhalten. Es kann ebenfalls von Lymphocyten und Plasmazellen durchsetzt sein, auch Lymphfollikel entwickeln sich dabei.

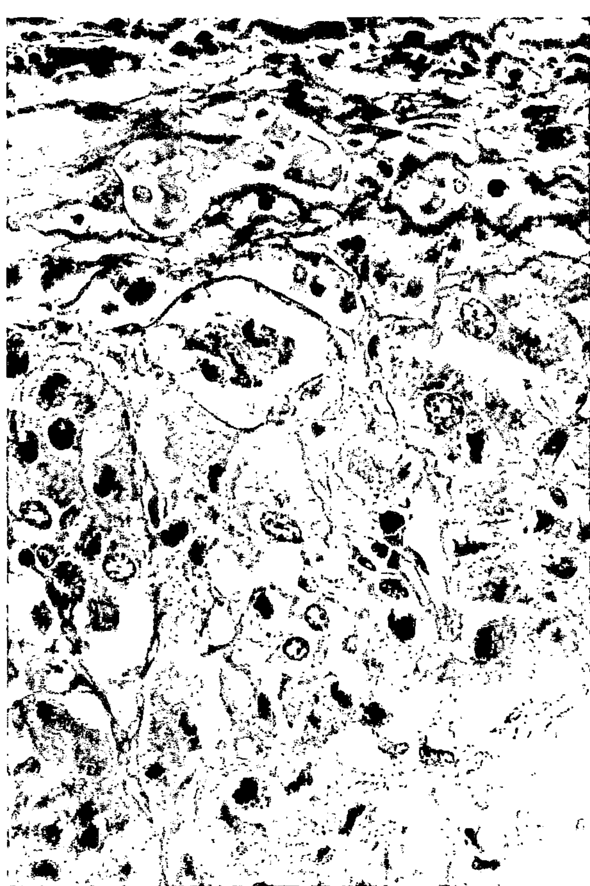

Abb. 50. Primäre Nebennierendystrophie. Beobachtung von Prof. UEHLINGER, Zürich. Unter der Kapsel—oberer Bildrand—nur einzelne noch erhaltene Rindenzellen, daneben zahlreiche Zellen mit geschrumpften polymorphen Kernen. v. Gieson 600-fach

Zwischen den atrophischen Rindenfeldern können knotige Regenerate gebildet sein, die das Gesamtbild cirrhoseähnlich machen. Auch in diesen Regeneraten sieht man oft große Einzelzellen mit hyperchromatischen Riesenkernen.

Das vollentwickelte Bild muß *histogenetisch* so interpretiert werden, daß die Parenchymläsion in Form einer Nekrobiose der Rindenzellen das Primäre ist. Nach der Auflösung des Zellmaterials kommt es zu einem Kollaps des argyrophilen Netzwerkes, das sich nun als engmaschiger Faserfilz um das Mark lagert. So entsteht der Eindruck, das Mark reiche bis an die Organkapsel heran. In den noch erhaltenen Arealen sieht man deutlich die noch in Gang befindlichen regressiven Vorgänge neben Ansätzen zur Reparation mit Hypertrophie der Einzelzelle, Kernpolyploidie und Entwicklung bindegewebig umhüllter Regeneratknoten. Die lympho-plasmocelluläre Infiltration ist in den Arealen am ausgeprägtesten, in denen noch Zelluntergänge stattfinden. Es ist naheliegend, sie als Ausdruck von Immunoreaktionen mit Antikörperbildung aufzufassen, auf die bei der Besprechung der Pathogenese und Ätiologie noch einzugehen sein wird.

d) Die Befunde an anderen Organen, speziell an Schilddrüse und Leber. Ein auch von der Nebennierendystrophie des Erwachsenen her bekannter Befund ist die lymphoidzellige Durchsetzung der Schilddrüse. Es entstehen dabei Bilder, die der Struma Hashimoto ähnlich oder gleich sein können, besonders wenn es zur Ausbildung von Lymphfollikeln kommt. Auch Plasmazellen sind vielfach nachzuweisen. Beim kindlichen Addison sind diese Schilddrüsenbefunde ebenfalls vorhanden. Sie sind bei der Rindendystrophie intensiver und häufiger als bei Tuberkulose (SLOPER 1953). Nach neueren Vorstellungen beruht der gemeinsame Befall von Nebenniere und Schilddrüse, auf den erstmals M. B. SCHMIDT (1926) aufmerksam gemacht hat, auf einem komplexen Vorkommen von Autoanti-

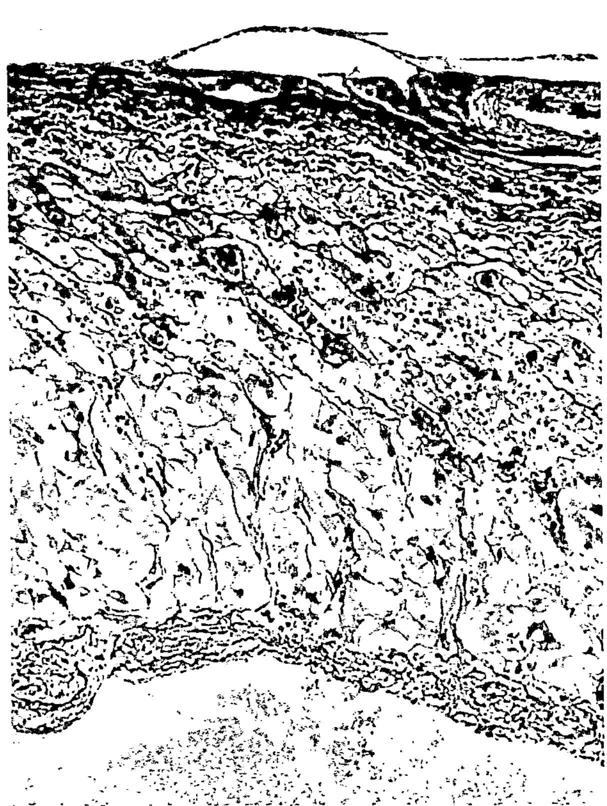

Abb. 51. Primäre Nebennierendystrophie. Beobachtung von Prof. UEHLINGER, Zürich. Versilberung nach Gomori. 190-fach. In der subkapsulären Kollapszone ist das Gitterfasergerüst zusammengesunken. Über der Nebennierenvene (unterer Bildrand) ist das erhaltene Rindenband oft nur wenige Zellagen hoch

körpern, die gegen Nebenniere und Schilddrüse gerichtet sind (siehe Pathogenese).

Eine konkurrierende zweite Erkrankung wird bei den an Nebennierendystrophie verstorbenen Kindern — von den noch zu besprechenden Spezialfällen abgesehen — nicht gefunden. Es erübrigt sich daher, auf weitere Autopsiebefunde einzugehen. In keinem Fall ist die Todesursache Nebenniereninsuffizienz in Frage gestellt.

4. Nebenniereninsuffizienz, Hypoparathyreoidismus und Moniliasis

Der idiopathische Hypoparathyreoidismus kann mit einem Morbus Addison kombiniert sein. Den ersten Bericht finden wir bei OSTERTAG (1930). Seit dem sind insgesamt 24 Beobachtungen mitgeteilt worden. In elf autoptisch gesicherten Fällen wurde eine Nebennierendystrophie festgestellt, einmal (WAGNER 1960) wurde kein Nebennierengewebe gefunden. Nur sechs Fälle leben bei Abschluß der

Mitteilungen noch, die anderen sind in einem Alter von 3 bis 29 Jahren, meist nach jahrelangem Verlauf der Gesamterkrankung verstorben.

Verfolgt man die Krankheitsentwicklung, so steht am Anfang entweder der Hypoparathyreoidismus (elfmal), die Moniliasis (siebenmal), oder die Nebenniereninsuffizienz (viermal),(zwei Angaben fehlen). Ätiologische Spekulationen, die auf der zeitlichen Reihenfolge der einzelnen Manifestationen beruhen, sind bei dieser Variabilität von vorneherein zum Scheitern verurteilt. Allein in 15 Fällen beginnt die Erkrankung schon vor dem 5. Lebensjahr, am frühesten mit 1 Jahr (MALLORY und WOODRUFF 1958, Fall 1).

a) Das klinische Bild. Der Krankheitsverlauf ist abhängig von der Primärmanifestation des Syndroms. Steht der Hypoparathyreoidismus am Anfang (Fälle

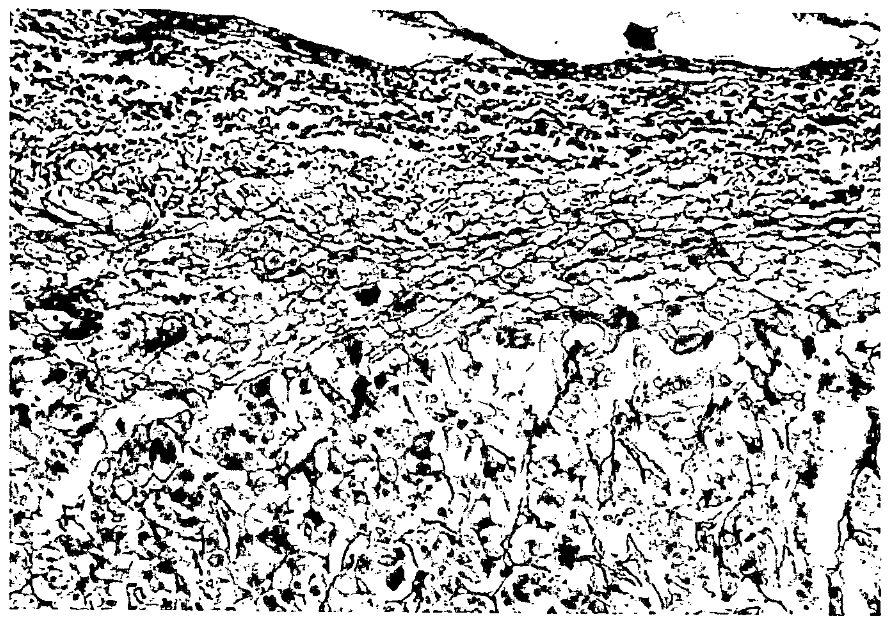

Abb. 52. Primäre Nebennierendystrophie. Beobachtung von Prof. UEHLINGER, Zürich. Versilberung nach Gomori. 190-fach. Unter der Organkapsel (oben) sieht man ein zusammengesunkenes, engmaschiges Gitterfasergerüst, das die restlichen Rindenzellen umhüllt

von CARTER et al. 1959, HANSEN 1957, LEIFER und HOLLANDER 1953, LEONARD 1946, PAPADATOS und KLEIN 1954, PERLMUTTER et al. 1956, MORSE et al. 1961, OSTERTAG 1930, FORBES 1956), so treten schon vom 3. Lebensjahr an die Symptome einer Tetanie auf. Es werden Carpopedalspasmen beobachtet, die Zeichen von Trousseau und Chvostek können positiv sein, die Serumcalciumwerte liegen etwa bei 5 mg-%, die Serumphosphorwerte sind erhöht. Auf Calcium- und Parathormon sprechen die Kinder gut an, die meisten kommen aber mehrfach wegen rezidivierender tetanischer Anfälle in stationäre Behandlung. Haarausfall, sowie Veränderungen an den Zehen- und Fingernägeln können sich einstellen, die Moniliasis fehlt aber zunächst noch. Allmählich treten die Züge der Addisonschen Erkrankung hinzu. Der zeitliche Ablauf ist dabei ganz unterschiedlich, nach der Diagnosestellung des Hypoparathyreoidismus dauert es 1 Monat bis 10 Jahre, bis Zeichen der Nebenniereninsuffizienz hinzutreten.

Einen ähnlichen Ablauf zeigen die Fälle, bei denen zunächst eine Monilieninfektion besteht (Fälle von CRAIG et al. 1955, CABOT CASE 1954, WHITAKER et al. 1956). Im 2. bis 3. Lebensjahr findet man die charakteristischen Rhagaden und

Ulcerationen an den Mundwinkeln, den Lippen und eventuell auch Beläge der Mundschleimhaut, sowie Veränderungen an den Zehen und Fingernägeln. Teilweise haben die Kinder Ernährungsstörungen und Infekte durchgemacht, Leber und Milz können vergrößert sein. Nach längerem Verlauf wird der Hypoparathyreoidismus offenbar.

Als kennzeichnender Verlauf sei hier Fall 2 von CRAIG et al. wiedergegeben:

Der Junge kommt mit 10 Monaten wegen einer Pneumokokken-Pneumonie und einer Otitis erstmals zur Aufnahme. Mit $2^9/_{12}$ Jahren leidet er an einer Hautaffektion mit Stomatitis und an einem Infekt der Luftwege. Monilien werden noch nicht gefunden. Er erholt sich nicht recht, sondern erscheint chronisch krank. Ein neuer Schub stellt sich mit $2^{11}/_{12}$ Jahren ein. Die Mund- und Schleimhautläsionen zeigen jetzt in der Kultur, ebenso wie das Bronchialsekret Candida albicans. Die Lymphknoten sind generalisiert vergrößert. Milz und Leber sind tastbar. Die Calciumwerte liegen zwischen 8 und 9, die Phosphorwerte zwischen 4 und 5 mg-%. Mit $3^1/_{12}$ Jahren besteht wieder intermittierendes Fieber, es treten Diarrhoen auf, die periodisch in den folgenden 15 Monaten wiederkehren. Einmal wird im Stuhl Candida albicans nachgewiesen. Mit 5 Jahren treten erstmals Veränderungen an den Fingernägeln auf, auch Haarausfall wird jetzt beobachtet. Mit $6^3/_4$ Jahren wird erstmals an einen Hypoparathyreoidismus gedacht. Allmählich treten auch addisonartige Erscheinungen auf, mit $9^1/_2$ Jahren ist aber der ACTH-Test noch nicht eindeutig positiv. Erst 3 Monate vor dem mit $11^{10}/_{12}$ Jahren erfolgten Exitus tritt zunehmend die Adynamie und Mattigkeit des Addison auf. Nach einem akuten Infekt der Luftwege tritt schließlich innerhalb von 3 Tagen der Tod in einer typischen Addisonkrise ein.

Der Krankheitsablauf kann freilich auch gerade umgekehrt sein, wenn der Morbus Addison dem Hypoparathyreoidismus um Monate oder Jahre vorausgeht (Beobachtungen von DI GEORGE und PASCHKIS 1957, MALLORY und WOODRUFF 1958, SZCZEPANSKA und SAPIECHA 1959, TALBOT et al. 1952). Die Monilieninfektion tritt nur in einem Teil der Fälle hinzu, ist also nur fakultativ. Dagegen findet man bei den Geschwistern der Addison-Kranken mehrfach noch Hypoparathyreoidismus und Moniliasis ohne Nebenniereninsuffizienz (Beobachtung von CRAIG et al., mitgeteilt von COLLINS und WILLIAMS 1950, DI GEORGE und PASCHKIS 1957, SUTPHIN et al. 1943, MORSE et al. 1961, WAGNER 1960). Geht man vom Hypoparathyreoidismus aus, so könnte man also auch — wie eingangs festgestellt — sagen, daß der familiäre idiopathische Hypoparathyreoidismus bei einem Teil der Erkrankten mit einem Morbus Addison einhergeht, während die Moniliasis nur eine fakultative Erscheinung ist.

b) Pathologische Anatomie. Die obduzierten Fälle (OSTERTAG 1930, FORBES 1956, CABOT CASE, CARTER et al. 1959, CRAIG et al. 1955, LEONARD 1946, SZCEPANSKA und SAPIECHA 1954, WHITAKER et al. 1956, PERLMUTTER et al. 1956) zeigen übereinstimmend eine meist schwere Nebennierenrindendystrophie, die sich von der des unkomplizierten Morbus Addison nicht unterscheidet. Die Epithelkörperchen werden auch nach ausgedehnter Untersuchung entweder überhaupt nicht gefunden (acht von zwölf Autopsieberichten), im Fall 2 von CRAIG et al. wird nur ein kleines Epithelkörperchen, im Fall 3 werden vier kleine, meist aus Klarzellen aufgebaute Epithelkörperchen beobachtet. Zwei von ihnen sind lymphocytär durchsetzt. Insgesamt muß also der Hypoparathyreoidismus als morphologisch gut belegt angesehen werden. Über gleichzeitige Leberveränderungen wird mehrfach berichtet: Es werden periportale Fibrosen mit Bildung von Lymphfollikeln und Gallengangswucherungen, einmal eine Atrophie des linken Lappens mit Bindegewebswucherungen und entzündlichen Infiltraten und einmal

eine Lebercirrhose beobachtet (CRAIG et al., WHITAKER et al., PERLMUTTER et al.).
Es ist wohl zweifelhaft, ob diese Veränderungen nur auf die begleitende Moniliasis
— ohne Zeichen einer Moniliensepsis — zurückzuführen sind, im Falle von
PERLMUTTER et al. lag zudem gar keine Monilieninfektion vor. Lymphocytäre
Infiltrate werden auch in anderen Organen gefunden, so in Form einer Meningo-
Encephalitis (LEONARD, WHITAKER et al., CRAIG et al.). Die Schilddrüse zeigt
mehrfach lymphocytäre Infiltrate, teilweise mit einer Fibrose (PERLMUTTER et al.,
CRAIG et al., WHITAKER, LEONARD), einmal liegt eine Athyreose vor (CARTER et al.).
Über hypophysäre Veränderungen sind keine Mitteilungen gemacht. Auf ver-
mehrte Pseudokalkablagerungen im Pallidum und Putamen hat OSTERTAG auf-
merksam gemacht. Auch können Verkalkungen der Basalganglien vorhanden sein
(FORBES).

   c) **Pathogenese und Ätiologie.** Die Ätiologie des Syndroms ist bisher ungeklärt.
Der Moniliasis kann keine entscheidende Bedeutung zukommen. Der Hypoparathyreoidismus muß bei Fehlen der Epithelkörperchen als angeboren angesehen
werden, auch das familiäre Auftreten kann in diesem Sinne gewertet werden.
Da der postoperative Hypoparathyreoidismus nicht zur Nebennierenrindeninsuffizienz führt, kommt diesem gleichfalls keine führende Rolle im Krankheits-
komplex zu. Es bestehen einige physiologische Beziehungen zwischen Nebenschilddrüse und Nebenniere, wobei ein gewisser Antagonismus herrscht. Beim
Ausbruch des Morbus Addison bessert sich der Hypoparathyreoidismus eher
(LEIFER und HOLLANDER 1953), umgekehrt löst Cortisonzufuhr bei Hypoparathyreoidismus tetanische Krämpfe trotz fortlaufender Parathormongabe aus. In
der Beobachtung von PRADER et al. 1959 ging die Nebennierenatrophie mit einer
Hypercalcämie einher, die sich nach Cortisonzufuhr besserte. Die Beziehungen der
Nebenschilddrüse zur Hypophyse sind noch recht unklar, ein spezifisch tropes
Hormon besteht nicht. Nach neuen Befunden von BLIZZARD und KYLE (1963) ist
anzunehmen, daß bei der Trias Addison-Hypoparathyreoidismus-Moniliasis verschiedene Antigen-Antikörperkomplexe vorliegen. Von 71 Addison-Patienten
hatten zwölf gleichzeitig einen Hypoparathyreoidismus. Zehn von diesen zwölf
Fällen wiesen zirkulierende Nebennierenantikörper auf. Bei 21 Beobachtungen dieser
Serie lagen gleichzeitig zirkulierende Antikörper gegen Schilddrüse vor. KENNY
und HOLIDAY (1964) beschrieben zwei Geschwister, von denen das eine eine
Moniliasis, Hypoparathyreoidismus, Morbus Addison und eine Hashimotothyreoiditis aufwies. Antikörper wurden hier gegen Schilddrüse und Nebenniere nachgewiesen. Das Geschwister zeigt nur eine Moniliasis und einen Hypoparathyreoidismus.

5. Der familiäre Morbus Addison

   Tritt schon das Syndrom des Hypoparathyreoidismus mit Morbus Addison
öfters familiär auf, so gibt es auch unkomplizierte Addisonerkrankungen, die
familiär, hauptsächlich bei Geschwistern, auftreten. Von GUTTMAN (1930) wurde
der familiäre Addison noch in Zweifel gezogen, mittlerweile gibt es aber eine Reihe
autoptisch bestätigter Fälle. Es liegen uns Berichte von 20 Familien mit 42 mani-
festen Addisonerkrankungen und acht Fälle von „Addisonismus" vor. Bei letzteren
waren Geschwister manifest Erkrankter nur durch ihre stärkere Hautpigmentierung
und teilweise durch geringe körperliche Leistungsfähigkeit auffällig. Fast ausnahmslos handelt es sich um Geschwistererkrankungen. Die Beobachtung von
FLEMMING und MILLER aus dem Jahre 1900, wo eine addisonkranke Mutter vier mit
Addison behaftete Kinder hatte, ist einzigartig geblieben und leider nicht autoptisch bestätigt. Über Addisonismus in der Ascendenz berichten lediglich noch
WAKEFIELD und SMITH (1927). In dieser Familie trat neben einem autoptisch

kontrollierten Addison Hautpigmentierung bei zwei Brüdern sowie beim Vater und Großvater auf. Zwei väterliche Onkel der 20 und 17 Jahre alten Brüder von BROCHNER-MORTENSEN (1956) sind an Addison gestorben. Den Fall von BORGHINI (1937) verwerten wir in unserer Statistik nicht, da er nicht eindeutig ist.

Bei den Geschwistererkrankungen überwiegt das männliche Geschlecht: 27 Brüder, sieben Schwestern und zwei Pärchen sind als Addisonkranke beschrieben. Latent Addison krank sind sechs Brüder, in zwei Fällen ist uns das Geschlecht nicht bekannt (CROOM 1909). Die Familienanamnese ist im allgemeinen unergiebig, einmal ist bei den Eltern eine Lues nachgewiesen. Der familiäre Addison ist überwiegend eine Erkrankung des Kindes- und Jugendalters. Von 20 Familien hatte sich nur in vier (BERLIN 1952, WAKEFIELD und SMITH 1927, HEWITT 1957, HARRIS-JONES und NIXON 1955) der Addison im Erwachsenenalter entwickelt, bei den übrigen war die Erkrankung spätestens um das 20. Lebensjahr manifest geworden. Dabei ist auffällig, daß die Geschwister oft in der gleichen Altersstufe erkranken, teilweise auch in einem eng umgrenzten Zeitraum. Der Verlauf der Erkrankung unterscheidet sich nicht von dem anderer Fälle, dreimal (MOZZICO-NACCI et al. 1960, SHEPARD et al. 1959, STEMPFEL und ENGEL 1960) liegt offenbar nur ein partieller Addison mit normaler Aldosteronausscheidung vor. Bei einem Geschwisterpaar ist die Erkrankung mit einem Marfansyndrom kombiniert (BIE 1956). Es liegen uns 14 Autopsieberichte bei familiärem Addison vor, wobei je zwei Brüder von BOYD und MAC DONALD (1960), BIE (1956) sowie FAHR und REICHE (1919/1920) obduziert wurden. Eine angeborene Hypoplasie mit Entwicklungsstörung der Außenzone wurde in drei Familien [BOYD und MAC DONALD (1960), MITCHEL und RHANEY (1959), STEMPFEL und ENGEL (1960)], ein einseitiges Fehlen der rechten bei gleichzeitiger Dystrophie der linken Nebenniere einmal (WAKEFIELD und SMITH 1927) und eine doppelseitige Nebennierendystrophie in sechs Familien (acht Autopsieberichte: BERLIN, BIE, BRIGGS, FAHR und REICHE, SHEPARD, HEWITT) beobachtet. Eine anderweitige Ursache konnte niemals nachgewiesen werden, bei den nicht obduzierten Fällen wird nur einmal (MORABITO 1927) eine kongenitale Lues in Betracht gezogen.

6. Der kindliche Morbus Addison in Kombination mit Diabetes und anderen Konstitutionskrankheiten

Die Kombination eines Morbus Addison mit einem Diabetes ist selten. Unter 56 Fällen trat 37mal zuerst der Diabetes, 13mal zuerst der Morbus Addison auf, während in sechs Beobachtungen beide Krankheiten simultan in Erscheinung treten (NICOL und NICOL 1960). Zwei Beobachtungen betreffen Kinder (STANTON et al. 1954, GOULD und SHLEVIN 1950). Bei STANTON handelt es sich um einen $2^1/_2$jährigen Knaben mit Diabetes. In der Familie ist bereits Diabetes aufgetreten, während die Eltern und eine Schwester gesund sind. Ein Bruder ist im Alter von 10 Monaten an einer unbekannten Krankheit gestorben. Bis zum 9. Lebensjahr ist bei dem Jungen der Diabetes unter Insulin und Diät leidlich kompensiert, dann treten zunehmend Anorexie und gastrointestinale Erscheinungen auf. Die Insulinempfindlichkeit steigt, so daß die Dosierung herabgesetzt werden muß. Mit 10 Jahren tritt deutlich das Bild des Addison hervor, die 17-Ketosteroide liegen nach ACTH-Stimulierung bei 0,35 mg/24 Std. Auf spezifische Therapie bessern sich die Symptome rasch, der Junge befindet sich weiter unter Dauertherapie wohl. Ein Autopsiebericht liegt von dem 15jährigen Jungen von GOULD und SHLEVIN vor, der seit dem 10. Lebensjahr an Diabetes leidet. Auch ein jüngerer Bruder ist an Diabetes erkrankt. Der Addison bricht etwa $1/_2$ Jahr vor dem Tod aus und führt zu einer schweren Krise, die zunächst beherrscht werden kann. Auch hier macht die gesteigerte Insulinempfindlichkeit eine Senkung der Dosierung erforderlich. 4 Monate nach der ersten Krise erfolgt der Tod an einer plötzlich auftretenden Nebenniereninsuffizienz. Bei der Autopsie sind an Stelle der Nebennieren nur kleine Fragmente braunen Gewebes erkennbar. Mikroskopisch findet man von Bindegewebe eingeschlossene Rindenzellen mit reichlich lymphocytären Infiltraten. Das Pankreas zeigt eine Verminderung und Verkleinerung der Langerhansschen Inseln (keine A-B-Zelldifferenzierung). Schilddrüse und Nebenschilddrüse zeigen keinen Befund.

In allen autoptisch kontrollierten Fällen wurde eine Nebennierendystrophie gefunden. Über eine pathogenetische Verknüpfung der beiden endokrinen Störungen fehlen sichere Unterlagen. Möglicherweise ist auch hier — wie beim MB-Schmidt-Syndrom und beim Hypoparathyreoidismus — mit dem Auftreten mehrerer Autoantikörper zu rechnen.

Ein besonderes Syndrom stellen diejenigen kindlichen Addisonfälle dar, die mit einer Hirnsklerose verbunden sind. FANCONI et al. (1963) stellen mit einer eigenen klinisch und autoptisch genau untersuchten Beobachtung zehn Fälle dieses Syndroms zusammen (SIEMERLING und CREUTZFELD 1923, PFISTER 1936, ADAMS und KUBIK 1952, GAGNON und LEBLANC 1959, LICHTENSTEIN und ROSENBLUTH 1959, MEAKIN et al. 1959, BRUN und VOIGT 1960, HOEFNAGEL et al. 1962, NELSON et al. 1962, FANCONI et al. 1963)[1]. Bei allen Patienten handelt es sich um Knaben, in der Hälfte der Beobachtungen sind offenbar einzelne, nahe männliche Verwandte vom gleichen Leiden betroffen. Der Morbus Addison setzt vor den neurologischen Symptomen ein und manifestiert sich teilweise nur in verstärkter Hautpigmentierung, kann aber klinisch auch ebenso große Bedeutung gewinnen wie die Hirnerkrankung. Morphologisch liegt immer eine Nebennierendystrophie vor. Nebennierenantikörper konnten im Fall von FANCONI et al. durch BLIZZARD nicht gefunden werden. Die Hirnerkrankung ist eine schwere diffuse Sklerose mit bevorzugtem Befall der Großhirnhemisphären, teils aber auch mit atypischen Lokalisationen im Kleinhirn und Hirnstamm. FANCONI et al. nehmen an, daß es sich um ein familiär auftretendes, vermutlich genetisch bedingtes Leiden mit recessiv-geschlechtsgebundenem, x-chromosomalem Erbgang handelt.

7. Pathogenese der primären Nebennierendystrophie

Die primäre Nebennierendystrophie war bis vor wenigen Jahren ein ätiologisch völlig ungeklärtes Leiden. Vasculäre Schrumpfungen, wie auch zur Verschwielung führende Prozesse, etwa bei Syphilis, müssen scharf von ihr abgegrenzt werden. Im älteren Schrifttum wird die „cytotoxische Schrumpfnebenniere" als Endzustand verschiedener toxischer oder entzündlicher Prozesse aufgefaßt. Dem steht das monomorphe Bild gegenüber, das auf eine primäre Parenchymläsion hinweist, während ein umfangreicherer, granulationsgewebsbildender und destruierender Entzündungsprozeß ausbleibt. Die Entdeckung von Autoantikörpern gegen Nebennierengewebe bei Addisonkranken mit primärer Dystrophie (ANDERSON et al. 1957) läßt vermuten, daß die Erkrankung auf immunpathologische Vorgänge zurückzuführen ist, zumal Kombinationen mit einer Struma lymphomatosa (M. B. Schmidt-Syndrom) nicht selten sind und dann sowohl Nebennieren- wie Schilddrüsen-Antikörper festgestellt werden können. Bei einem 13jährigen Mädchen sah dies MEAD (1962). Die Antikörper geben eine positive Komplementbindung und sind organspezifisch, aber nicht speciesspezifisch (MILGROM und

---

[1] Ein neuer Fall eines 9¹/₂-jähr. Knaben wurde von BLAW et al. mitgeteilt (Arch. Neurology 11, 626); ein 12. Fall (10-jähr. Knabe) von DUBOIS et al. (Helv. paediat. Acta 19, 528 [1964]).

WITEBSKY 1962, MILGROM et al, 1963, BLIZZARD und KYLE 1963). Im Tierversuch lassen sich mit autologen und homologen Nebennierenhomogenaten Parenchymläsionen und rundzellige Infiltrate in der Nebennierenrinde erzielen (STEINER et al., 1960, KRACHT 1962), die eine gewisse Parallele zur primären Dystrophie darstellen, wenn es auch nicht gelungen ist, das vollentwickelte Bild zu erzeugen. Von 124 Kontrollpersonen ohne Morbus Addison wiesen nur vier zirkulierende Antikörper auf, die Komplementbindung war stets negativ (BLIZZARD und KYLE 1963).

So kann heute die Zuordnung der primären Nebennierendystrophie zur Gruppe der Autoimmunkrankheiten als gut begründet angesehen werden, wobei auch komplexe Störungen der Immunhomoiostase (KRÜCK 1964) bei gleichzeitiger Moniliasis und Hypoparathyreoidismus einerseits und Hashimotothyreoiditis andererseits in Rechnung zu setzen sind (BLIZZARD und KYLE 1963). Daß darüber hinaus genetische Faktoren mit im Spiele sein können, wurde bereits betont.

8. Die Tuberkulose als Ursache des kindlichen Morbus Addison

Die gering gewordene Bedeutung der Nebennierentuberkulose in der Genese des kindlichen Morbus Addison kommt darin zum Ausdruck, daß seit der Statistik von JAUDON 1946 nur mehr zwei sichere Beobachtungen mitgeteilt wurden (CORREA et al, 1952, LAPLANE et al. 1948). Aus der älteren Literatur (LEWIN 1895, STROHMEYER 1938) geht eindeutig hervor, daß die Nebennierentuberkulose nicht vor dem 11. Lebensjahr auftritt und erst von der Pubertät an relativ häufiger wird. Dies ist aus der Pathogenese der Nebennierentuberkulose heraus verständlich. Dauert es doch nach der hämatogenen Streuung aus einem Primärherd oder aus einem postprimären Herd 4 bis 27 Jahre, bis soviel Nebennierengewebe zerstört ist, daß es zum Ausbruch eines Morbus Addison kommen kann (GSELL und UEHLINGER 1933). Die weit überwiegende Zahl der Nebennierentuberkulosen läßt denn auch die Nebenniereninsuffizienz erst im Erwachsenenalter manifest werden. Eine ungewöhnliche Ausnahme ist die Beobachtung von SCHMORL und KOCKEL (1894), bei der die Nebennierentuberkulose diaplacentar bei schwerer Tuberkulose der Mutter entstand. Die Beteiligung der Nebennieren bei kongenitaler Tbc ist in einzelnen Fällen beschrieben (HUGHESDON 1949), bei allgemeiner hämatogener Aussaat treten hierbei miliare Herdchen auch in der Nebennieren auf.

Literatur

Der kindliche Morbus Addison

(Allgemeine Literatur, Statistiken usw.)

ANDERSON, J. R., R. B. GONDIE, K. G. GRAY, and G. C. TIMBURY: Autoantibodies in Addison's disease. Lancet 1957 I, 1123.

BLIZZARD, R. M., R. V. CHANDLER, M. A. KYLE, and W. HUNG: Adrenal antibodies in Addison's disease. Lancet 1962 II, 901.

—, and M. KYLE: Studies of adrenal antigens and antibodies in Addison's disease. J. clin. Invest. 42, 1653 (1963).

BROCH, O. J.: Addison's disease. I. Remarks regarding its clinical features, prognosis and treatment. Acta med. scand. 125, 371 (1946).

DUFF, G. L., and C. BERNSTEIN: Five cases of Addison's disease with socalled atrophie of the adrenal cortex. Bull. Johns Hopkins Hosp. 52, 67 (1933).

FRIEDMAN, N. B.: Pathology of adrenal gland in Addison's disease with special reference to adrenocortical contraction. Endocrinology 42, 181 (1948).

GSELL, O., u. E. UEHLINGER: Tuberkulöser Morbus Addison. Stellung der Nebennieren-Tuberkulose im Ablauf der tuberkulösen Infektion. Beitr. Klin. Tuberk. 83, 121 (1933).

GUTTMAN, P. H.: Addison's disease. A statistical analysis of 566 cases and a study of the pathology. Arch. Path. 10, 742 (1930).

HEDINGER, E.: In LABHART, Klinik der inneren Sekretion. Berlin-Göttingen-Heidelberg: Springer 1957.

HUGHESDON, M. R.: Congenital tuberculosis. Arch. Dis. Childh. 21, 121 (1946).
JAUDON, J. C.: Addison's disease in children, critical review. J. Pediat. 28, 737 (1946).
— Hypofunction of the adrenals during early life. J. Pediat. 29, 696 (1946).
KOVACS, W.: Zur Nebennierenpathologie. Beitr. path. Anat. 79, 213 (1928).
KRACHT, J.: Die primäre Atrophie der Nebennierenrinde. X. Symposion dtsch. Ges. Endokrinologie Wien 1963.
LEWIN, G.: Über Morbus Addisoni: mit besonderer Berücksichtigung der eigentümlichen, abnormen Pigmentation der Haut. Charité-Annalen X, 630 (1885).
— Über Morbus Addisoni. II. Theil. Charité-Annalen XVII, 536 (1892).
McNICOL, G. P., and M. W. McNICOL: Addison's disease complicated by diabetes mellitus, report of a case. Scot. med. J. 5, 30 (1960).
MEAD, K.: Autoimmune Addison's disease. New Engl. J. Med. 266, 583 (1962).
MILGROM, F., and E. WITEBSKY: Immunological studies on adrenal glands; I. Immunization with adrenals of foreign species. Immunology 5, 46 (1962).
—, M. TUGGAC, and E. WITEBSKY: Immunological studies on adrenal glands III. interspecies relations of thermostable adrenal spezific antigens. Immunology 6, 105 (1963).
O'DONNEL, W. M.: Changing pathogenesis of Addison's disease. Arch. intern. Med. 86, 266 (1950).
SCHMIDT, M. B.: Eine biglanduläre Erkrankung bei M. Addison. Verh. dtsch. path. Ges. 37, 121 (1926).
SLOPER, J. C.: The pathology of the thyroid in Addison's disease. J. Path. Bact. 66, 53 (1953).
STEINER, J. W., B. LANGER, D. L. SCHATZ, and R. VOLPE: Experimental immunologic adrenal injury. A response to injections of autologous and homologous adrenal antigens in adjuvant. J. exp. Med. 112, 187 (1960).
STROHMEYER, M.: Über das Vorkommen von M. Addison im Kindesalter. Dissertation Göttingen 1938.   +   + +
TURPIN, R., J. LAFOURCADE, R. GORIN, B. CAILLE, J. TERRIS, A. DEFRANOUX, C. SALAMA et G. NORMAND: L'atrophie corticosurrénale de l'enfant. Ann. Pédiat. 37, 2123/P 303 bis 2134/P 314 (1961).
WEINER, H. A.: So called atrophy of the adrenal cortex with intranuclear inclusions. Amer. J. Path. 12, 411 (1936).
WELCH, R. G.: Addison's disease in a nine year old girl. Brit. med. J. 27, 980 (1957).
WELLS, H. G.: Addison's disease with selective destruction of the suprarenal cortex. Arch. Path. 10, 499 (1930).

Der kindliche Morbus Addison

(Kasuistik seit der Statistik von JAUDON 1946)

BESSMAN, S. P.: Clin. Proc. Child. Hosp. (Wash.) 5, 173 (1948).
BICKEL, H., u. O. STAMM: Über einen Fall von M. Addison im Kindesalter infolge Nebennierencirrhose. Helv. paediat. Acta 3, 53 (1948).
BOCCHERINI, B., e G. NATOLI: Su di un caso di morbo di Addison da probabile atrofia corticosurrenale. Arch. ital. Pediat. 19, 477 (1959).
BURDIK, W. F., R. O. WARTHEN, J. E. CASSIDY, and W. W. WELSH: Addison's disease in a five and one half year old boy. Am. J. Dis. Child. 80, 975 (1950).
CORREA, O., y A. PIERA: Rev. chil. Pediat. 23, 110 (1952).
DEMIRAG, B.: Addison-Syndrom bei chronischer Malaria. Ann. paediat. (Basel) 169, 65 (1947).
GARRAHAN, J. P., R. L. RAFAEL, A. SAMPAYO y DI PIETRO: Enfermedad de Addison par atrofia de las adrenales en un nino de 16 meses. Arch. argent. Pediat. 37, 220 (1952).
GOULD, K. S., and E. L. SHLEVIN: Addison's disease complicating diabetes mellitus in adolescence. Ann. intern. Med. 43, 1092 (1955).
GREENBERG, R. E.: Addison's disease in children. J. Pediat. 52, 54 (1958).
HNATEK, J., and V.VALACH: Morbus Addisoni nétuberkulosniho ho puvoda 10-letého chlapze. Pediat. Listy 5, 346 (1950).
LAPLANE, R., et D. FRITEL: Pigmentation cutanéo-muqueuse, seule manifestation d'une maladie d'Addison jusqu'à sa periode ultime. Arch. franç. Pédiat. 5, 282 (1948).
MOURIQAND, G., D. DECHAVANNE et J. LAAGEL: Pédiatrie 40, 67 (1951).
PATZEROWA, T.: Przypadek choroby Addisona u chlopka 12-letniego. Pediat. pol. 28, 416 (1953).
PUIG, J., and J. M. Lo PRESTI: Chronic adrenal insufficiency in childhood. Clin. Proc. Child. Hosp. (Wash.) 14, 8 (1958).
RICE, E. C., G. H. GUIN, and J. TROENDLE: A five years old Addison's disease at the childrens hospital. Clin. Proc. Child. Hosp. (Wash.) 12, 272 (1956).
RUSSEL, A., and C. T. POTTER: Addison's disease in childhood. Proc. roy. Soc. Med. 44, 957 (1951).

STANTON, E. R., H. W. JONES, and A. MARBLE: Coexisting diabetes mellitus and Addison's disease. Observations and report of a case in a 10 years old boy. Arch. intern. Med. **93**, 911 (1954).

TANGHERONI, W., e E. BOTTONE: Su un caso di morbo di Addison nell' infancia. Considerationi cliniche e terapeutiche. Acta paediat. lat. (Reggio Emilia) **6**, 903 (1953).

TURPIN, R., J. LAFOURCADE, R. GORIN, B. CAILLE, J. TERRIS, A. DEFRANOUIX, C. SALAMA et G. NORMAND: L'atrophie cortico-surrénale de l'enfant. Ann. Pédiat. **37**, 2123/P 303 bis 2134/P 314 (1961).

WELCH, R. G.: Addison's disease in a nine year old girl. Brit. med. J. **27**, 980 (1957).

Der kindliche Morbus Addison

(Morbus Addison mit Hypoparathyroidismus)

CABOT Case 40361: Case records of the Massachusetts general Hospital. New Engl. J. Med. **251**, 442 (1954).

CARTER, A. C., S. A. KAPLAN, A. P. DEMAYO, and D. J. ROSENBLUM: Unusual case of idiopathic hypoparathyroidism, adrenal insufficiency, hypothyroidism and metastatic calcifications. J. clin. Endocr. **19**, 1633 (1959).

COLLINS, A., and R. R. WILLIAMS: Idiopathic hypoparathyroidism with papilledema in a boy of 6 years of age: report of a case, associated with moniliasis. Pediatrics **5**, 998 (1950).

CRAIG, J. M., L. H. SCHIFF, and J. E. BOONE: Chronic moniliasis associated with Addison's disease. Amer. J. Dis. Child. **89**, 669 (1955).

DI GEORGE, A. M., and K. PASCHKIS: The syndrome of Addison's disease, hypoparathyroidism and superficial moniliasis. Amer. J. Dis. Child. **94**, 476 (1957).

FORBES, G. B.: Clinical features of idiopathic hypoparathyroidism in children Ann. N. Y. Acad. Sci. **64**, 432 (1956).

LEIFER, E., and W. HOLLANDER: Idiopathic hypoparathyroidism and chronic adrenal insufficiency: a case report. J. clin. Endocr. **13**, 1264 (1953).

HANSEN, A. E.: Diskussionsbemerkung zu GEORGE und PASCHKIS.

KENNY, F. M., and M. A. HOLIDAY: Hypoparathyroidism, moniliasis, Addison's and Hashimoto's diseases. New Engl. J. Med. **271**, 708 (1964).

LEONARD, M. F.: Chronic idiopathic hypoparathyroidism with superimposed Addison's disease in a child. J. clin. Endocr. **6**, 493 (1946).

McMAHON, F. G., D. V. COOKSON, J. D. KABLER, and S. L. INHORN: Idiopathic hypoparathyroidism and idiopathic adrenal cortical insufficiency occuring with cystic fibrosis of pankreas. Ann. intern. Med. **51**, 371 (1959).

MALLORY, B. M., and C. W. WOODRUFF: Addison's disease in three six year old boys. Amer. J. Dis. Child. **95**, 364 (1958).

MORSE, W. J., W. A. COCHRANE, and P. L. LANDRIGAN: Familial hypoparathyroidism with pernicious anemia, steatorrhoea and adrenocortical insufficiency. A variant of mucoviscidosis. New Engl. J. Med. **264**, 1021 (1961).

OSTERTAG, B.: Die an bestimmte Lokalisation gebundenen Kongremente des Zentralnervensystems und ihre Beziehung zur Verkalkung intracerebraler Gefäße bei gewissen endokrinen Erkrankungen. Virchows Arch. path. Anat. **275**, 828 (1930).

PAPADATOS, C., and R. KLEIN: Addison's disease in a boy with hypoparathyroidism. J. clin. Endocr. **14**, 653 (1954).

PERLMUTTER, M., R. R. ELLISON, L. NORSA, and A. R. KANTROWITZ: Idiopathic hypoparathyroidism and Addison's disease. Amer. J. Med. **21**, 634 (1956).

PRADER, A., E. UEHLINGER, und R. ILLIG: Hypercalcämie bei Morbus Addison im Kindesalter. Helv. paediat. Acta **14**, 607 (1959).

SUTPHIN, A., F. ALBRIGHT, and D. J. McCUNE: Five cases (three in siblings) of idiopathic hypoparathyroidism associated with moniliasis. J. clin. Endocr. **3**, 625 (1943).

SZCZEPANSKA, H., and J. SAPIECHA: Addison's disease with hypofunction of the parathyroid glands. Arch. Dis. Childh. **34**, 498 (1959).

TALBOT, N. B., A. M. BUTLER, and E. A. MAC LACHLAN: The effect of testosterone and allied compounds on the mineral, nitrogen and carbohydrate metabolism of a girl with Addison's disease. J. clin. Invest. **22**, 583 (1943).

—, E. H. SOBEL, J. W. McARTHUR, and J. D. CRAWFORD: Functional Endocrinology from Birth through Adolescence. Harvard Univ. Press: Cambridge, Mass. 1952.

WAGNER, R.: The syndrome of chronic hypoparathyroidism, Addison's disease and superficial moniliasis. Exp. Med. Surg. **18**, 157 (1960).

WHITAKTER, J., B. H. LANDING, U. M. ESSELBORN, and R. R. WILLIAMS: The syndrome of familial juvenile hypoadrenocorticism, hypoparathyroidism and superficial moniliasis. J. clin. Endocr. **16**, 1374 (1956).

Der kindliche Morbus Addison

(Der familiäre Morbus Addison)

BERLIN, R.: Addison's disease: familial incidence and occurence in association with pernicious anemia. Acta med. scand. 144, 1 (1952).

BIE, J.: Morbus Addisonii hos born. Nord. Med. 55, 193 (1956).

BORGHINI, G.: Morbo di Addison familiare. G. Clin. med. 18, 435 (1937).

BOYD, J. F., and A. M. MAC DONALD: Adrenal cortical hypoplasia in siblings. Arch. Dis. Childh. 35, 561 (1960).

BRIGGS, J. N., J. F. GOODWIN, and A. WILSON: Addison's disease occuring in two brothers. Brit. med. J. 1, 115 (1951).

BROCHNER-MORTENSEN, K.: Familial occurence of Addison's disease. Acta med. scand. 156, 205 (1956).

CROOM, D. H.: Addisonism as a family disease. Lancet, 1909 I, 603.

CURSCHMANN, H.: Über familiären Morbus Addison u. Addisonismus. Wien. med. Wschr. 1940, 327

FAHR, TH., u. F. REICHE: Zur Frage des Morbus Addison. Frankf. Z. Path. 22, 231 (1919/20).

FLEMING, A. R., and J. MILLER: A family with Addison's disease. Brit. med. J. 1, 10/4 (1900).

HARRIS-JONES, J. N., and P. G. F. NIXON: Familial Addison's disease with spastic paraplegia. J. clin. Endocr. 15, 739 (1955).

HEWITT, P. H.: Addison's disease occuring in sisters. Brit. med. J. 2, 1530 (1957).

MEAKIN, J. W., D. H. NELSON, and G. W. THORN: Addison's disease in two brothers. J. clin. Endocr. 19, 726 (1959).

MITCHELL, R. G., and K. RHANEY: Congenital adrenal hypoplasia in siblings. Lancet 1959 I, 488.

MORABITO, F.: Pediatria 35, 969 (1927).

MOZZICONACCI, P., J. L'HIRONDEL, F. GIRARD, et C. ATTAL: Maladie d'Addison familiale avec insufficiance surrénale disociée. Sem. Hôp. Paris, Ann. Paed. 36, 1529 (1960).

ROBERTS, M. H., and P. F. BAEHREN: Adrenocortical insufficiency observed in three male infants in one family. J. med. Ass. Ga 41, 299 (1952).

SHEPARD, T. H., B. H. LANDING, and D. G. MASON: Familial Addison's disease: Case report of two sisters with corticoid deficiency, unassociated with hypoaldosteronism. Amer. J. Dis. Child. 97, 154 (1959).

SMITH, T. W., and A. R. HIGGINS: Addison's disease in two brothers. Milit. Surg. 110, 180 (1952).

STEMPFEL, R. S., and F. L. ENGEL: A congenital familial syndrome of adrenocortical insufficiency. J. Pediat. 57, 443 (1960).

WAKEFIELD, E. G., and E. E. SMITH: Addison's disease, suprarenalopathies, sclerosis of glands of internal secretion; clinical reports and review of literature; necropsy findings and illustrations. Amer. J. med. Sci. 174, 343 (1927).

Morbus Addison mit Hirnsklerose im Kindesalter

ADAMS, R. D., and C. S. KUBIK: The Morbid Anatomy of the Demyelinative Diseases. Amer. J. Med. 12, 510 (1952).

BLAW, M. E., K. OSTERBERG, P. KOZAK and E. NELSON: Sudanophilic Leukodystrophy and Adrenal Cortical Atrophy. Arch. Neurology 11, 626, (1964).

BRUN, A., u. G. E. VOIGT: Entzündliche cerebrale Sklerose mit Nebennierininsuffizienz. Dtsch. Z. Nervenheilk. 180, 654 (1960).

DUBOIS, R., H. LOEB, R. PARMENTIER, O. PERIER, H. SZLIWOWSKI: Maladie d'Addison et sclérose diffuse de Schilder Helv. paediat. Acta 19, 528 (1964).

FANCONI, A., A. PRADER, W. ISLER, F. LÜTHY und R. SIEBENMANN: Morbus Addison mit Hirnsklerose im Kindesalter. Ein hereditäres Syndrom mit X-chromosomaler Vererbung? Helv. paediat. Acta 18, 480 (1963).

GAGNON, J., et R. LEBLANC: Sclérose cérébrale diffuse avec mélanodermie et atrophie surrénale. Un. méd. Can. 88, 392 (1959).

HOEFNAGEL, D., S. VAN DEN NOORT, and S. H. INGBAR: Diffuse Cecebral Sclerosis with Endocrin Abnormalities in Young Males. Brain 85, 553 (1962).

LICHTENSTEIN, B. W., and P. F. ROSENBLUTH: Schilder's Disease with Melanoderma. J. Neuropath. exp. Neurol. 18, 384 (1959).

MEAKON, J. V., D. H. NELSON, and G. W. THORN: Addison's Disease in two Brothers. J. clin. Endocr. 19, 726 (1959).

NELSON, E., K. OSTERBERG, M. BLAW, J. STORY, and P. KOZAK: Electron Microscopic and Histochemical Studies in Diffuse Sclerosis (Sudanophilic Type). Neurology (Minneap.) 12, 896 (1962).

PFISTER, R.: Beitrag zur Kenntnis der diffusen Hirnsklerose. Arch. Psychiat. Nervenkr. 105, 1 (1936).

SIEMERLING, E., u. H. G. CREUTZFELD: Bronzekrankheit und sklerosierende Encephalomyelitis (diffuse Sklerose). Arch. Psychiat. Nervenkr. 68, 217 (1923).

F. Die Nebennieren bei Infektionskrankheiten im Kindesalter

1. Allgemeine Pathologie der infektiös-toxischen Nebennierenläsionen

a) Die Lehre vom Allgemeinen Adaptationssyndrom (SELYE 1950) stellt die Nebenniere in den Mittelpunkt der Abwehrvorgänge gegenüber einer Vielzahl von Schädigungsmöglichkei-
ten, die als „Stressoren"
den Organismus treffen
können. Die akuten In-
fektionskrankheiten ha-
ben im Experiment viel-
fach als Modell für das
Studium der Reizbeant-
wortung gedient. Grund-
legend sind hier beson-
ders die Forschungen
TONUTTIS (1942 bis 1950)
am Beispiel der Diphthe-
rieintoxikation gewor-
den.

Jeder infektiös-toxi-
sche Prozeß beeinflußt
die Nebennierenrinde
von zwei Seiten her: Der
unspezifische Reiz führt
über eine vermehrte
ACTH-Ausschüttung zu
einer Stimulierung der
Nebennierenrinde, die
mit einer abgestuften
Folge morphokinetischer
Reaktionen antwortet.
Der unspezifische Reiz
entspricht also dem
„Stress" SELYES. Die
Aktivitätssteigerung der
Nebennierenrinde ist am
Verlust der sudanophilen
Substanzen, am Auftre-

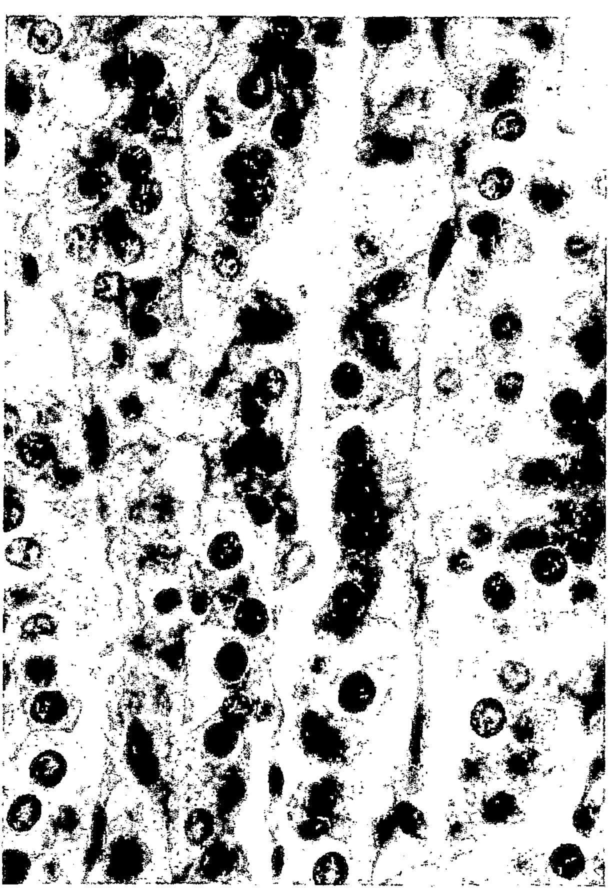

Abb. 53. (427/58) Kernpyknosen in der Zona fasciculata. Säugling mit interstitieller Pneumonie und Cytomegalie. — Vergr. 740fach, H. E. —

ten lipoidfreier Vacuolen, an der Vergrößerung der Zellkerne und an der Vermehrung sog. dunkler Rindenzellen ablesbar.

Der *spezifische Reiz* entspricht der toxischen Schädigung des Gewebes durch
das jeweilige Agens selbst, das ubiquitär in der Körperperipherie wirksam werden
kann. Die Untersuchungen von TONUTTI haben gezeigt, daß eine Schädigung des
Nebennierenrindengewebes nur beim Zusammentreffen beider Komponenten
eintritt. Unter dem morphokinetischen Einfluß der ACTH-Stimulierung wird die
Nebennierenrindenzelle besonders vulnerabel für die spezifische Toxinwirkung,
während die Ausschaltung von ACTH durch Hypophysektomie sie für das Toxin
unempfindlich macht.

Gegenstand der Diskussion ist im Einzelfall aber noch die Rollenverteilung
zwischen den beiden Impulsen. Unter dem Eindruck der Lehre vom Adaptations-

syndrom und nach der Auffassung von SELYE selbst wird eine übermäßige ACTH-Stimulierung allein für die Rindenschädigung verantwortlich gemacht. Besonders bei den Betrachtungen zur Pathogenese des Waterhouse-Friderichsen-Syndroms kommt diese Auffassung in der Literatur immer wieder zum Ausdruck. Es konnte aber gezeigt werden, daß — im Gegensatz zur Ratte (INGLE 1951) — beim Menschen auch extrem hohe ACTH-Dosen keine Rindennekrose verursachen (ODONNEL et al. 1951), zum anderen kann bei bestimmten Giften (Meningokokkenantigene) auch die Hypophysektomie die hämorrhagische Rindennekrose nicht verhindern (WAWERSIK 1952). Der spezifische, die Rindenzelle treffende toxische Reiz behauptet also neben dem unspezifischen adaptativen Geschehen seine Rolle. Von seiner Art und Stärke wird das Bild der Nebennierenrinde wesentlich mitbestimmt

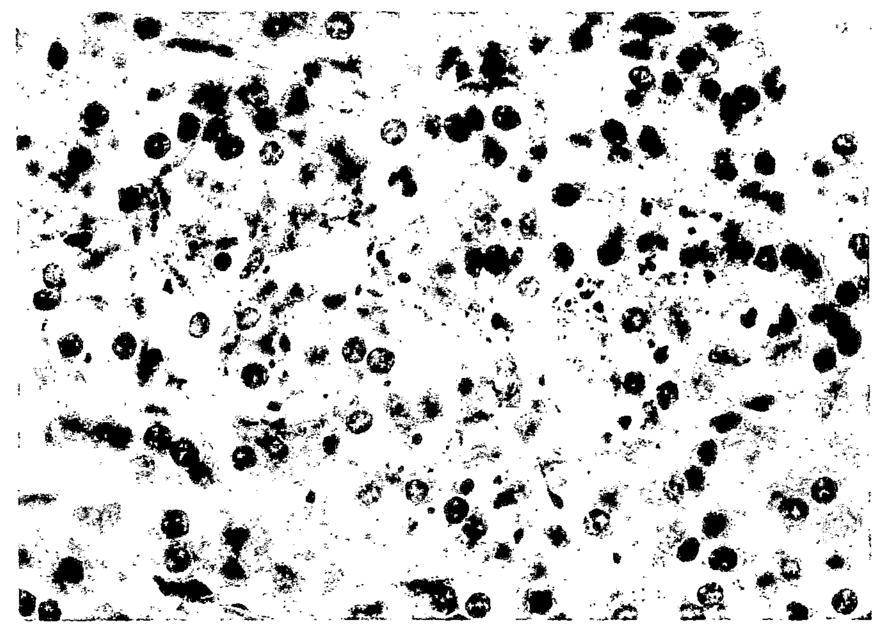

Abb. 54. (427/58) Kernzerfall in der Zona fasciculata bei Cytomegalie (hier kein Einschlußkörper getroffen). — Vergr. 600fach, H. E. —

sein. Eine präzise Zuordnung der verschiedenen Einzelphänomene am Nebennierenrindengewebe zu einer der beiden Komponenten ist heute noch nicht möglich.

Der Lipoidverlust (Diaprasie: BACHMANN 1954) erscheint morphologisch zunächst in einer „Aufsplitterung" der Tröpfchen (DIETRICH 1918) im Plasma, die Zelle wird zunehmend wabig umgewandelt, wobei fettfreie Vacuolen den Raum einnehmen können. Die so entleerte Zelle kollabiert schließlich. Der Lipoidschwund tritt entweder in einzelnen kleinen Arealen auf oder betrifft bandförmig bestimmte Zonenabschnitte. Schließlich kann im Extremfall die gesamte Rinde frei von Lipoiden sein. Der Begriff der „Erschöpfung" ist auch für diese totale Entspeicherung nicht korrekt, da damit zu rechnen ist, daß auch in diesem Zustand aktiv Rindenhormone sezerniert werden. Der Erschöpfungsbegriff ist morphologisch nicht exakt zu umschreiben.

Die Säuglingsnebennierenrinde zeigt bei vielen schweren Allgemeinerkrankungen ausgeprägte Lipoidverluste. Dabei ist die junge, sich langsam entwickelnde Glomerulosa vielfach von der Entspeicherung markant ausgenommen, während die

Fasciculata total entspeichert sein kann. Es ist verständlich, daß aber bei den sehr verschiedenen Ausgangssituationen große Variationen im Lipoidgehalt der Nebennieren bestehen können. In den beiden ersten Lebenswochen reagiert die Außenzone auf eine entsprechende Belastung im allgemeinen ebenfalls bereits mit Lipoidverlusten, wobei hier mehr die peripheren Zellagen betroffen sind. Die involvierende, verfettende Innenzone wird von infektiös-toxischen Einflüssen dagegen nicht nachweislich tangiert.

Die Bestimmung des Cholesterins und seiner Ester im Schnittpräparat zeigt im Prinzip zur Sudanfärbung parallele Befunde, eventuell einen rascheren Schwund als die sudanophilen Stoffe. SYMINGTON et al. (1956) konnten an operativ gewonnenen Nebennieren Erwachsener vor und nach ACTH-Stimulation zeigen, daß der in der Fasciculata vor sich gehende Lipoidschwund mit einer Vermehrung kompakter „dunkler" Rindenzellen Hand in Hand geht. Diese kompakten Zellen sind — im Gegensatz zur lipid-beladenen Fasciculatazelle — reich an RNS sowie an saurer und alkalischer Phosphatase.

Die allgemeine Morphologie der Rindenläsion, zu der wesentliche ältere Beiträge von THOMAS (1911), DIETRICH (1918) u. a. vorliegen, läßt Parallelen zu infektiöstoxischen Schädigungen am Leberläppchen und am Tubulusapparat der Nieren erkennen, einige wesentliche orthologische Besonderheiten liegen aber vor. Zudem bietet die Säuglingsnebennierenrinde noch spezielle Aspekte, die bei toxischen Läsionen zur Geltung kommen.

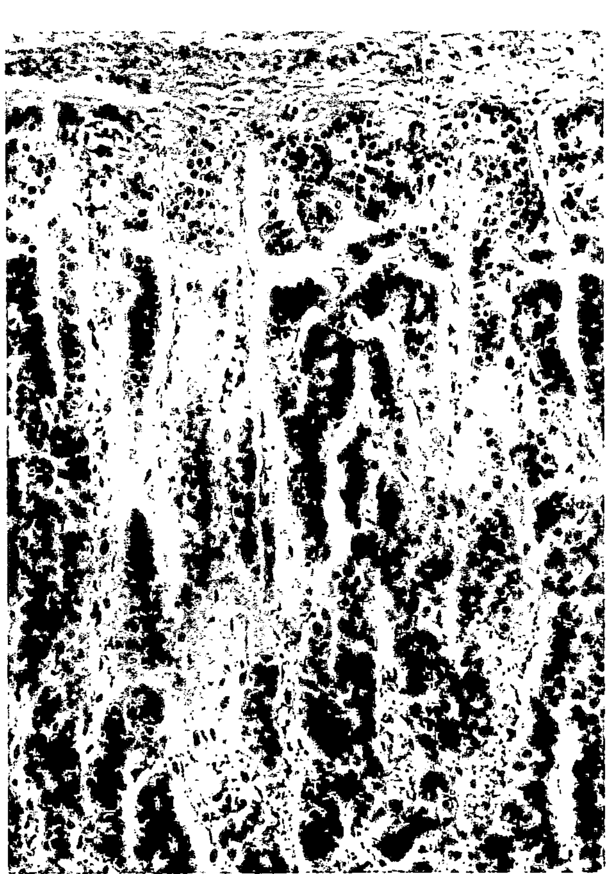

Abb. 55. (519/59) 1½jähr. Kind mit Meningokokken-Meningitis. Nekrosen in der Zona fasciculata. — Vergr. 190fach, H. E. —

Die regelhafte Struktur der Säuglingsnebennierenrinde ist die Zona fasciculoarciformis, eine abgegliederte Zona glomerulosa und reticularis sind noch nicht entwickelt. Das Zellgefüge im Schleifenteil ist offenbar besonders locker, so daß Zellausfälle und Dissoziationen besonders leicht eintreten und postmortale Einflüsse sich hier am ehesten bemerkbar machen.

Der vorwiegende Zelltyp in der Nebennierenrinde ist der Spongiocyt, daneben findet man in jeder Rinde die sog. dunkle Rindenzelle mit kleinerem dichteren Kern und acidophilem, lipoidarmen bis lipoidfreien Plasma. Bei jeder Aktivierung kommt es zu einer Vermehrung dieses dunklen Zelltyps, der auch elektronenoptisch erfaßbar ist. Ohne scharfe Grenze geht die dunkle Rindenzelle in die pyknotische Zelle über. Der Zellkern ist klein, bizarr geformt und chromatindicht, der Plasmaleib ist dicht tingierbar oder in Auflösung begriffen. Die pyknotischen Zellen liegen einzeln oder in Gruppen beisammen, oft in der mittleren und inneren Fasciculata gehäuft, in anderen Fällen anscheinend wahllos über das Rindenband zerstreut. Einzelne dieser pyknotischen Elemente können aus dem Epithelverband ihrer Zellsäule herausgelöst sein und entsprechen dann völlig Einzelzellnekrosen, wie man sie im Leberläppchen kennt. Benachbarte Zellen zeigen meist eine völlig regelhafte Struktur.

Eine nächste, weit schwerere Stufe der Parenchymläsion stellen Ausfälle mehrerer Zellen innerhalb einer Epithelreihe dar. Eine Zellsäule kann dabei in

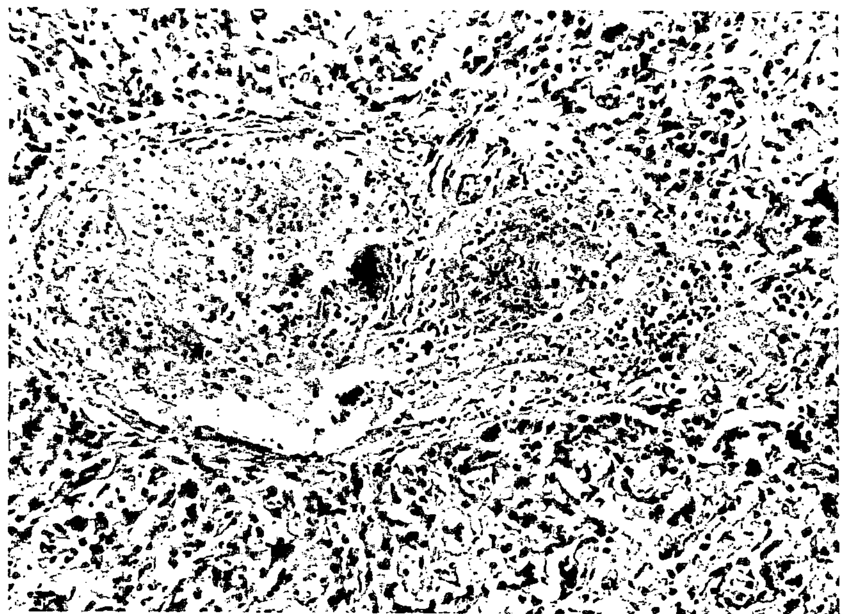

Abb. 56. (589/60) Nebennieren-Venenthrombose. 3 Monate alter Säugling mit plasmacellulärer interstitieller Pneumonie. — Vergr. 150fach, H. E. —

Teilen oder ganz fehlen, so daß in der Übersicht der Parenchymverband gelichtet erscheint. In den betroffenen Zonen sieht man Plasma- und Kernreste, oft auch Kernschatten liegen. Die Ausfälle erstrecken sich manchmal bis in die Schleifen hinein. Die benachbarten Abschnitte sind in ihrer Struktur regelhaft. Im allgemeinen zeigt das Gitterfasergerüst keinen Kollaps, Capillaren und Endothelien sind unauffällig. So könnte die Frage entstehen, inwieweit nicht autolytische — postmortale und artefizielle — Einflüsse dieses Bild zustande bringen. Die Läsionen haben aber einen ausgesprochen herdförmigen Charakter, die Kerne der benachbarten Zellen sind gut erhalten und gelegentlich kann man doch einen Kollaps der Gitterfaserstrukturen beobachten. Das Fehlen von Leukocyten und von reparativen Vorgängen weist aber darauf hin, daß es sich wohl um mehr oder weniger terminale Ereignisse handelt. Anders verhält es sich mit den schon seit langem bekannten *drüsenartigen Lichtungen* in der Nebennierenrinde (BECKMANN 1915, DEMOLE 1916, HOLDEN 1949, LIEBEGOTT 1947, RICH 1944). Die im typischen Fall zahlreichen, oft aber nur vereinzelt erkennbaren drüsenartigen Hohlräume verdanken einem umschriebenen Zellausfall, wahrscheinlich unter Mitwirkung exsudativer Prozesse ihre Entstehung. An Stelle des soliden Epithelmassivs finden sich rundliche bis ovale Hohlräume, die von Rindenzellen umstanden werden. Es muß dabei ausgeschlossen werden, daß Anschnitte gequollener Bindegewebssepten oder Capillaren eine solche Lichtung vortäuschen. Innerhalb der Lichtung kann man aus ihrem Verband ausgegliederte nekrotische Einzelzellen oder schwach färbbare Gerinnsel sehen. Viele Lumina sind überhaupt leer, selten begegnet man Erythrocyten und Leukocyten. Ist die Zellbegrenzung nicht komplett, so kann der drüsig umgewandelte Zellkomplex mit seiner offenen Seite einer Capillare anliegen und demonstriert so die Rolle der Exsudation für die Pathogenese der Lumenbildung.

Eine morphologisch eindrucksvolle Reaktion am Mesenchym bleibt aber meist aus. Die Flüssigkeitsexsudation wird durch den Untergang marginaler Zellen gefördert. Wie bei Nephrohydrose können schließlich die randständigen Zellen abgeflacht erscheinen.

Eine weitere Steigerung des Parenchymschadens und ein gewisser Höhepunkt wird mit dem Auftreten von *herdförmigen Rindennekrosen* erreicht. Sie sind mehr oder weniger locker von Leukocyten durchsetzt oder begrenzt. Manchmal bilden diese Nekrosen kleine Bänder in der Zona fasciculata. Kerntrümmer und Leukocyten, Plasmareste und stehengebliebene Endothelien mit ihren Capillarwänden sind in den Herden erkennbar. Die Capillaren sind oft durch hyaline Thromben verschlossen, die Endothelien erscheinen geschwollen. Die gesteigerte Capillarpermeabilität kann durch schleierförmige Fibrinmassen pericapillär dokumentiert sein.

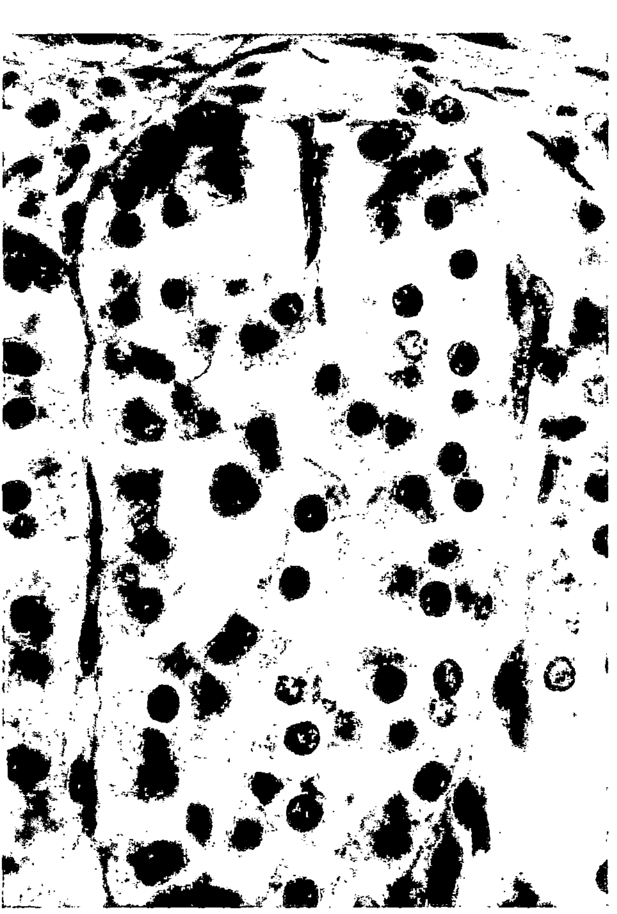

Abb. 57. (427/58) Drüsenähnlicher Hohlraum in der Nebennierenrinde. Interstitielle Säuglingspneumonie. — Vergr. 740fach, H. E. —

Lympho- oder plasmacelluläre Infiltrate findet man dabei nicht.

Schließlich bildet die *hämorrhagische Rindennekrose*, wie sie uns beim Waterhouse-Friderichsen-Syndrom entgegentritt, den schwersten Grad der Nebennierenrindenschädigung. Der toxische Capillarschaden steht hier offenbar im Zentrum des Geschehens, so daß es zu einer massiven blutigen Infiltrierung aller Rindenabschnitte kommt. Capillargrenzen sind nur mehr schwer auszumachen, die Zellsäulen sind durch Erythrocyten auseinandergedrängt, in Bruchstücke zerlegt oder einzelne Zellen scheinen in Blutseen zu schwimmen. Die leukocytäre Durchsetzung spielt meist keine wesentliche Rolle. Der Ablauf des Prozesses ist für gewöhnlich auch so akut, daß an den Parenchymzellen selbst wesentliche Zerfallsvorgänge noch nicht zu erkennen sind. In den äußeren Rindenbezirken, der Zona glomerulosa oder in den Schleifenteilen der Zona arciformis ist der Prozeß im allgemeinen noch am geringsten ausgeprägt, während zentralwärts die Intensität und damit die Destruktion des Parenchymverbandes zunimmt. In ausgeprägten Fällen sind aber Blutungen stets auch im Kapselbindegewebe und im periadrenalen Fettgewebe zu sehen. Eine seltene Komplikation infektiöstoxischer Prozesse ist die Nebennierenvenenthrombose. Sie kann zu einer mehr oder weniger vollständigen Rindennekrose führen (Abb. 56, 58) (PLAUT 1955).

Das Mesenchym der Nebennierenrinde ist bei all den geschilderten Läsionen nur in relativ geringem Maß beteiligt. Inwieweit hierfür die örtliche Konzentration der proliferationshemmenden Rindensteroide verantwortlich ist (FRENKEL 1961), muß diskutiert werden. Man sieht nur geringfügige exsudative Vorgänge mit Leukocyten im Gewebe, während proliferative Vorgänge im Rahmen der akuten toxischen Gewebsläsion völlig vermißt werden. Die Capillaren zeigen eine Hyperämie von sehr wechselnder Intensität und häufig hyaline Thromben. Endothelmitosen (LIEBEGOTT 1947) sind uns in unserem Material nicht

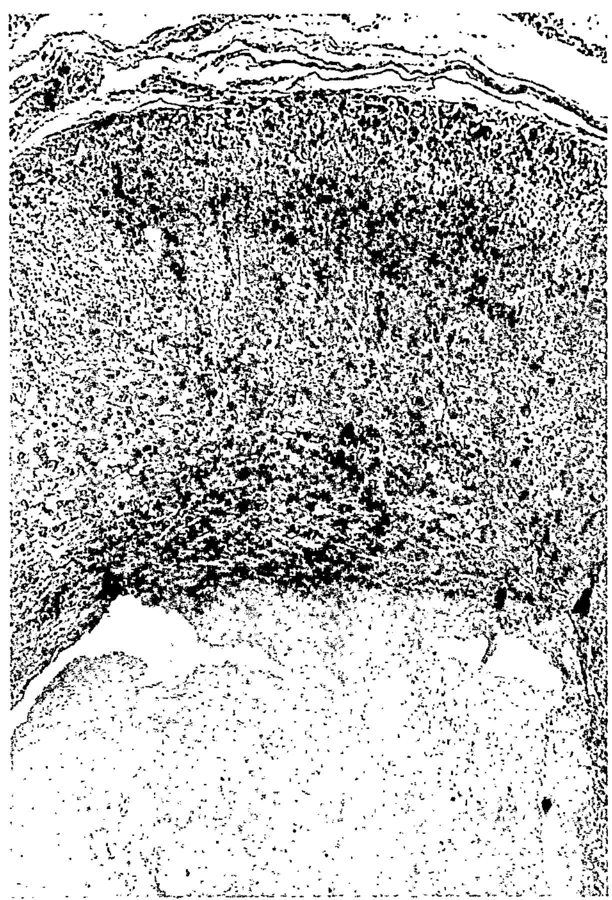

Abgb. 58. (94/60) 3¹/₂ Monate alte ehemalige Frühgeburt. Interstitielle Pneumonie. Nebennierenvenenthrombose mit ausgedehnter Rindennekrose. — Vergr. 60fach, H. E. —

begegnet. Reparative Vorgänge können bei schweren Gewebsschäden in gewissem Umfang beobachtet werden. Vereinzelt trifft man dabei auf Mitosen in Parenchymzellen. Häufiger kommt es offenbar zu polyploiden Großkernen. Eine so ausgesprochene Kernpolymorphie, wie man sie von reparativen Vorgängen im Leberläppchen her kennt, tritt nicht auf.

b) Die Nebennieren bei pränatalen Infektionen. Während bei allen Infekten im extrauterinen Dasein die Nebennierenrindenzelle nicht nur dem jeweils spezifischen Agens ausgesetzt ist, sondern auch noch durch ACTH stimuliert wird, ist uns über eine infektabhängige Stimulierung der fetalen Nebenniere nichts bekannt. Angesichts der überwiegenden Produktion androgener Verbindungen erschiene eine solche Stimulierung auch wenig sinnvoll. So spielen die Nebennieren im Verlaufe pränataler Infektionen offenbar nur eine rein passive Rolle, sie sind mehr oder weniger häufige Kolonisationsorte hämatogen sich ausbreitender Erregerinvasionen. Das Bild der Nebennierenherde folgt dabei den allgemeinen Gesetzmäßigkeiten der jeweils vorliegenden pränatalen Infektionskrankheit. Neben der Art des Erregers spielen der Zeitpunkt des Befalls und die spezifisch immunologische Situation des Feten eine Rolle.

Während manche hier zu diskutierenden Erreger ganz überwiegend pränatal das Kind befallen (Listeriose, Lues, Toxoplasmose), treten andere — speziell Viren — nur gelegentlich oder selten schon intrauterin in den Organismus über.

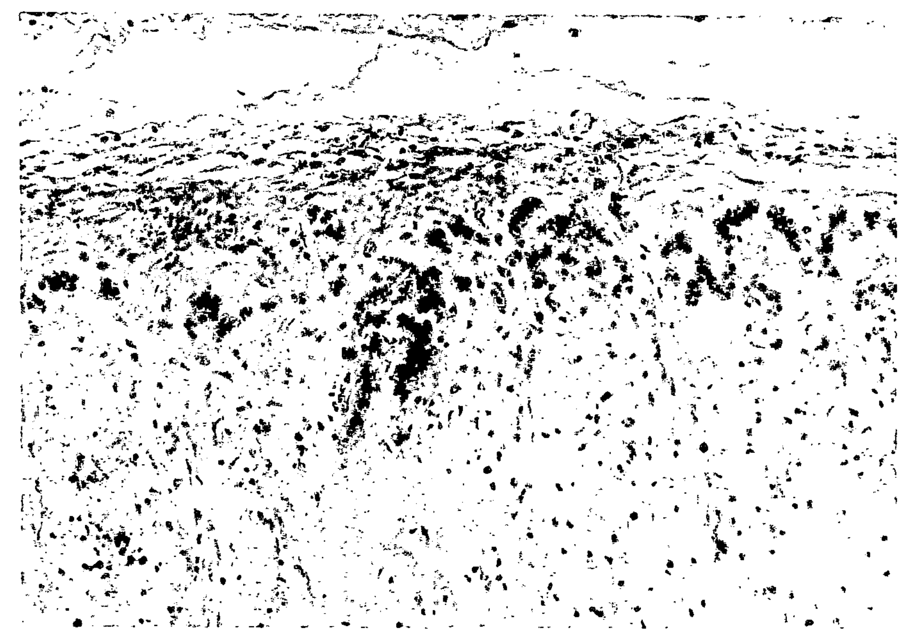

Abb. 59. (94/60) 3½ Monate alte ehemalige Frühgeburt. Nebennierenvenenthrombose. Hämorrhagische Rindennekrose mit Verkalkung. — Vergr. 190fach, H. E. —

Die Nebennieren können — unabhängig vom Zeitpunkt der Infektion — in jedem Fall beteiligt sein, so daß sich eine gesonderte Besprechung des pränatalen Befalles erübrigt. Auch die Virusembryopathien können hier außer Betracht bleiben, da bei diesen bisher keine Nebennierenfehlbildungen beobachtet wurden.

Literatur

Allgemeine Pathologie der infektiös-toxischen Nebennierenläsionen

BACHMANN, R.: Die Nebenniere. Handb. Mikroskop. Anatomie d. Menschen VI. Band, 5. Teil. Berlin-Göttingen-Heidelberg: Springer 1954.
BECKMANN, R.: Die Lumina in den Zellkomplexen der Nebenniere und ihre Genese. Beitr. path. Anat. 60, 139 (1915).
DEMOLE, V.: Über die Häufigkeit der drüsenähnlichen Lumina der Nebennierenrinde. Zbl. Path. 27, 513 (1916).
DIETRICH, A.: Die Nebennieren bei Wundinfektionskrankheiten. Zbl. Path. 29, 169 (1918).
FRENKEL, J. K.: Infections involving the adrenal cortex. In MOON, H. D., The adrenal cortex. New York: P. B. Hoeber, Inc. 1961.
GOLDEN, A.: Cortical necrosis of the adrenal gland in man. Evolution and varieties of acute necrosis and its repair. Am. J. clin. Path. 19, 918 (1949).
INGLE, D. J.: The functional interrelationship of the anterior pituitary and the adrenal cortex. Ann. intern. Med. 35, 652 (1951).

LIEBEGOTT, G.: Studien zur Orthologie und Pathologie der Nebennieren. Beitr. path. Anat. **109**, 93 (1947).
O DONNEL, S., ST. FAJANS, and J. G. WEINBAUM: Human adrenal cortex after administration of ACTH and cortisone. Arch. intern. Med. **88**, 28 (1951).
RICH, A. R.: A peculiar type of adrenal cortical damage associated with acute infections and its possible relation to circulatory collapse. Bull. Johns Hopk. Hosp. **74**, 1 (1944).
SELYE, H.: The physiology and pathology of exposure to stress. Acta Inc. Montreal, Canada 1. Ausgabe 1950.
SYMINGTON, T., W. P. DUGUID, and J. N. DAVIDSON: Effect of exogenous corticotropin on the histochemical pattern of the human adrenal cortex. J. clin. Endocr. **16**, 580 (1956).
THOMAS, E.: Über die Nebenniere des Kindes und ihre Veränderungen bei Infektionskrankheiten. Beitr. path. Anat. **50**, 283 (1911).
TONUTTI, E.: Die Umbauvorgänge in den Transformationsfeldern der Nebennierenrinde als Grundlage der Beurteilung der Nebennierenrindenarbeit. Z. mikr.-anat. Forsch. **52**, 32 (1942).
— Zur Analyse der pathophysiologischen Reaktionsmöglichkeiten des Organismus. Klin. Wschr. **27**, 569 (1949).
— Wirkung nachträglicher Hypophysektomie auf den Eintritt der Nebennierenrindenschäden bei Diphtherietoxinvergiftung. Klin. Wschr. **28**, 137 (1950).
WAWERSIK, F.: Experimentelle Untersuchungen zum Problem der hormonalen Beeinflussung örtlichen Krankheitsgeschehens. Medizinische 1952, 318.

2. Viruserkrankungen mit charakteristischen Nebennierenläsionen

a) Die Cytomegalie. Bei der von RIBBERT (1881) als Krankheit mit protozoenartigen Zellen erstmals beschriebenen, heute allgemein als Cytomegalie bezeichneten Erkrankung ist das Virus aus menschlichem Untersuchungsgut zwar in der Kultur gezüchtet worden, es läßt sich aber nicht auf das Tier übertragen. Die in-

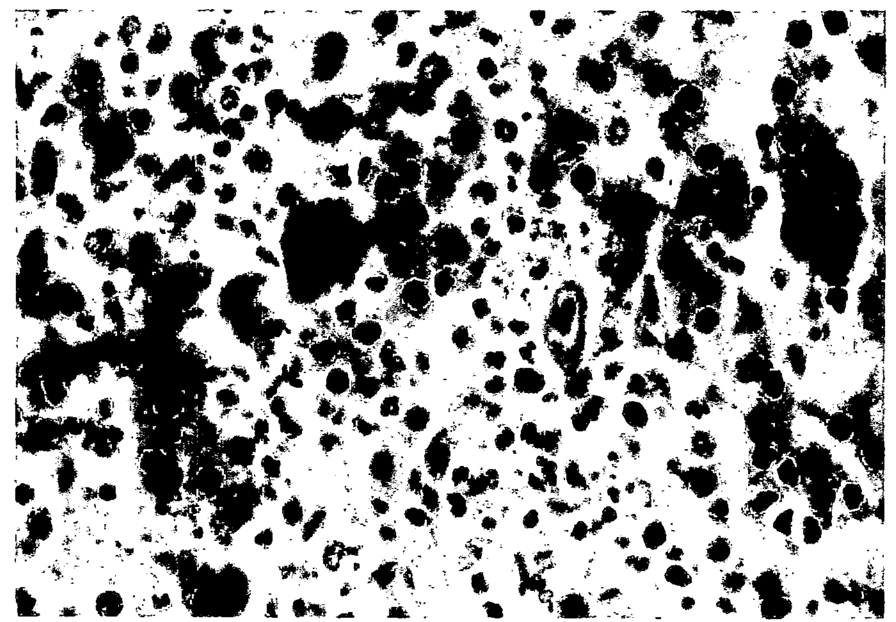

Abb. 60. (427/58) Cytomegalie. Typische Einschlußkörper in Rindenzellen der Fasciculata mit entzündlicher Reaktion. — Vergr. 600fach, H. E. —

trauterine Infektion ist bei den — meist generalisiert erkrankten Neugeborenen — gesichert, während bei der so häufigen Syntropie mit der interstitiellen Plasmazellpneumonie des Säuglings der Zeitpunkt der Infektion fraglich ist. Die Nebennieren können sowohl bei der fetalen, wie bei der kindlichen Cytomegalie befallen sein. Die generalisierte Neugeborenencytomegalie ist eine schwere, tödlich verlaufende

Erkrankung vom Typ des Erythroblastosekomplexes, während bei späterem Virusbefall die Cytomegalie im allgemeinen keinen eigenen Krankheitswert besitzt. Der Durchseuchungsgrad der Kinder von 1 bis 5 Jahren, gemessen am Titer komplementbindender Antikörper, ist geographisch verschieden (Virginien, Columbien 15%, Paris 41%, Helsinki 69%, Ägypten 85%). Im Obduktionsgut ist die auf die Speicheldrüsen lokalisierte Form von der generalisierten Erkrankung zu unterscheiden (SEIFERT 1956), nur bei dieser sind auch die Nebennieren beteiligt.

In der Häufigkeit des Organbefalles liegen sie mit der Schilddrüse erst an siebter Stelle.

Histologischer Befund. Es sind in erster Linie die sezernierenden Epithelien drüsiger Organe befallen, wobei die Kopfspeicheldrüsen den absolut häufigsten Fundort darstellen. Die befallene Zelle ist auf das Zwei- bis Vierfache der Norm vergrößert, die Kern-Plasmarelation bleibt erhalten. Der Zellkern hat einen Durchmesser von 10 bis 15 μ, er enthält einen Einschlußkörper von 8 bis 10 μ Durchmesser. Auf der Höhe der Entwicklung ist im Einschlußkörper reichlich DNS nachzuweisen. Um den Einschlußkörper herum findet sich ein heller Hof, der bis an die Kernmembran reichen kann. Im Cytoplasma können sich 0,5 bis 3 μ große Einschlußkörper finden, die vor allem Mucopolysaccharide enthalten (Einzelheiten siehe bei SEIFERT

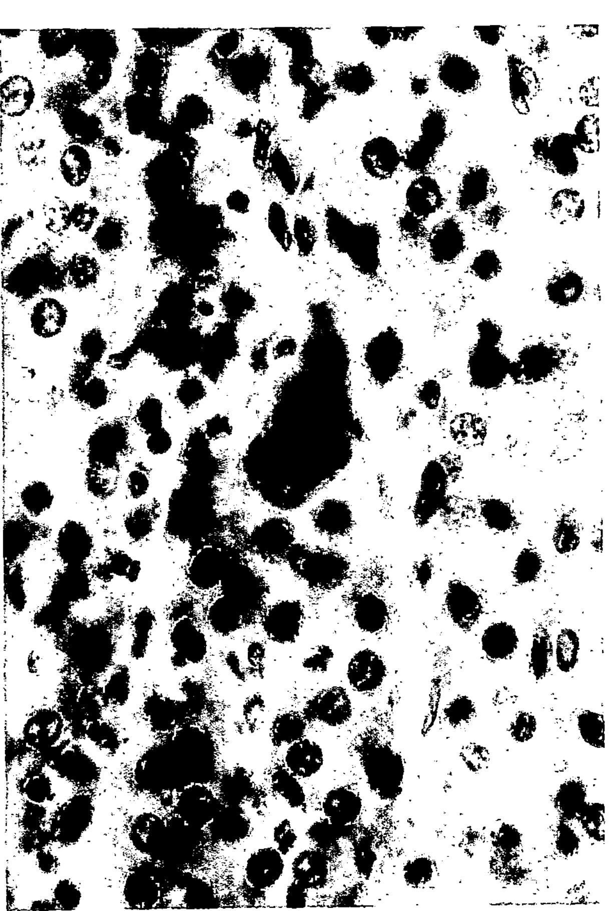

Abb. 61. (427/58) Großer Einschlußkörper in einer Nebennierenrindenzelle bei Cytomegalie. — Vergr. 740fach, H. E. —

und OEHME 1957). In der Nebenniere sind in erster Linie die Rindenzellen, seltener das Mark befallen. Im Säuglingsalter haben wir nur die Zellen der bleibenden Rinde, nicht die der Involutionszone befallen gefunden, was eher für eine postnatale Infektion spricht. Sie liegen meist nur vereinzelt in der Rinde und zeigen nicht diese Häufung, die man etwa in der Parotis, im Pankreas oder in den Nieren beobachten kann. Im Gebiet der befallenen Zellen findet man kleine Herde von Lymphocyten, Monocyten und Plasmazellen. Eine gröbere Läsion der Rindenstruktur liegt nicht vor. Die Veränderungen haben hier offenbar keinen eigenen Krankheitswert. Vereinzelte cytomegale Elemente treten auch in Markzellen auf und werden hier gleichfalls von einem entzündlichen Proliferat begleitet.

b) Die Herpes-simplex-Virusinfektion. Das weit verbreitete Herpes-simplex-Virus, gegen das etwa 90% der Menschen Antikörper besitzen, kann in seltenen Fällen, besonders im Säuglings- und Kindesalter, eine schwere generalisierte Infektionskrankheit hervorrufen. Bei den Initialinfektionen der Herpes-Sepsis der Neugeborenen und beim Ekcema herpeticatum (Ekcema herpetiforme Kaposi, Kaposi's varicelliform eruption) sind die Nebennieren in charakteristischer Weise mitbefallen. Neugeborene bringen einen hohen Antikörpertiter von der Mutter mit auf die Welt, der aber in den ersten Lebensmonaten wieder absinkt. Erst vom

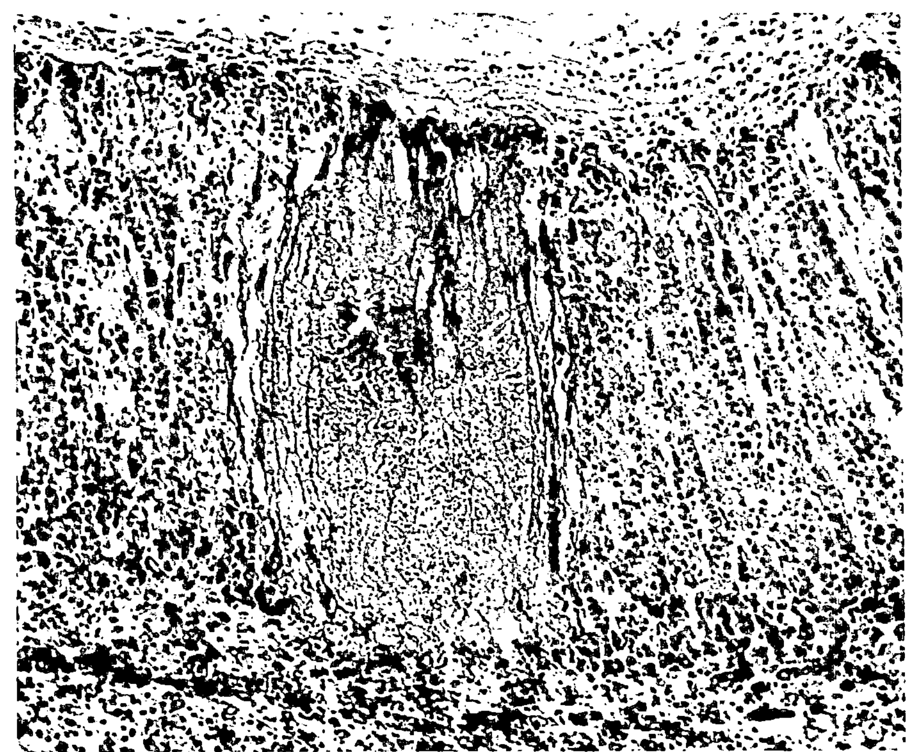

Abb. 62. Bandförmige, die ganze Rindenbreite durchsetzende Nebennierennekrose bei Herpes-simplex-Sepsis. 9 Monate alter Knabe [Fall BRAIN et al.: Arch. Dis. Childh. 32, 120 (1957)]

2. Lebensjahr ab steigen die Titerwerte wieder an. In der Phase praktisch fehlender Antikörper zwischen 6 Monaten und 2 Jahren sind 20% der Kinder Virusträger. Es besteht aber bei hoher Kontagiosität nur eine geringe Pathogenität, so daß nur etwa 1% klinisch manifest erkrankt, während bei 99% die Durchseuchung latent erfolgt (Übersicht über die Herpes-Simplex-Virusinfektionen siehe bei K. WEISSE 1960).

Bei der Herpes-Sepsis des Neugeborenen erfolgt die Infektion durch einen Herpes genitalis der Mutter, möglicherweise auch diaplacentar. In einem Fall von MÜHLETHALER (1961) soll die Ansteckung durch die Hebamme erfolgt sein. Bisher sind 28 zum Teil virologisch gesicherte Fälle beobachtet worden (MÖBIUS und MÖBIUS 1963). Die oft schon vor dem Termin geborenen Neugeborenen erkranken im Laufe der ersten Lebenswoche. Man beobachtet Fieber, Hepatosplenomegalie sowie eine hämorrhagische Diathese. Der Exitus erfolgt meist gegen Ende der 2. Lebenswoche. Pathologisch-anatomisch findet man vor allem ausgedehnte Leber- und *Nebennierennekrosen.* Die Nekrosen sind scharf demarkiert, manchmal von einem hämorrhagischen Saum begrenzt und enthalten Kerntrümmer. Eine nennenswerte zellige Reaktion fehlt. Im Fall von MÖBIUS-MÖBIUS (1963) hat die umfangreiche Nekrose nur einen schmalen Saum der Außenzone freigelassen. Im Grenzbereich der Nekrosen enthalten die Zellkerne acidophile Einschlußkörper vom Typ A nach COWDRY.

Bei den Herpeserkrankungen im Säuglingsalter, überwiegend als Ekcema herpeticatum auftretend, sind Nebennierennekrosen offenbar seltener (VORTEL und HEROUT 1957). In einer Beobachtung von BRAIN et al. 1957 war jedoch die Nebennierenbeteiligung besonders massiv, hier konnte auch erstmals das Virus aus dem Nebennierengewebe isoliert werden. Der Tod wird von den Autoren auf eine Nebenniereninsuffizienz bezogen. Bei dem Knaben besteht seit dem 3. Lebensmonat ein Ekzem, weswegen er im 9. Lebensmonat stationär aufgenommen wird. Nach dreimonatiger Behandlung hat sich der Zustand gebessert. In dieser Zeit werden zwei weitere Kinder mit superinfiziertem Ekzem aufgenommen, bei einem wird das Herpesvirus nachgewiesen. 5 Tage später treten bei dem Knaben gleichfalls typische Herpeserscheinungen auf. Unter antibiotischer und Gamma-Globulinbehandlung zunächst langsame Besserung des schweren Krankheitsbildes. 11 Tage nach der Herpeseruption tritt jedoch

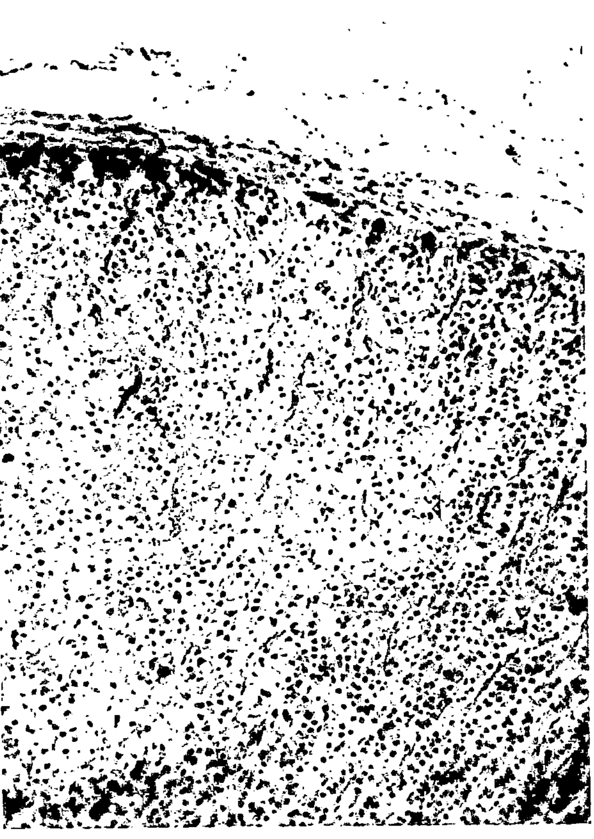

Abb. 63. Fall BRAIN et al.: Scharf demarkierte helle Rindennekrose bei Herpes-simplex-Sepsis

im Kreislaufkollaps der Tod ein. *Autoptisch* zeigen die Nebennieren bei normaler Größe und Form an der Oberfläche eine große Zahl runder bis ovaler gelbweißer Herde, von 0,1 bis 0,3 cm Durchmesser. Auf dem Schnitt durchsetzen diese Herde öfters die ganze Rindenbreite. *Histologisch* handelt es sich um scharf demarkierte Coagulationsnekrosen, die die ganze Rindenbreite einnehmen. Am Rand der Herde findet man spärliche Ansammlungen polymorphkerniger Leukocyten und Kerntrümmer. In dieser Zone liegen in vielen intakten Rindenzellen baso- oder acidophile Herpes-Kerneinschlüsse. Das Virus wird am stärksten aus den Nebennieren, geringer aus der Haut und aus dem Hirngewebe isoliert.

c) Nebennierennekrosen bei Vaccine und Varicellen-Virusinfektion. Neben der Herpesinfektion treten beim Feten und beim jungen Säugling generalisierte, durch Nekrosen an den inneren Organen ausgezeichnete Infekte durch das Vaccine und

Varicellenvirus auf (Vaccinevirus: Mac Donald und Mac Arthur 1953, Ruckes 1955. Varicellenvirus: Schleussing 1927, Johnson 1940, Oppenheimer 1944, Lucchese et al. 1947, Nicolaides 1957, Krajewska 1960). Dabei können die Nebennieren ebenso wie bei der Herpesinfektion beteiligt sein. Über Nebennierennekrosen in einem Fall generalisierter Vaccinia berichten Hall et al. 1953. Die pathologische Histologie experimenteller Vaccinia wird ausführlich von Lillie 1930 mitgeteilt. Flamm (1959) schlägt für diese gleichartig ablaufenden Viruserkrankungen den zusammenfassenden Namen „generalisierte Einschlußkörperchennekrose" vor.

d) Nebennierennekrosen bei Coxsakie-Virusinfektionen. Berichte über tödlich verlaufene Coxsakie-Virusinfektionen bei Neugeborenen und jungen Säuglingen sind seit 1955 in steigender Zahl im Schrifttum niedergelegt (Montgomery et al. 1955, Javett et al. 1956, S. van Creveld und Jager 1956, 1960, Kibrik und Benirschke 1956, 1958, Delaney und Fukunaja 1958, Sussman et al. 1959, Hosier und Newton 1958, Moossy und Geer 1960). Da Myokard und Zentralnervensystem die bevorzugten Manifestationsorte der Infektion darstellen, wird im allgemeinen von einer Myocarditis und Encephalomyelitis oder kurz von einer „Encephalomyocarditis" des Neugeborenen gesprochen. In einem kleinen Teil der Beobachtungen (Javett et al., Hosier und Newton, Kibrik und Benirschke, Moossy und Geer) treten dabei auch Nebennierennekrosen auf.

Die Infektion erfolgt mit dem Coxsakie-Virus Gruppe B, Typ 3 oder 4 und befällt Neugeborene und junge Säuglinge im Rahmen kleinerer Endemien, z. B. in Entbindungsheimen (Montgomery et al., Javett et al.) oder in Zeiten einer „Sommergrippe" (v. Creveld 1960). Ansteckungsquelle ist die fieberhaft erkrankte Mutter oder das Pflegepersonal. Eine diaplacentare Übertragung wird von Kibrik und Benirschke mitgeteilt. Das Erkrankungsalter der letal ausgegangenen Fälle liegt zwischen dem 1. Lebenstag und der 6. Lebenswoche, später erkrankte Kinder machen im allgemeinen leichtere Erkrankungen durch. Die Krankheitsdauer beträgt nur wenige Tage oder Stunden, längstens 10 Tage. Klinisch handelt es sich um ein akutes, schweres, septisches Krankheitsbild mit Leber- und Milzvergrößerung, Zellvermehrung im Liquor, Dyspnoe, Cyanose, Trinkschwierigkeiten, Gewichtsverlust, Leukocytose, Untertemperatur und Ödeme. Das Herz wird teilweise vergrößert gefunden, in einigen Fällen wurde ein systolisches Geräusch gehört. In einem Fall von v. Creveld weist das EKG auf eine frische Vorderwandinfarzierung hin. *Autoptisch* stehen die oft schwere und mit Nekrose einhergehende Myocarditis und die Meningoencephalitis im Vordergrund der Befunde. Leber- und Nebennierennekrosen bilden eine Parallele zur Herpessimplex-Virusinfektion, die differentialdiagnostisch in Betracht zu ziehen ist (Einschlußkörper!). Die *Nebennieren* sind teils nur in Form kleiner Herde mit mononucleärer Zellinfiltration oder aber mit einer diffusen Nekrose der fetalen Rinde und sekundärer leukocytärer Durchsetzung befallen. Die Cortex permanens ist im letzteren Fall nur gering oder gar nicht beteiligt. Der Virusnachweis ist vorwiegend aus dem Myokard und ZNS, aus den Faeces sowie aus Leber, Lungen und Nieren gelungen, dagegen noch nicht aus den Nebennieren.

e) Viruserkrankungen ohne charakteristische Nebennierenveränderungen. Bei den bisher besprochenen Viruserkrankungen bildeten die Nebennieren jeweils einen markanten, teils obligaten, teils fakultativen Angriffspunkt der Erregerinvasion. Bei den restlichen virusbedingten, kindlichen Infektionskrankheiten sind morphologisch faßbare Nebennierenläsionen weniger von dem jeweils spezifisch wirksamen Agens, als von der Schwere der im Einzelfall vorliegenden Gesamterkrankung abhängig. Diese wird von der Virulenz der Erreger, der Abwehrlage des

Organismus und von etwaigen Komplikationen, speziell bakteriellen Mischinfektionen bestimmt. In Epidemiezeiten mit gehäuftem Auftreten von Todesfällen, wie z. B. während der Grippeepidemie im ersten Weltkrieg, werden dementsprechend auch gehäuft Nebennierenläsionen beobachtet. Diese bewegen sich in dem Rahmen, der im Kapitel der Allgemeinen Pathologie der infektiös-toxischen Nebennierenläsionen dargestellt wurde. Es soll hier aber noch kurz auf einzelne wesentliche Befunde an den Nebennieren bei verschiedenen Viruserkrankungen aufmerksam gemacht werden.

Die Nebennieren bei Grippe-Virusinfektion. Im Rahmen der ausgedehnten Untersuchungen während der Grippeepidemie 1918 wurde auch den Nebennieren ausführliche Beachtung geschenkt (Dietrich 1918, Borst 1918, Busse 1918, Oberndorfer 1918, Kuczynski und Wolff 1921, Schmorl 1918, Siegmund 1919). Das Spektrum der dabei erhobenen Befunde reicht vom Lipoidschwund mit vacuoliger Umgestaltung und Zerfall der Rindenzellen bis zur vollständigen hämorrhagischen Infarzierung beider Nebennieren (Schmorl). Kleinere Blutungen wurden öfters im Mark sowie Thromben innerhalb und außerhalb des Nebennierengewebes festgestellt. Später wird von Kovacs (1929) über eine beiderseitige akute Nebennierenblutung bei einem 6 Monate alten Säugling mit Influenza berichtet, der vorausgehend an einer Poliomyelitis erkrankt war. Kief (1951) weist auf dyshorische Störungen in der terminalen Strombahn und auf Rundzellinfiltrate in den inneren Rindenschichten bei Erwachsenen mit Grippepneumonie hin.

Die Nebennieren bei Poliomyelitis. Daß das Poliomyelitisvirus von der erkrankten Mutter auf die Frucht übertragen werden kann, hat Töndury (1952 bis 1960) morphologisch wahrscheinlich gemacht und dabei an den Feten Veränderungen im Gehirn und Rückenmark gefunden. Von den Angriffspunkten des Poliovirus außerhalb des ZNS ist in erster Linie das Myokard bekannt (Saphir 1959). Dagegen sind spezielle Nebennierenveränderungen nicht beschrieben worden. Über eine akute Nebenniereninsuffizienz nach Polioimpfung berichtet Aragona (1960), ein Zusammenhang zwischen dem typischen Waterhouse-Friderichsen-Syndrom und der Impfung bestand jedoch offenbar nicht, Viren konnten nicht nachgewiesen werden.

Literatur

Die Nebennieren bei Viruserkrankungen

Aragona, F.: Insufficienza surrenale acuta mortale da apoplessia bilaterale dei surreni (sindrome di Waterhouse-Friderichsen) successiva a vaccinazione antipoliomielitica. Minerva med.-leg. 80, 167 (1960).

Borst, M.: Pathologisch-anatomische Beobachtungen zur spanischen Grippe 1918. Dtsch. med. Wschr. 1918, Nr. 48.

Brain, R. T., R. C. B. Pugh, and J. A. Dudgeon: Adrenal necrosis in generalized herpes simplex. Arch. Dis. Childh. 32, 120 (1957).

Busse, O.: Zur pathologischen Anatomie der Grippe. Münch. med. Wschr. 1918, Nr. 48.

Creveld, S. v.: Virusmyocarditis in infancy-acute phase and possible late sequels; in Viral infections of infancy and Childhood, 10. Symp. of the section on Microbiology; The New York Academy of Medicine 1960.

—, and H. de Jager: Myocarditis in newborns, caused by coxsakie virus; Clinical and pathological data. Ann. paediat. (Basel) 187, 100 (1956).

Delaney, T. B., and F. H. Fukunaya: Myocarditis in a newborn infant with encephalomeningitis due to coxsakie virus group B. New Engl. J. Med. 259, 234 (1958).

Dietrich, A.: Pathologisch-anatomische Beobachtungen über Influenza im Felde. Münch. med. Wschr. 1918, Nr. 34.

Flamm, H.: Die praenatalen Infektionen des Menschen. Stuttgart 1959.

Hall, G. F. M., A. C. Cunliffe, and J. A. Dudgeon: Prolonged generalised vaccinia. J. Path. Bact. 66, 25 (1953).

Hosier, D. M., and W. A. Newton: Serious coxsakie infection in infants an children. Amer. J. Dis. Child. 96, 251 (1958).

JAVETT, S. N., B. MUNDEL, H. J. LURIE, V. MEASBROCH, S. HEYMAN, W. J. PEPLER, J. H. GEAR, and Z. KIRSCH: Myocarditis in newborn infant. A study of an outbreak associated with coxsakie Group B. Virusinfection in a maternity home in Johannesburg. J. Pediat. 48, 1 (1956).

JOHNSON, H. N.: Visceral lesions associated with varicella. Arch. Path. 30, 297 (1940).

KIBRIK, S., and K. BENIRSCHKE: Acute aseptic myocarditis and meningoencephalitis in the newborn child infected with coxsakieVirus Group B, type 3. New Engl. J.Med. 255, 883 1956).

— — Severe generalized disease in the newborn due to coxsakie virus GROUP, B. Amer. Dis. Child. 96, 498 (1958).

KIEF, H.: Morphologische Veränderungen der Nebennierenrinde bei Grippe-Pneumonie und ihre funktionelle Bedeutung. Zbl. Path. 87, 387 (1951).

KOVACS, A.: Beiderseitige akute Nebennierenblutung bei Influenza. Frankf. Z. Path. 38, 387 (1929).

KRAJEWSKA, B.: Two cases of hemorrhage into the suprarenal glands in the course of varicella. Helv. paediat. Acta 15, 71 (1960).

KUCZINSKY, M. H., u. E. K. WOLFF: Die Pathomorphologie und Pathogenese der Grippe. Lubarsch-Ostertag, Ergebn. allg. Path. path. Anat. 19, II. Abtl. (1921).

LILLIE, R. D.: Smallpox and vaccinia. The pathologic histology. Arch. Path. 10, 241 (1930).

LUCCHESE: Amer. J. Dis. Child. 73, 44 (1947).

MAC DONALD, and MAC ARTHUR: Arch. Dis. Child. 28, 311 (1953).

MÖBIUS, G., u. M. MÖBIUS: Zur Pathologie der generalisierten Herpes simplex-Virusinfektion des Neugeborenen. Mschr. Kinderheilk. 111, 246 (1963).

MONTGOMERY, J., F. R. PRINSLOO, Z. G. KIRSCH, J. GEAR, and M. KAHN: Myocarditis of the newborn: Outbreak in maternity home in southern Rhodesia associated with coxsakie Group B-Virusinfection. S. Afr. med. J. 29, 608 (1955).

MOOSSY, J., and J. C. GEER: Encephalomyelitis, myocarditis and adrenal cortical necrosis. Arch. Path. 70, 614 (1960).

MÜHLETHALER, J. P.: Ausschnitte aus der Pathologie des Neugeborenen. Herpes simplex generalisatus und Aplasia der Vena pulmonalis communis. Path. et microbiol. (Basel) 24, 255 (1961).

NICOLAIDES, N. J.: Fatal systemic varicella: a report of three cases. Med. J. Aust. 44/2, 88 (1957).

OBERNDORFER, S.: Über die pathologische Anatomie der Influenza-artigen Epidemie im Juli 1918. Münch. med. Wschr. 1918, Nr. 30.

RIBBERT, H.: Über protozoenartige Zellen in der Niere eines syphilitischen Neugeborenen und in der Parotis von Kindern. Zbl. Path. 15, 945 (1904).

RUCKES, J.: Über eine ungewöhnliche Vaccine-Infektion bei einem Neugeborenen. Virchows Arch. path. Anat. 327, 229 (1955).

SAPHIR, O.: Myocarditis associated with the Waterhouse-Friderichsen-Syndrome Abraham Levinson Anniversary Volume: Studies in Pediatrics and Medical History. Froben Press Inc.: New York 1949.

— Spezielle Pathologie für die klinische und die pathologische Praxis. Stuttgart 1959.

SCHLEUSSING, H.: Nekrosen in Leber, Milz und Nebennieren bei nichtvereiterten Varicellen. 22. Verh. dtsch. path. Ges. 1927, 288.

SCHMORL, G.: Pathologisch-anatomische Beobachtungen bei der jetzt herrschenden Influenza-Epidemie. Dtsch. med. Wschr. 1918, Nr. 34.

SEIFERT, G.: Die Cytomegalie. Verh. dtsch. Ges. Path. 40, 123 (1956).

—, u. J. OEHME: Pathologie und Klinik der Cytomegalie. Leipzig 1957.

SIEGMUND, H.: Pathologisch-anatomische Befunde bei der Influenza-Epidemie im Sommer 1918. Med. Klin. 1919, Nr. 4.

SIEMENHOFF, M. L., and C. J. UYS: Coxsakie-Virus-Myocarditis of the newborn, a pathological survey of four cases. Med. Proc. 4, 389 (1958).

SUSSMAN, M. L., L. STRAUSS, and H. L. HODES: Fatal coxsakie Group B Virus infection in the newborn. Amer. J. Dis. Child. 97, 483 (1959).

TÖNDURY, G.: Erkrankt der Fetus bei Graviditäts-Poliomyelitis? Dtsch. med. Wschr. 77, 1211 (1952).

— Erkrankt der Fetus bei Poliomyelitis in graviditate? Schweiz. med. Wschr. 87, 809 (1957).

— Zur Wirkungsweise verschiedener Viren auf den menschlichen Keimling. Bibl. Microbiol. Fasc. 1, Karger 1960.

TUCKER, E. S., and G. F. SCOFIELD: Hepatoadrenalnecrosis. Fatal systemic Herpes simplex infection; review of literature and report of two cases. Arch. Path. 71, 538 (1961).

VORTEL, V., u. V. HEROUT: Generalisierte Infektion mit dem Virus des Herpes simplex bei Kindern. Zbl. Path. 96, 51 (1957).

WEISSE, K.: Die Herpes simplex-Virus-Infektionen. Ergebn. inn. Med. Kinderheilk. 14, 390 (1960).

3. Die Nebennieren bei bakteriellen Infektionen im Kindesalter

a) Das Waterhouse-Friderichsen-Syndrom. Das Syndrom von Waterhouse und Friderichsen ist primär ein pathologisch-anatomischer Begriff und durch doppelseitige Blutungen in beide Nebennieren gekennzeichnet. GLANZMANN (1933), der das Syndrom nach den Autoren, die die ersten zusammenfassenden Beschreibungen lieferten (WATERHOUSE 1911, FRIDERICHSEN 1918), benannte, führt in seiner Arbeit den Untertitel: „Nebennierenapoplexie bei kleinen Kindern". Mit C. FRIDERICHSEN (1955) ist dabei aber die Nebennierenblutung des Neugeborenen auszuklammern und so ist es richtiger, die Definition pathogenetisch zu ergänzen: Das WFS ist durch eine doppelseitige Nebennierenblutung bei perakut verlaufender septischer Allgemeininfektion gekennzeichnet. Von verschiedenen Autoren wird gegen den Begriff des WFS Stellung genommen, da bei gleichem klinischen Bild und gleicher Ätiologie Blutungen in den Nebennieren vorhanden sein oder fehlen können. Die mit dem Begriff WFS in den Mittelpunkt gerückten Nebennierenveränderungen seien also nur von sekundärer Bedeutung. Für die durch Meningokokken verursachten Fälle wird deshalb der Begriff der fulminanten Meningokokkämie (FERGUSON und CHAPMAN 1948) bzw. der perakuten Meningokokkensepsis (v. RECHENBERG 1955) vorgeschlagen.

Der damit aber naheliegenden begrifflichen Verwirrung begegnet von RECHENBERG, indem er die verschiedenen klinischen Verlaufsformen dem pathologisch-anatomischen Befund gegenüberstellt (Abb. 64). Danach wird für die einzelnen klinischen Verlaufsformen der Terminus WFS vermieden und für den Pathologen reserviert, der ihn entsprechend der Definition: Akute doppelseitige Nebennierenblutung bei perakuter Sepsis verwenden sollte.

Es werden somit alle übrigen schweren Allgemeininfektionen ausgeklammert, bei denen die Nebennieren lediglich mikroskopische, toxische Läsionen, speziell drüsenähnliche Lichtungen zeigen. Eine uferlose Ausweitung des Begriffes wird damit vermieden. Dies erscheint um so notwendiger, als nur 2 bis 4% allerMeningokokkenerkrankungen unter dem Bilde des Waterhouse-Friderichsen-Syndroms verlaufen (SCHWEIER 1962).

Klinisches Bild.

Erkrankungsalter: 70% der Patienten sind unter 2 Jahre, 90% unter 9 Jahre alt. Über ein großes Beobachtungsgut bei jungen Soldaten verfügen MORITZ und ZAMCHEK 1946. Eine Beobachtung einer 59jährigen Frau stammt von BERKSON et al. 1959, von einer 64jährigen Frau mit WFS von ARCURI 1949.

Symptomatologie: In der Regel beginnt die Erkrankung schlagartig aus voller Gesundheit, seltener finden sich uncharakteristische Prodrome von $^1/_2$ bis 1 Tag Dauer. Das Kind kann nachts oder gegen Morgen mit einem Schrei aufwachen, es bleibt unruhig, die Temperatur steigt. Erbrechen, Durchfälle und öfters Leibschmerzen treten hinzu. Gelegentlich sind in diesem Stadium auch Krämpfe mit zeitweisem Bewußtseinsverlust zu beobachten. Das Fieber steigt bis auf 40 und 42 Grad an. Schon nach wenigen Stunden, in denen das ganze Bild einen zunehmend bedrohlicheren Charakter gewonnen hat, treten petechiale Hautblutungen an Gesicht, Stamm und Extremitäten auf. Sie können zu größeren Arealen zusammenfließen, so daß die Extremitäten diffus blaurot oder blauschwarz erscheinen (GLANZMANN 1933). Die Petechien sind oft zackig begrenzt, auch an den Schleimhäuten können Blutungen beobachtet werden. Die Atmung wird flach und frequent, der Puls ist rasch, weich und irregulär, die Blutdruckwerte fallen ab. Im Blutbild findet sich häufig, aber nicht immer eine Leukocytose mit Linksverschiebung, die eosinophilen Zellen fehlen im typischen Fall, können aber auch als Ausdruck der Nebenniereninsuffizienz erhalten bleiben. Oft besteht eine Hypoglykämie. Der Bakteriennachweis ist am ehesten aus hämorrhagischen Hautpartien, weniger gut aus dem Blut und fast nie aus dem Liquor zu führen (WEISSBECKER 1954). Vor dem Exitus wird der Patient zunehmend komatös, die Temperatur fällt ab, ein Cheyne-Stokescher Atemtyp kann beobachtet werden. Die Fälle mit schweren Nebennierenblutungen enden im allgemeinen in den ersten 24 Std tödlich, bei herdförmiger hämorrhagischer Infarzierung wurden Verläufe bis 72 Std beobachtet, so daß man den Eindruck hat, daß bei tödlichem Ausgang eine Korrelation zwischen der Schwere der morphologischen Veränderungen und der Dauer des Krankheitsverlaufes besteht (THOMISON und SHAPIRO 1957).

Klinisch

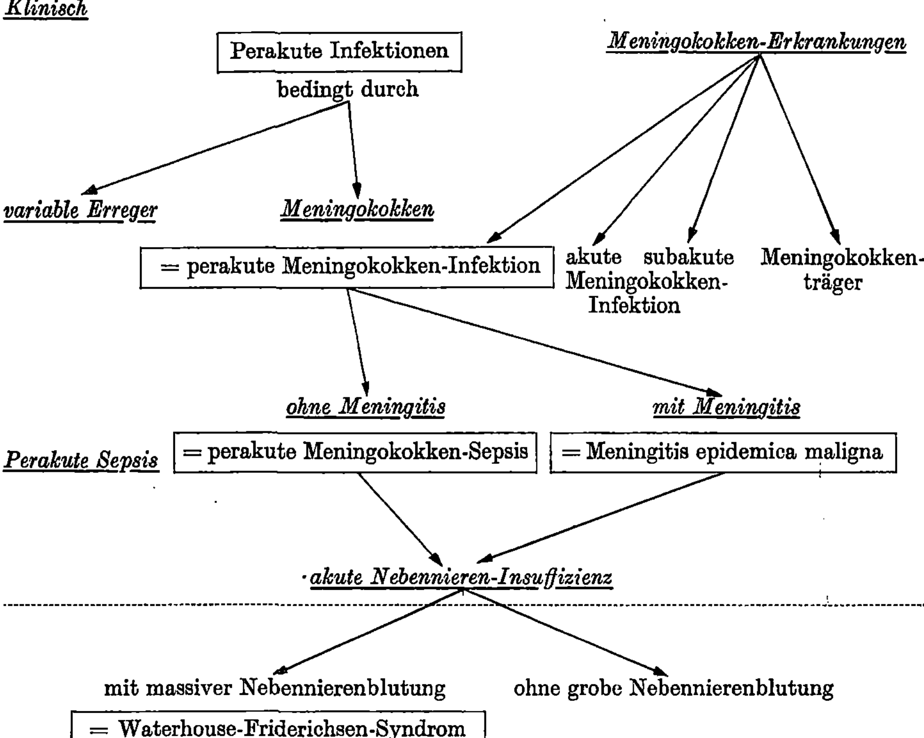

Pathologisch-anatomisch

Abb. 64. Schema zur Pathogenese und Nomenklatur des Waterhouse-Friderichsen-Syndroms. (v. RECHENBERG 1955)

Pathologisch-anatomischer Befund. Im Mittelpunkt der Organbefunde stehen die Nebennieren. Im typischen Fall sind sie nur gering vergrößert und in ihrer Form erhalten. Aber statt hellgelb sind sie durch flächenhafte Blutungen dunkelrot. Zentrale Höhlenbildungen und große blutgefüllte Säcke, wie man sie von der Nebennierenapoplexie des Neugeborenen her kennt, werden im allgemeinen nicht beobachtet. Die Schnittflächen sind entweder einheitlich dunkelrot oder es ist subkapsulär noch ein feiner, gelber Rindenstreifen erhalten. Bei unvollständiger oder herdförmiger hämorrhagischer Durchsetzung sind einzelne Rindenareale, etwa an einem Pol, noch intakt. Eine Nebennierenvenenthrombose gehört nicht zum charakteristischen Bild des WFS, wenn auch mikroskopisch in kleineren Ästen öfters Thromben gefunden werden. Blutungen im lockeren periadrenalen Bindegewebe sind häufig mit vorhanden.

Histologischer Befund. Die Schwere der Veränderungen nimmt von innen nach außen ab. Die zentralen Rindenzonen sind aufgelöst und durch einen Blutsee ersetzt, in dem die Maschen des Gitterfasergerüstes noch schattenhaft erhalten sind. Die Sinusoide an der Mark-Rindengrenze und die zentralen Venenstämme sind prall mit Blut gefüllt und erweitert. Die Epithelverbände sind hier völlig verschwunden, einzeln stehengebliebene Elemente sind hin und wieder anzutreffen. Rückt man kapselwärts vor, so tritt zunächst das Bindegewebsgerüst besser hervor, in dessen Maschen die Rindenzellen immer noch weitgehend fehlen und durch Ansammlungen von Erythrocyten ersetzt sind. Es ist hier unmöglich, die ehemalige Capillarstrombahn abzugrenzen. Schließlich werden aber die erhaltenen Rindenzellen zahlreicher und begrenzen streckenweise wieder in geschlossenem

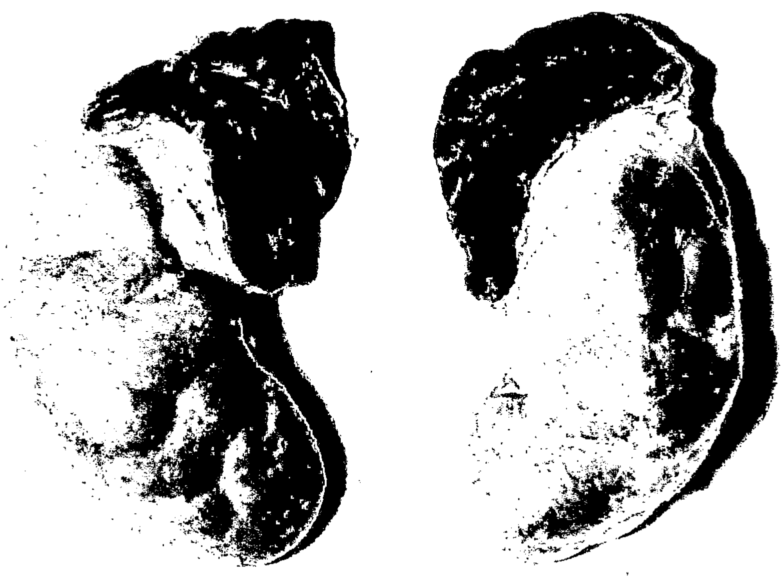

Abb. 65. Hämorrhagisch infarzierte Nebennieren bei Waterhouse-Friderichsen-Syndrom. $4^{1}/_{2}$ Monate alter Säugling. Krankheitsverlauf von wenigen Stunden, bei Klinikaufnahme bereits moribund. Meningokokken nachgewiesen. Natürliche Größe

Verband die Capillarwand. Die Capillarstrombahn ist in diesen peripheren Rindenzonen, die je nach Entwicklung der Nebennierenrinde der Glomerulosa oder noch der Fasciculo-Arcuata entsprechen, extrem erweitert und nimmt den größeren Flächenanteil im Schnitt ein. Auch sind immer wieder Areale zu treffen, in denen die blutige Zerstörung bis an die Kapsel selbst reicht. Diese ist ebenfalls blutig durchsetzt, die Bindegewebslamellen sind durch massive Erythrocytenansammlungen vielfach auseinandergedrängt.

Auffällig ist, daß sowohl die einzeln stehengebliebenen, wie auch die in peripheren Zonen noch im Verband liegenden Rindenzellen oft keine schweren regressiven Veränderungen zeigen. Die Zahl pyknotischer dunkler Rindenzellen ist jedoch vermehrt. Die Kernstrukturen sind überwiegend gut erhalten, ebenso das Plasma, das feinkörnig-wabig erscheint. Eine leukocytäre Infiltration wird vermißt.

In protrahierter verlaufenden Fällen ist der Nebennierenbefund im allgemeinen weniger ausgedehnt (THOMISON und SHAPIRO 1957). Von 27 Beobachtungen mit Meningokokkensepsis hatten vier massive, zehn herdförmige Nebennierenblutungen, neun eine ausgeprägte und vier nur eine geringe „tubuläre Degeneration" der Rinde. Im großen Material von Moritz und Zamchek, das junge amerikanische Soldaten mit Meningokokkeninfekten umfaßt, waren nur in 19 von 81 Fällen lediglich mikroskopische Nebennierenveränderungen feststellbar, in allen übrigen war es zu Hämorrhagien in den Nebennieren gekommen. Die größere Zahl der schweren Nebennierenläsionen ist hier durch die Auswahl des Untersuchungsgutes bedingt, das nur Todesfälle in den ersten 24 Std betrifft.

Ätiologie und Pathogenese. Der Zusammenhang des WFS mit einer Meningokokkeninfektion wurde im deutschen Sprachgebiet zuerst von Bamatter (1935)

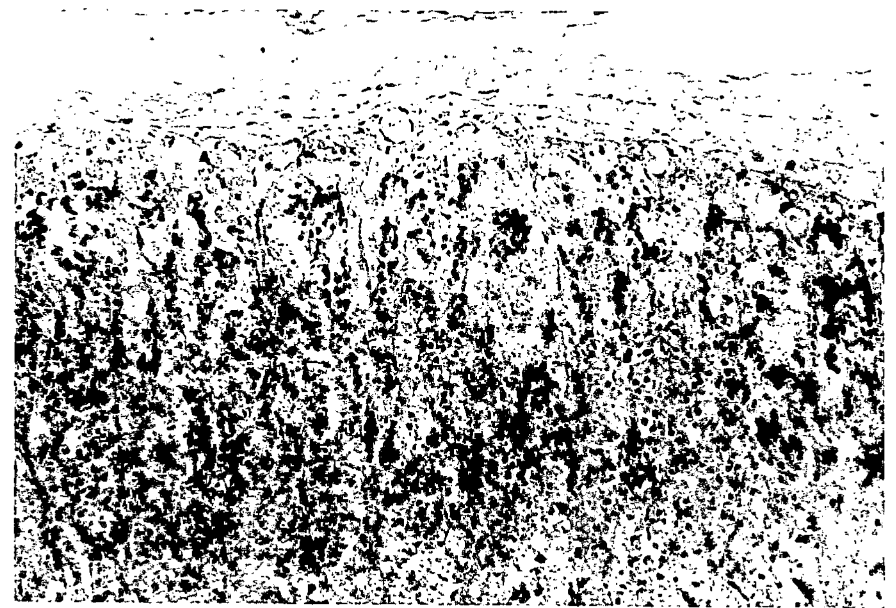

Abb. 66a u. b. Nebennierenrinde bei Waterhouse-Friderichsen-Syndrom. 1 Monat alt gewordener Säugling. Bis in das Kapselbindegewebe reichende hämorrhagische Durchsetzung. Auflösung der Säulenstruktur und Kernpyknosen (s. Nr. 128/58). a Vergr. 150fach, H. E.

an drei Fällen sichergestellt. Andrewes hatte aber schon 1906 im Blut von Patienten mit Nebennierenblutungen Meningokokken gefunden. 1902 hatte bereits Simmonds Nebennierenblutungen auf Bakteriengifte zurückgeführt und deren spezifische Einwirkung auf das Nebennierenrindengewebe betont. Die Angaben über die Häufigkeit der Meningokokken als auslösende Ursache schwanken zwischen 60% (Sacks 1937), 80% (McLean und Caffey 1931, Friderichsen 1955) und 90% (Bohn und Winter 1960). Der Erregernachweis glückt besonders bei antibiotischer Vorbehandlung häufig nicht mehr. Staphylo- und Streptokokken, aber auch Enterokokken (Celice et al. 1960), Pneumokokken, Pyocyaneus und Bact. Friedländer können ursächlich beteiligt sein. In Einzelfällen ist über ein WFS im Zusammenhang mit einer Virusinfektion berichtet worden (Kovacz 1929: Influenza; Montgomery 1960, Krajewska 1960: Varicellen).

Pathogenetisch steht die schwere Allgemeininfektion im Vordergrund, sie ist eine conditio sine qua non für das WFS. Dabei ist es offenbar nur von sekundärer Bedeutung, ob die Erreger selbst oder nur ihre Toxine im Nebennierenrindengewebe wirksam werden. Der primäre Angriffspunkt ist offenbar die Capillarwand, die eine schwere Permeabilitätsstörung erfährt und damit die Blutungen ermöglicht. Diese können außerdem durch eine Thrombopenie sowie durch Verminderung der Faktoren V und VII begünstigt werden (BOHN und WINTER 1960). Die Parenchymzelle ist in den akut hämorrhagisch verlaufenden Fällen nur sekundär geschädigt, während bei protrahiertem Verlauf die zu Lichtungen führende Parenchymdegeneration im Vordergrund stehen kann. WAWERSIK hat gezeigt, daß im Tierexperiment die hypophysäre Stimulierung zur Produktion einer hämorrhagischen Rindennekrose nach Meningokokken- und Typhusinfektion nicht erforderlich ist, der Wirkungseintritt nach Hypophysektomie ist lediglich verzögert. Anders als bei der Diphtherietoxinvergiftung, bei der die ACTH-Stimulierung die Voraussetzung für den Eintritt der hämorrhagischen Nekrose ist, kommt ihr beim Meningokokkengift nur eine fördernde Bedeutung zu.

In welchem Umfang es beim WFS zu einer Nebenniereninsuffizienz kommt, ist umstritten. FRIDERICHSEN weist auf das für eine akute Nebenniereninsuffizienz typische klinische Bild mit wechselnder Cyanose, Erbrechen und abdominellen Erscheinungen hin, wie man es auch beim Neugeborenen mit Nebennierenblutungen sieht. Der Behandlungserfolg mit Cortison könnte ex juvantibus für die Rolle der Nebennieren beim WFS sprechen, wenn auch die morphologischen Erscheinungen bei gleichem klinischen Bild verschieden sein können (GSELL 1952). Der Hydroxycorticosteroidgehalt im Serum ist bei Sepsisfällen erhöht (KASS und FINLAND 1957), wobei

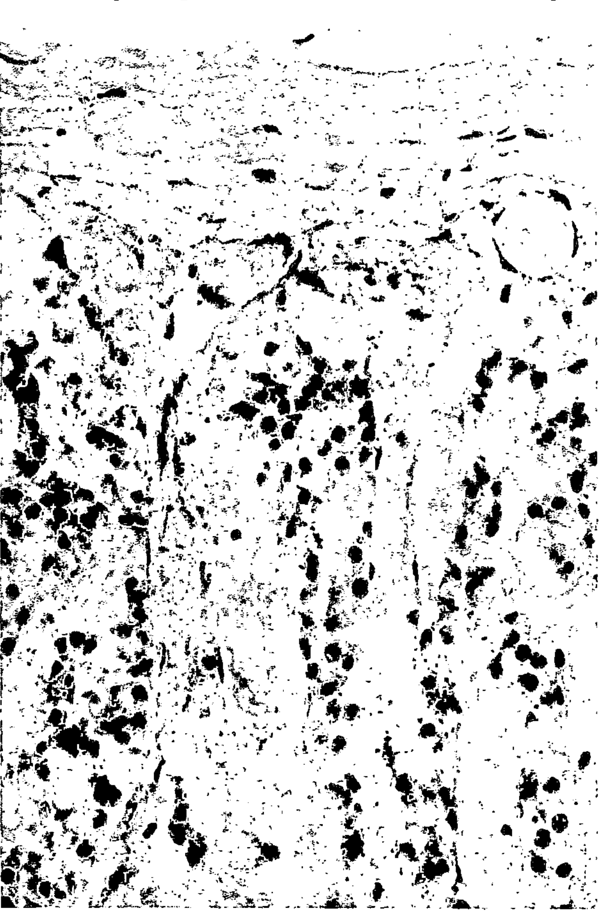

Abb. 66b. Vergr. 375fach, H. E.

die Halbwertzeit zugeführter Steroide im Plasma bei Überlebenden nicht länger als bei Gesunden, bei tödlich ausgehenden Fällen aber verlängert ist. Hierfür ist der verzögerte Steroid-Metabolismus verantwortlich zu machen, da gleichzeitig die Leberfunktion Störungen zeigt (MELBY und SPINK 1958). Nach WEISSBECKER (1954) ist die Ansprechbarkeit der infektgeschädigten Nebennierenrinde auf ACTH erhalten, die Eosinophilenzahl im Blut ist abgesunken. Kleine funktionstüchtige Rindenreste genügen zur Aufrechterhaltung einer normalen Funktion. Die Rindeninsuffizienz ist beim schweren akuten Infekt also nur relativ und wird von WEISSBECKER auf eine dem Krankheitsreiz nicht adäquate ACTH-Produktion und Ausschüttung bezogen. Für diese Ansicht spricht die rasche und vollständige Erholung der Kinder mit überlebtem WFS, wenn man auch vermuten darf, daß Fälle mit vollständig hämorrhagisch infarzierten Nebennieren nicht überleben (THOMISON und SHAPIRO 1957). Morphologische Spätschäden nach WFS sind nicht bekannt.

b) Die Nebennieren bei Diphtherie und weiteren Infektionskrankheiten im Kindesalter. Unter den Infektionskrankheiten, bei denen Nebennierenveränderungen schon frühzeitig beachtet wurden, nimmt die Diphtherie eine erste Stelle ein (SIMMONDS 1902, THOMAS 1911, NEUSSER-WIESEL 1910, LOESCHKE 1910, LANDAU 1915). Hyperämie und Blutungen in der Meerschweinchen-Nebenniere nach Vergiftung mit Di-Toxin wurden kurz nach dessen Entdeckung von ROUX und YERSIN (1888 bis 1890) sowie von BEHRING (1890) beschrieben. Sie haben heute besonders durch die Experimente TONUTTIS als Modell zum Studium der Hypophysen-Nebennierenrindenfunktion beim Infekt große Bedeutung erlangt. An der menschlichen Nebennierenrinde wurden die ersten eingehenden Beschreibungen der drüsenähnlichen Lumina bei Diphtheriefällen gegeben (BECKMANN 1915, DEMOLE 1916).

Pathologisch-anatomischer Befund. Im Experiment zeigt die Meerschweinchennebenniere 10 bis 12 Std nach der Vergiftung beginnend im mittleren Rindenabschnitt Hyperämie und Blutaustritte, nach 24 Std bestehen ausgedehnte Blutseen mit nekrotischen Rindenzellen in allen Bereichen. Eine vorausgehende regressive Transformation der Rinde engt die reagierende Zone ein, eine progressive Transformation dehnt sie aus. Hypophysektomie verhindert die Rindenläsion auch bei 50 bis 100facher Dosis vollständig, die Tiere sterben trotzdem an der unmittelbaren Toxinwirkung. Auch die Hypophysektomie nach erfolgter Vergiftung stoppt noch über einen bestimmten Zeitraum (10 bis 11 Std) die Toxinwirkung ab (TONUTTI 1942, 1949, 1950). Für die Entwicklung einer Rindenläsion reicht also der Kontakt Toxin-Nebennierenrindenzelle allein nicht aus, es muß die morphokinetische Reaktion durch ACTH hinzutreten. Zeichen dieser morphokinetischen Reaktion sind der Verlust doppelbrechender Substanzen und der Ascorbinsäure.

Die hämorrhagische Rindennekrose nach Di-Toxinvergiftung führt am 5. und 6. Tag zu einer lebhaften Regeneration mit zahlreichen Mitosen, nachdem vorher die infarzierten Gebiete von einer leukocytenhaltigen Demarkationslinie abgegrenzt wurden (SADOWNIKOW 1949).

Die Veränderungen an der menschlichen Nebenniere sind im allgemeinen weniger ausgeprägt und quantitativ wie qualitativ differenter. Alle im allgemeinen Kapitel der infektiös-toxischen Rindenläsionen beschriebenen Veränderungen können zur Beobachtung gelangen.

Regelmäßig kommt es zu einem Schwund der Lipoide, dessen Intensität von der Krankheitsdauer mitbeeinflußt ist. Die mittlere und innere Fasciculata sind am meisten betroffen. An der Einzelzelle werden die von DIETRICH beschriebenen Phänomene der Lipoidaufsplitterung, der Vacuolisierung und der wabigen Umwandlung beobachtet. Die wabige Umwandlung stellt eine durch Flüssigkeitseinstrom bewirkte schwere Zellveränderung dar, die im Zelltod enden kann. In einer großen weitgehend leer erscheinenden Zelle findet sich ein spärliches Netzwerk von färbbaren Plasmaresten, an denen noch kleine Lipoidtröpfchen hängen können. Dieser Zelltyp wird besonders bei starker Lipoidentspeicherung gefunden und entspricht einer akuten Entspeicherung, möglicherweise sogar Erschöpfung der Rindenzelle (LIEBEGOTT).

Es wurde bereits darauf hingewiesen, daß die drüsenähnlichen Lichtungen besonders regelmäßig bei Diphtherietodesfällen auftreten. Darüber hinaus sind herd- und bandförmige Nekrosen und Blutungen beobachtet worden.

Prinzipiell gleichartige Bilder können bei Scharlach gesehen werden. Bei gleichzeitiger interstitieller Nephritis sah LIEBEGOTT (1947) in einem solchen Fall perivasculäre Rundzellinfiltrate im Mark, die sich auch auf die Rinde ausdehnten.

Schließlich gelten alle hier getroffenen Feststellungen auch für sonstige schwere, bakterielle Allgemeininfektionen, besonders Septicopyämien verschiedenen Ursprungs, für schwere Peritonitisfälle und ähnliche.

Literatur

Die Nebennieren bei bakteriellen Infektionen

ANDREWES, F. W.: Trans. path. Soc. Lond. **49**, 259 (1898).

ARCURI, F.: Un caso di cosidetta sindrome di Waterhouse-Friderichsen in adulto. Riv. Chir. **1**, 373 (1949).

BAMATTER, F.: Das Syndrom von Waterhouse-Friderichsen. Arch. Kinderheilk. **106**, 176 (1935).

BECKMAN, R.: Die Lumina in den Zellkomplexen der Nebenniere und ihre Genese. Beitr. path. Anat. **60**, 139 (1915).

BERKSON, D. M., L. PERLMAN, and A. J. MILLER: Fulminating meningococcemia (Waterhouse-Friderichsen-Syndrom). J. Amer. med. Ass. **170**, 1387 (1959).

BOHN, H., u. H. WINTER: Zum Problem des perakuten Nebennierenrindenversagens beim Waterhouse-Friderichsen-Syndrom. Med. Welt **1960**, 13.

CELICE, J., R. TOURNEUR, P. AUBERT, et J. ROUSSELET: Purpura fulminans à enterocoque (syndrome de Waterhouse-Friderichsen). Bull. Soc. Méd. Hôp. Paris **76**, 803 (1960).

DEMOLE, V.: Über die Häufigkeit der drüsenähnlichen Lumina der Nebennierenrinde. Zbl. Path. **27**, 513 (1916).

FERGUSON, J. K., and O. D. CHAPMAN: Fulminating meningococcic infections and the so-called Waterhouse-Friderichsen-Syndrome. Amer. J. Path. **24**, 763 (1948).

FRIDERICHSEN, C.: Ugeskr. Laeg. **75**, 1817 (1917).

— Nebennierenapoplexie bei kleinen Kindern. Jahrb. f. Kinderheilk. **87**, 109 (1918).

— Waterhouse-Friderichsen-Syndrome (WFS). Acta Endocrinol. **18**, 482 (1955).

GLANZMANN, E.: Beitrag zur Klinik, Hämatologie und Pathologie des Syndroms von Waterhouse-Friderichsen. Jb. Kinderheilk. **139**, 49 (1933).

GSELL, O.: Meningokokkeninfektionen. Handb. Inn. Med., 4. Aufl. I. Band. 1. Teil. Berlin-Göttingen-Heidelberg: Springer 1952.

KASS, E. H., and M. FINLAND: Adrenocortical hormones and management of infection. Amer Rev. Med. **8**, 1 (1957).

KOVACS, A.: Beiderseitige akute Nebennierenblutung bei Influenza. Frankf. Z. Path. **38**, 387 (1929).

KRAJEWSKA, B.: Two cases of hemorrhage in to the suprarenal glands in the course of varicella. Helv. paediat. Acta **15**, 71 (1960).

LANDAU, M.: Die Nebennierenrinde. Jena 1915.

LIEBEGOTT, G.: Studien zur Orthologie und Pathologie der Nebennieren. Beitr. path. Anat. **109**, 93 (1947).

LOESCHKE, W.: Untersuchungen über das Verhalten der Nebennieren bei Infektionskrankheiten. Münch. med. Wschr. **1910**, Nr. 48.

McLEAN, ST., and J. CAFFEY: Epidemic purpuric meningococcus bacteriemia in early life. Amer. J. Dis. Child. **42**, 1053 (1931).

MELBY, J. C., and W. W. SPINK: Comparative studies on adrenal cortical function and cortisol metabolism in healthy adults and in patients with shok due to infection. J. clin. Invest. **37**, 1791 (1958).

MONTGOMERY, R. R.: Waterhouse-Friderichsen-Syndrome in varicella. Ann. intern. Med. **53**, 576 (1960).

MORITZ, H. R., and N. ZAMCHEK: Sudden and unexpected death of young soldiers. Arch. Path. **42**, 459 (1946).

RECHENBERG, K. H. v.: Zur Frage der Terminologie der perakuten Meningokokkeninfektionen. Schweiz. med. Wschr. **1955**, 502.

SACKS, M. S.: Fulminating septicemia associated with purpura and bilateral adrenal hemorrhage (Waterhouse-Friderichsen-Syndrome). Report of two cases with review of the literature. Ann. intern. Med. **1**, 1115 (1937).

SADOWNIKOW, W.: Über die Veränderungen der Nebennieren bei den akuten toxischen Infektionen (Diphtherie, Botulismus und Tetanus). Virchows Arch. path. Anat. **317**, 315 (1949).

SCHWEIER, P.: Das Waterhouse-Friderichsen-Syndrom. Tägl. Prax. **3**, 549 (1962).

SIMMONDS, M.: Nebennierenblutungen. Virchows Arch. path. Anat. **170**, 242 (1902).
THOMAS, E.: Über die Nebenniere des Kindes und ihre Veränderungen bei Infektionskrank-
    heiten. Beitr. path. Anat. **50**, 283 (1911).
THOMISON, J. B., and J. L. SHAPIRO: Adrenal lesions in acute meningococcemia. Arch. Path.
    63, 527 (1957).
TONUTTI, E : Die Umbauvorgänge in den Transformationsfeldern der Nebennierenrinde als
    Grundlage der Beurteilung der Nebennierenrindenarbeit. Z mikr.-anat Forsch **52**, 32
    (1942).
— Wirkung nachträglicher Hypophysektomie auf den Eintritt der Nebennierenrindenschäden
    bei Diphtherie-Toxinvergiftung. Klin. Wschr. **28**, 137 (1950).
— Experimentelle Untersuchungen zur Pathophysiologie der Nebennierenrinde. Verhandl
    dtsch. Ges. Path. **36**, 123 (1952).
WATERHOUSE, R.: A case of suprarenal apoplexia Lancet **1911**, I, 576.
WAWERSIK, F.: Experimentelle Untersuchungen zum Problem der hormonalen Beeinflussung
    örtlichen Krankheitsgeschehens. Medizinische **1952**, 318.
WEISSBECKER, L.: Klinik der Nebenniereninsuffizienz und ihre Grundlagen. Stuttgart 1954.

c) Die Funktion der Nebennierenrinde bei Infektionskrankheiten im Kindesalter.
Die zahlreichen morphologisch faßbaren Läsionen, die die Nebennierenrinde bei
einer Vielzahl infektiöser Prozesse erfahren kann, lassen die Frage berechtigt erscheinen, ob dadurch auch die funktionelle Leistung des Organs beeinträchtigt ist.
Da aber jeder Infekt auch zu einem erhöhten Energiebedarf und damit zu einem
erhöhten Bedarf an Rindenhormonen führt, der das drei bis siebenfache der normalen Produktionsrate betragen kann (BIERICH 1960), muß weiter nach der
Leistungsbreite des Organs gefragt werden, da ein Mißverhältnis zwischen dem
erhöhten Bedarf und der Sekretionsrate der Rinde auch eine relative Nebenniereninsuffizienz nach sich ziehen könnte.

„Im Infekt ist die Nebennierenrinde hochaktiv" (WEISSBECKER 1954). Der
Corticoidspiegel im Blutplasma ist bei schweren Infektionen des Erwachsenen
erhöht (KASS und FINLAND 1957), bei letal ausgehenden Fällen noch ausgeprägter
als bei den überlebenden Fällen (SPINK 1958). Die Untersuchungen bei kindlichen
Infektionskrankheiten haben prinzipiell gleichartige Ergebnisse gebracht: Kurz-
dauernde Infekte und operative Eingriffe (URBAN 1954, 1955), Bronchopneumonie
und interstitielle Plasmazellpneumonie (ZEISEL 1955, URBAN), Tuberkulose
(SIMKO), akute Dyspepsien (SCHREIER und WEISER 1953, ZEISEL und STRÖDER
1956) gehen durchschnittlich mit einer erhöhten Ausscheidung von Steroid-
metaboliten einher, die Eosinophilen fallen ab, eine Lymphopenie kann eintreten.
Auch bei denjenigen Infekten, die im allgemeinen mit schweren morphologischen
Nebennierenläsionen einhergehen, der Meningokokkensepsis und der Diphtherie,
kann man erhöhte Steroidwerte finden (BIERICH 1960). Zufuhr von ACTH führt im
Infekt zu einer weiteren Steigerung der Rindenfunktion (MELBY und SPINK 1958).

Aus den vorhandenen Untersuchungen ergeben sich also keine Hinweise
dafür, daß die infektgeschädigte Nebennierenrinde insuffizient wird. Nachdem
$^1/_{10}$ des Rindengewebes für eine normale Funktion ausreicht, ist es verständlich,
daß auch die stark belastete Nebenniere auf adäquate Reize ausreichend reagieren kann. Somit wird sich die Annahme einer absoluten, deletären Rindeninsuffizienz nur bei totaler Zerstörung im Rahmen eines schweren Waterhouse-
Friderichsen-Syndroms begründen lassen. Aber auch in diesen Fällen steht die
allgemeine toxische Kreislaufregulationsstörung in Konkurrenz zum Nebennieren-
versagen.

Da die Nebennieren beim Infekt im Stadium der Hyperfunktion sind, bleibt
es fraglich, ob trotzdem eine relative Rindeninsuffizienz bestehen kann. Sie könnte
als sekundäre, relative Insuffizienz bei ungenügender Stimulierung durch das Hypothalamo-Adenohypophysen-System in Erscheinung treten (WEISSBECKER 1954),
oder — selten — durch mangelhaftes Ansprechen der Peripherie auf die regelhaft

produzierten Rindenhormone, etwa bei gleichzeitiger Hypothyreose. Daß im Infekt der „Verbrauch" an Rindenhormonen gesteigert ist, kann dabei nur als theoretische Voraussetzung gelten, die durch exakte Laborbefunde kaum zu begründen ist (WEISSBECKER).

Das klinische Bild des Infektkranken und des Rekonvalescenten zeigt oft die Züge einer Nebennereninsuffizienz. Dieser Zustand wird als Addisonismus oder als Hypadrenie (KAPPERT 1947, ROMINGER 1949) bezeichnet. Hervorstechende Symptome sind die Adynamie, Kreislaufregulationsstörungen und rasche Ermüdbarkeit, während gastrointestinale Symptome oder Salzhunger, wie sie dem Morbus Addison eigen sind, nicht bestehen. Auch der Kohlenhydratstoffwechsel zeigt im Insulintest keine Abweichungen von der Norm (ROMINGER). Störungen des Mineralhaushaltes, wie sie sich im positiven Ausfall des Keplertestes nach Infektionen abzeichnen (ROMINGER 1949, SEILER 1950), können durch den entzündlichen Prozeß selbst mit vermehrter Na-Retention eintreten und müssen nicht auf eine Rindeninsuffizienz zurückgeführt werden (WEISSBECKER 1954). Der Keplertest gilt heute allgemein als unspezifisch (JORES 1955).

Da auch im Infekt die Nebennieren auf ACTH-Gaben noch mit einer zusätzlichen Leistungssteigerung antworten, und selbst ein Fall von Waterhouse-Friderichsen-Syndrom durch alleinige ACTH-Behandlung geheilt wurde (C. SMEENK 1952) — was freilich für kontraindiziert gehalten werden muß — ist es naheliegend, Insuffizienzerscheinungen des Hypophysen-Nebennierenrindensystems im Infekt auf eine inadäquate Rindenstimulierung zu beziehen. Dabei bleibt es offen, welches Glied der Regulationskette primär betroffen ist, die übergeordneten nervalen Zentren, die Adenohypophyse oder der für den Feedback-Mechanismus verantwortliche Steroidspiegel im Blut (verlängerte Halbwertzeit zugeführter Steroide bei letal endenden Sepsisfällen: SPINK 1957).

Die Beobachtung, daß bei perakut verlaufender Toxikose oder beim Allgemeininfekt Lipoidentspeicherungen der Nebennieren ausbleiben können, möchten wir mit einem solchen primären Versagen der Steuerungsmechanismen erklären.

Postinfektiös kann die Corticosteroidausscheidung gelegentlich auf eine sekundäre Rindeninsuffizienz hinweisen, so die Beobachtung ZEISELS (1955) eines tiefen Abfalles vorher erhöhter Steroidwerte beim Abklingen eines Infektes. Eutrophe Kinder gleichen eine solche postinfektiöse Hypadrenie rascher aus, als Dystrophiker (ZEISEL und STRÖDER 1956).

Zusammenfassend ist also festzustellen, daß die vielfältigen morphologischen Rindenläsionen bei infektiös-toxischen Prozessen nur unter extremen Bedingungen — speziell bei vollständiger Zerstörung der Nebennieren im Rahmen des Waterhouse-Friderichsen-Syndroms — in der Lage sind, eine absolute Rindeninsuffizienz zu bewirken, während im allgemeinen eine Leistungssteigerung eintritt.

Die Annahme einer relativen Nebennierenrindeninsuffizienz ist an Hand von Untersuchungen des Wasser- und Elektrolythaushaltes nur ungenügend gestützt, ihre Bedeutung ist zweifellos überschätzt worden. Postinfektiös kann — nach vorausgegangener erhöhter Stimulierung — temporär ein stärkerer Abfall der Steroidwerte beobachtet werden. Bei perakuter Toxikose weist die ausbleibende Lipoidentspeicherung auf ein Versagen der zentralen Steuerungsmechanismen der Rindenstimulierung hin.

Literatur

Die Funktion der Nebennierenrinde bei Infektionskrankheiten

BIERICH, J. R.: Zur Klinik der ACTH- und Cortisonbehandlung. Mschr. Kinderheilk. 108, 176 (1960).
JORES, A.: Die Nebennieren und ihre Krankheiten. Handb. Inn. Medizin VII. Band/1. Teil. Berlin-Göttingen-Heidelberg: Springer 1955.

KAPPERT, A.: Die Diagnostik und Therapie des Nebennierenausfalls und das Krankheitsbild der relativen Nebennierenrinden-Insuffizienz. Helv. medica Acta Suppl. XX, Basel 1947.
KASS, E. H., and M. FINLAND: Adrenocortical hormones and management of infection Ann. Rev. Med. 8, 1 (1957).
MELBY, J. C., and W. W. SPINK: Comparative studies on adrenal cortical function and cortisol metabolism in healthy adults and in patients with shok due to infection. J. clin. Invest. 37, 1791 (1958).
ROMINGER, E.: Über Hypadrenie im Kindesalter. Mschr. Kinderheilk. 97, 221 (1949).
SCHREIER, K., u. H. WEISER: Über die Cortisonausscheidung im Säuglingsalter. Z. Kinderheilk. 73, 133 (1953).
SEILER, R.: Untersuchungen über die Nebennierenfunktion bei akuten und chronischen Infektionen des Kindesalters. Z. Kinderheilk. 68, 209 (1950).
SIMKO, J.: Studies of the adrenal function in tuberculotic infants and babies. Acta tuberc. scand. 39, 308 (1960).
SMEENK, C.: Maandschr. Kindergeneesk. 20, 286 (1952).
SPINK, W. W.: ACTH and adrenocorticosteroids as therapeutic adjuncts in infection diseases. New Engl. J. Med. 257, 979 (1957).
URBAN, N.: Untersuchungen zur Funktion der Nebennierenrinde im Säuglingsalter. Arch. Kinderheilk. 149, 129 (1954).
— Funktionsstörungen der Nebennierenrinde im Säuglingsalter. Arch. Kinderheilk. 150, 13 (1955).
WEISSBECKER, L.: Klinik der Nebenniereninsuffizienz und ihre Grundlagen. Stuttgart 1954.
ZEISEL, H.: Untersuchungen zur Nebennierenrindenfunktion im Säuglingsalter. Habil.: Schrift. Würzburg 1955.
—, u. J. STRÖDER: Über die Nebennierenrindenfunktion bei Dystrophie. Arch. Kinderheilk. 153, 107 (1956).

4. Die Nebennieren bei connataler Syphilis

Die diaplacentare Infektion der Frucht mit Treponema pallidum hat heute dank der Fortschritte klinischer Diagnostik und Therapie ihre frühere große Bedeutung für die Neugeborenen- und Säuglingssterblichkeit verloren. Während nach älteren Statistiken 2 bis 4% aller Säuglinge für syphilitisch gehalten wurden, und in Deutschland jährlich mit 10000 totgeborenen syphilitischen Kindern gerechnet wurde (HERXHEIMER 1928), ist heute die konnatale Syphilis als Todesursache ein seltener Befund auf dem Sektionstisch geworden. ESSBACH (1961) beobachtete unter 3000 Neugeborenen- und Säuglingssektionen zehn Fälle = 0,3%. Von diesen zeigte aber nur mehr ein Teil anatomisch feststellbare Befunde.

Die Nebennieren sind zusammen mit der Leber bei frühzeitig abgestorbenen Früchten oft massenhaft von den Erregern überschwemmt (SIMMONDS 1903), ohne daß es schon zu einer Reaktion des fetalen Gewebes kommen konnte. SCHNEIDER fand in den Nebennieren von syphilitischen Totgeburten in 91% Spirochäten, aber nur in 18% morphologisch faßbare Reaktionen. Bei Säuglingen vom 15. Lebenstag bis zum 3. Monat waren bei nur mehr 36% ein positiver Erregerbefund zu erheben, morphologische Reaktionen aber noch bei 23%. Es besteht demnach ein umgekehrtes Verhältnis zwischen Erregernachweis und Gewebsreaktion. Nach SILVERSTEIN (1962) entwickelt sich die immunologische Reaktion des Feten auf eine syphilitische Infektion vom 6. Schwangerschaftsmonat ab. Der jüngste Fall, bei dem es zur Entwicklung reifer Plasmazellen kam, war eine 1210 g schwere Totgeburt. Die frühe Immungenese hängt vom exogenen Stimulus ab. Je frühzeitiger und massiver die Infektion der Frucht erfolgt, desto geringer ist also die Abwehrmöglichkeit des Organismus. Mit steigender Austragungs- und Überlebenszeit steigt umgekehrt der Umfang morphologischer Befunde an, während die Zahl positiver Erregerbefunde abnimmt. Heute muß man mehr und mehr damit rechnen, daß nach energischer Therapie in der Schwangerschaft uncharakteristische Restzustände geweblicher Reaktionen die pathologisch-anatomische Befunderhebung beeinträchtigten.

Die Nebennieren rangieren in der Häufigkeit des Befalles hinter Leber, Milz, Pankreas und Knochensystem, dürfen aber trotzdem als charakteristischer Manifestationsort der Erkrankung gelten, ja können selten sogar isoliert befallen sein (LIEBEGOTT 1960). Das morphologische Substrat (BÄRENSPRUNG 1864,

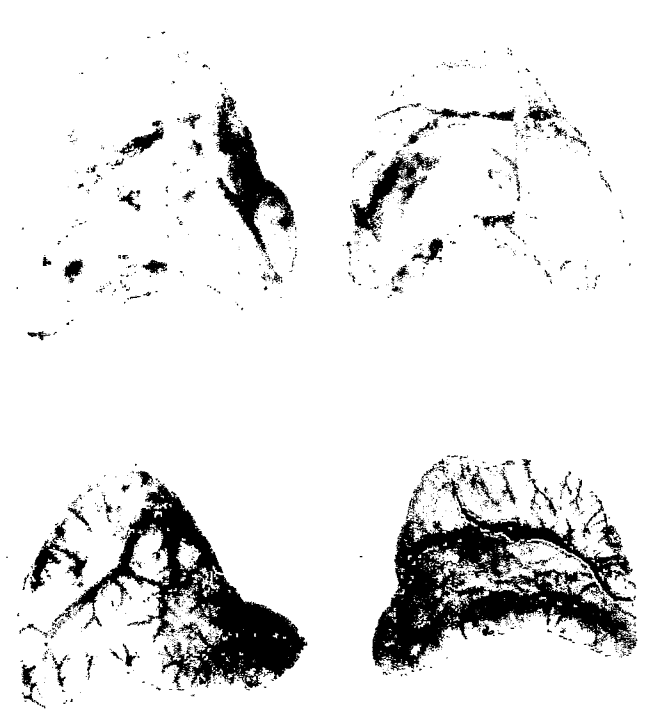

Abb. 67. Kongenitale Nebennierensyphilis. 12 Tage alter weiblicher Säugling [Beobachtung von G. LIEBEGOTT, Beitr. path. Anat. **123**, 114 (1960)]. Starke Verdickung der Kapsel der vergrößerten Nebennieren. Keine Kapselgefäße sichtbar (oben). Zum Vergleich Nebennieren eines gleichaltrigen Säuglings (unten) mit zarter Kapsel und zahlreichen feinen Arterien

ASCHOFF 1903, KOKUBO 1903, SIMMONDS 1914, SCHNEIDER 1928), ist von vier, teils einzeln, teils kombiniert auftretenden Prozessen beherrscht.

„*Die Perihypernephritis*" von SIMMONDS, eine chronisch-proliferierende Entzündung im Kapselbindegewebe. Sie ist die am häufigsten zu beobachtende syphilitische Nebennierenläsion. *Makroskopisch* sind die Nebennieren vergrößert und zu schwer. Sie sind mit dem Umgebungsgewebe verlötet, durch die verdickte Kapsel scheinen nicht wie sonst die Gefäße durch (LIEBEGOTT). *Mikroskopisch* findet man im Kapselbindegewebe dichtzellige Infiltrationsherde aus Lymphocyten, Plasmazellen und Histiocyten, in älteren Entzündungsstadien vermehrt spindelzellige Elemente und Faserbildung. Die Kapselgefäße sind in den Prozeß mit einbezogen, bis zur obliterierenden Endangitis. Die proliferierende Entzündung dringt in das benachbarte Rindengewebe vor, das dadurch zerklüftet und wie angenagt erscheint, an vielen Stellen kommt es zu einem herdförmigen Untergang des kapselnahen Rindengewebes der Zona fasciculo-arciformis. Diese „Perihyper-nephritis" ist vielfach der einzige Befund, der aber in allen 18 Beobachtungen SIMMONDS mit Nebennierenveränderungen zu erheben war.

Die interstitielle Entzündung der Nebenniere hängt unmittelbar mit den Kapsel-veränderungen zusammen und ist meist auf die äußeren Rindenabschnitte be-schränkt. Im Falle LIEBEGOTTS lag dagegen eine schwere interstitielle, granu-lierende Entzündung der ganzen Nebennierenrinde vor, die zu einer weitgehenden Zerstörung des Parenchyms geführt hatte (Abb. 68).

Die miliaren Syphilome und echten Gummen

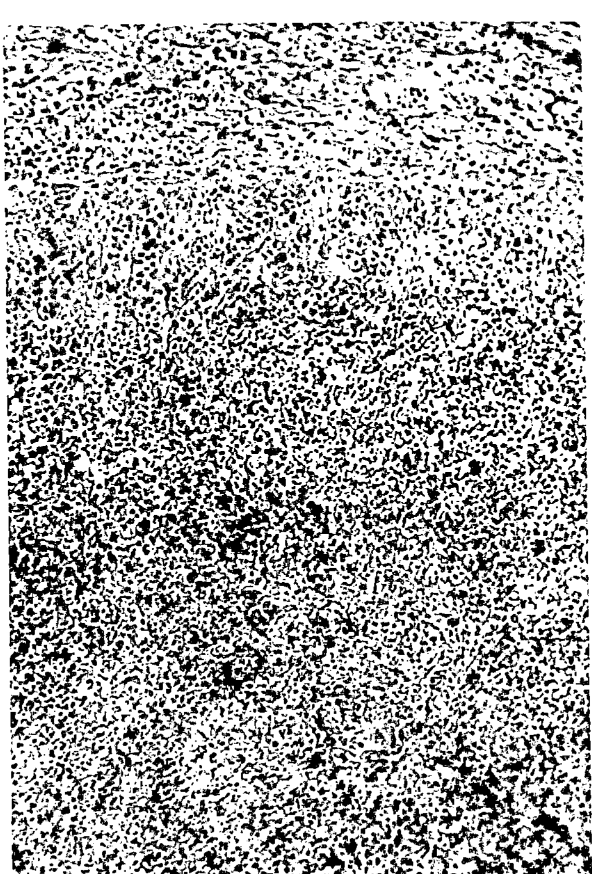

Makroskopisch können in den Nebennieren zahl-reiche kleinste, wie Tuberkel aussehende Knötchen be-stehen (KOKUBO). *Mikro-skopisch* liegen ziemlich scharf umgrenzte Nekrosen mit Kerntrümmern vor, die aber meist keinen ausge-prägten Granulationsge-webswall aufweisen. Treten reichlicher Leukocyten hin-zu, so können die Herde an kleine Abszesse erinnern. Bei Levaditifärbung findet man im Zentrum der Herde braungefärbte Massen, die als abgestorbene Spirochä-tenmassen gedeutet werden, während am Rand noch gut erhaltene Erreger darge-stellt sind. DIETRICH-SIEG-MUND haben in den Neben-nieren diese Erregermassen allerdings nicht gefunden. Die miliaren Syphilome sind von echten Gummata zu unterscheiden. Während die Syphilome Ausdruck einer Erregerüberschwemmung des Organismus bei mangel-hafter Abwehrlage sind, ver-dankt das echte Gumma einer spezifisch-hyperergi-

Abb. 68. Kongenitale Nebennierensyphilis (Beobachtung G. LIEBE-GOTT). Diffuse interstitielle Entzündung der Nebennierenrinde und der Nebennierenkapsel. — Vergr. 160fach, H. E. —

schen Entzündung seine Entstehung. Solche echten Gummen sind bei connataler Syphilis sehr selten, finden sich aber in der älteren Literatur zweifelsfrei beschrieben (HERXHEIMER). Sie werden mehr bei länger überlebenden Säuglingen und Kindern als bei Neugeborenen gesehen und in Thymus, Leber und Nebennieren beschrieben. HERXHEIMER sah sie im Nebennierenmark eines 3 Monate alten Säuglings. Morpho-logisch bestehen gegenüber dem Gumma bei erworbener Syphilis keine Unter-schiede. Es liegen zentral nekrotische Granulome mit Epitheloid- und Spindel-zellen, sowie Riesenzellen vor, Spirochäten sind nur spärlich festzustellen.

Größere infarktartige Nekrosen

Es handelt sich um unregelmäßig begrenzte, zum Teil keilförmige Coagulationsnekrosen mit leukocytärem Randwall, die die Rindenstruktur teilweise noch erkennen lassen. Hier handelt es sich offenbar um Folgen der obliterierenden Endangitis der Kapselgefäße, also um Durchblutungsstörungen und nicht um eine unmittelbare Erregerwirkung.

Zusammenfassend erweist sich also das morphologische Bild der konnatalen Nebennierensyphilis, wie das auch dem Gesamtcharakter der Erkrankung entspricht, als sehr bunt. Eine chronisch-proliferierende Entzündung mit Gefäßbe-

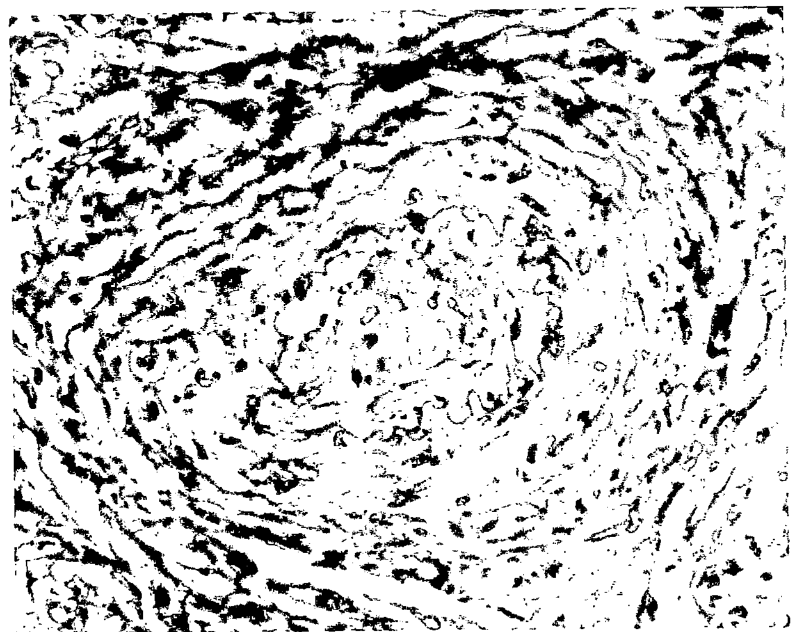

Abb. 69. Kongenitale Nebennierensyphilis. (Beobachtung G. Liebegott). Kleine Kapselarterie mit Endarteriitis obliterans. v. Gieson-Elastica. — Vergr. 360fach —

teiligung, unmittelbar erregerbedingte herdförmige Nekrosen (Syphilome), selten auch echte Gummen und durch örtliche Durchblutungsstörungen hervorgerufene Infarkte kennzeichnen das Bild.

Die Rindenfunktion bei konnataler Nebennierensyphilis. Über Funktionsstörungen der Nebennierenrinde finden sich in dem sehr reichen älteren Beobachtungsgut keine Mitteilungen, obwohl die morphologischen Befunde teilweise durchaus eine Rindeninsuffizienz erwarten lassen könnten. Über eine akut tödliche Nebenniereninsuffizienz auf dem Boden einer Syphilis berichtet Liebegott (1960):

Das mit 3180 g Gewicht lebensfrisch geborene Mädchen einer 22jährigen Epileptikerin ist zunächst unauffällig. Am 12. Lebenstag verweigert es die Nahrung, wird zunehmend cyanotisch und kommt moribund in die Klinik. Es besteht ein maculo-papulöses Exanthem an den Fußsohlen. Exitus 5 Std nach Klinikaufnahme. Die *Nebennieren* sind bei der Obduktion als einziges Organ verändert und zeigen eine schwere interstitielle Entzündung der Rinde und der Kapsel mit obliterierender Endangitis, miliaren Syphilomen und anämischen Infarkten. Das klinische Bild ist identisch mit dem der Nebennierenblutung beim Neugeborenen und entspricht offenbar einer akuten Rindeninsuffizienz.

Es wäre zu wünschen, daß von klinischer Seite der Rindenfunktion bei Kindern mit kongenitaler Syphilis spezielle Aufmerksamkeit geschenkt würde, da unter Umständen auch bei klinisch ausgeheilten Fällen eine relative, latente Insuffizienz vorliegen könnte.

Literatur

Die Nebennieren bei konnataler Syphilis

ASCHOFF, L.: Über akute Entzündungserscheinungen an Leber und Nebenniere bei kongenitaler Syphilis. Verh. dtsch. path. Ges. 6, 205 (1903).
BÄERENSPRUNG: Die kongenitale Syphilis, 1864.
ESSBACH, H.: Paidopathologie. Leipzig 1961.
HERXHEIMER, G.: Zur pathologischen Anatomie der kongenitalen Syphilis. Lubarsch-Ostertag-Ergebnisse XII, 499 (1908).
— Die pathologische Anatomie der angeborenen Syphilis. Verh. dtsch. path. Ges. 23, 144 (1928).
KOKUBO, K.: Über die kongenitale Syphilis der Nebennieren. Zbl. Path. 14, 666 (1903).
LIEBEGOTT, G.: Tödliche isolierte Nebennieren-Syphilis bei konnataler Lues. Beitr. path. Anat. 123, 114 (1960).
SCHNEIDER, P.: Über die Organveränderungen bei der angeborenen Frühsyphilis. Verh. dtsch. path. Ges. 23, 177 (1928).
SILVERSTEIN, A. M.: Congenital syphilis and the timing of immunogenesis in the human foetus. Nature (Lond.) 194, 196 (1962).
SIMMONDS, M.: Über Nebennierenschrumpfung bei M. Addison. Virchows Arch. path. Anat. 172, 480 (1903).
— Die Nebenniere bei Syphilis congenita. Virchows Arch. path. Anat. 218, 152 (1914).

5. Die Nebennieren bei Listeriose

Die Infektion mit Listeria monocytogenes beim Neugeborenen befällt im Rahmen der dabei auftretenden septischen Granulomatose häufig auch die Nebennieren.

Listeria monocytogenes, ein 0,5 bis 3 μ langes, grampositives und im Schnittpräparat besonders gut durch die Levaditi-Methode versilberbares Stäbchen erzeugt beim Menschen eine Vielfalt verschiedener Krankheitsformen, von denen der Listeriose des Zentralnervensystems und der „Granulomatosis infantiseptica" des Neugeborenen wohl die größte Bedeutung zukommen (Übersichten siehe bei KREPLER und FLAMM 1956, REISS 1956, SEELIGER 1958).

Mit Ausnahme einzelner septischer Verlaufsformen im späteren Kindes- und Erwachsenenalter, bei denen Nebennierenbeteiligung zu beobachten ist (z. B. SCHULZE et al. 1953: 19jähriges Mädchen), hat für die Nebennierenpathologie nur die Neugeborenen-Listeriose eine Bedeutung. Im großen Material von REISS stehen die Nebennieren in der Häufigkeit des Befalls an fünfter Stelle (hinter Leber, Lungen, Milz und Tonsillen). Bei 63 Fällen waren die Nebennieren 52mal beteiligt. Unter 88 Fällen von ESSBACH (1961) 39mal, zusammen in 60%.

Die Ansteckung der Frucht erfolgt bei Befall der Placenta entweder direkt diaplacentar über die Nabelvene oder über eine Infektion des Fruchtwassers, eventuell auch erst intra partum durch Aspiration listerienhaltigen Materials. Dabei wird eine Infektion der Mutter vorausgesetzt, die oft uncharakteristisch bleibt und sich als fieberhafte grippeähnliche Allgemeininfektion etwa 3 Wochen vor der Entbindung dokumentieren kann. Die von der Infektion befallenen Kinder kommen häufig als Frühgeburten, teilweise schon als Totgeburten auf die Welt, im allgemeinen wird der 3. Lebenstag nicht überlebt. Einzelne Fälle sind aber wohl nicht immer akut tödlich, wie an Beobachtungen von Zwillingsgeburten gezeigt werden konnte (SEELIGER). Bisher wurde die Listeriose des Feten nicht vor dem 5. Schwangerschaftsmonat diagnostiziert, bei früherer Infektion ist aber mit listeriosebedingtem Absterben der Frucht und mit Abort zu rechnen.

Das klinische Bild der Neugeborenen-Listeriose ist uncharakteristisch, so daß eine ätiologische Diagnose nicht erfolgt. Apnoe, Trinkschwäche, Cyanose, Kreislauf-

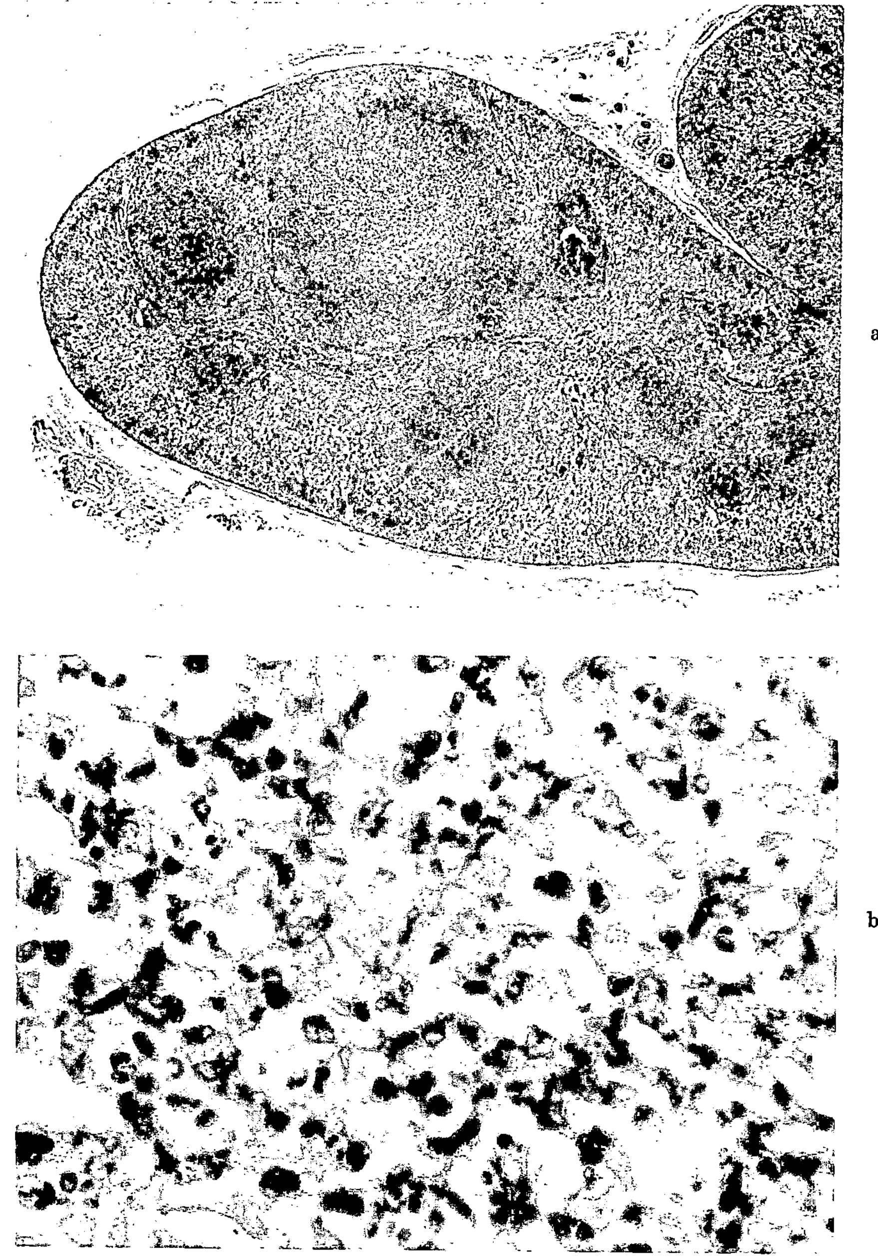

Abb. 70a u. b. (553/61) Frühgeburt mit Listeriose. a Scharf demarkierte, umfangreiche Nekrosen in der Nebennierenrinde. — Vergr. 14fach, H. E. —b Ausschnitt aus einem Listeriengranulom der Nebenniere

kollaps, seltener cerebrale Erscheinungen, sind als vieldeutige Symptome zu nennen.

Pathologisch-anatomisch ist der makroskopische Befund durch weißliche bis grauweiße Herdchen oder Knötchen von Stecknadelspitz- bis Hirsekorngröße in zahlreichen Organen gekennzeichnet. Die Knötchen schimmern durch zarte Organkapseln (Leber!) durch oder sind auf Schleimhäuten nach Einschmelzung als kleine Ulcera erkennbar.

Die Nebennieren enthalten oft zahlreiche, an miliare bis submiliare Tuberkel erinnernde Knötchen (ASCHOFF-WREDE 1901/2) von 0,5 bis 1 mm Durchmesser (AMSLER 1912). Bei einer eigenen Beobachtung einer 12 Std überlebenden Frühgeburt von 800 g mit schwerer Listerien-Meningoencephalitis und Bronchopneumonie sind die Nebennierenherde bei insgesamt nur leicht vergrößertem Organ (zusammen 4 g) bis 4 mm groß. Die rundlichen, scharf begrenzten Herde haben auf dem Schnitt eine weißgelbe Farbe und eine feste, trockene Konsistenz.

Mikroskopisch liegen in diesem Frühfall die runden, manchmal miteinander konfluierenden Herde in der fetalen Rinde, reichen aber teilweise bis unmittelbar an die schmale Cortex permanens heran (Abb. 70). Im H. E.-Präparat findet sich ein rötlich-tingierter Wall, der ein bläulich gefärbtes Kerntrümmerfeld umgibt. Der Randwall besteht aus einem feinfädigen Fibrinnetz mit spärlichen Leukocyten und homogen rot gefärbten nekrotischen Rindenepithelien, die zusammen ein kompaktes Konglomerat bilden. Bizarre, hantel- und keulenförmige Kerne sind nachweisbar. Im Levaditi-Präparat liegen hier in Gruppen reichliche, argentaffine, typisch geformte Stäbchen. Das zentrale Feld enthält ein buntes Gemengsel verschiedenster Kernformen und Kerntrümmer. Neben kleinkrümeligen Chromatinresten finden sich wieder keulenförmige, wurst- und hantelförmige Formen, die sich bestimmten Zellen nicht mehr zuordnen lassen. Eindeutig strukturierte Leukocyten sind nicht erkennbar. Dagegen finden sich noch größere, gut erhaltene Kerne, die zweifellos einzeln liegen gebliebenen Rindenepithelien zugehören. Auch Endothelkerne sind auffindbar. Alle diese Kernstrukturen sind in ein feinfädiges Netz von Fibrin, Plasmaresten und Gitterfaserresten eingebettet, die sich nicht mehr voneinander abgrenzen lassen. Im Levaditi-Präparat sind in diesen zentralen Partien weniger zahlreiche, gut erhaltene, argentaffine Stäbchen zu sehen. Im übrigen sind an den erhaltenen Strukturen von Rinde und — spärlichem — Mark keine auffälligen Veränderungen bemerkbar.

Die formale Genese der Listerioseherde ist im Tierversuch zu verfolgen (REISS). Miliare Nekrosen sind schon vor Ablauf des ersten Tages sichtbar, gleichzeitig entwickelt sich eine Mesenchymzellwucherung. Spätestens nach 2 bis 3 Tagen ist unter Beteiligung histiocytärer und hämatogener Zellen das Granulom entwickelt. Zentral setzt bald eine Nekrobiose ein, im weiteren Verlauf kommt es zu einem Kollaps des Fasergerüstes. Ein pathogenetisches Schema der verschiedenen, auch nebeneinander vorkommenden Herdformen entwerfen HAGEMANN et al.

Literatur

Die Nebennieren bei Listeriose

AMSLER, C.: Eigentümliche Nekrosen in der Leber und in der Rinde der Nebennieren eines nicht ganz ausgetragenen, neugeborenen Kindes. Zbl. Path. **23**, 817 (1912).

ASCHOFF, L.: Ein Fall von Pseudotuberkulose beim Neugeborenen und ihr Erreger. Verh. dtsch. path. Ges. **4**, 178 (1901).

ESSBACH, H.: Paidopathologie. Leipzig 1961.

HAGEMANN, U., H. SIMON, und A. BIENENGRÄBER: Die Listeroise bei Frühgeburten. Zbl. Paht. **90**, 17 (1953).

KREPLER, P., u. H. FLAMM: Die Listeriose. Ergebn. inn. Med. Kinderheilk. N. F. **7**, 64 (1956).

REISS, H. J.: Die Listeriose. Verh. dtsch. Ges. Path. **40**, 54 (1956).

SCHULZE, M. L., G. H. WAHLE, and J. B. WHITE: Meningitis duo to listeria monocytogenes in a case of disseminated lupus erythematosus. Amer. J. clin. Path. **23**, 1028 (1953).

SEELIGER, H. P. R.: Listeriose. Beitr. zur Hygiene und Epidemiologie, Heft 8, Leipzig 1958.

WREDE, L.: Über Pseudotuberkulosebazillen beim Menschen. Beitr. path. Anat. **32**, 526 (1902).

6. Die Nebennieren bei Toxoplasmose

Ähnlich wie bei der Listeriose wird der Hauptteil tödlicher Erkrankungen an Toxoplasmose von der konnatalen Form gestellt. Auf zehn tödliche Säuglingstoxoplasmosen fällt nur eine letale Erwachsenen-Toxoplasmose (ESSBACH 1956).

Die Nebennieren spielen in diesem Geschehen eine praktisch kaum nennenswerte Rolle. Pathologisch-anatomisch ist ein zentral-nervaler, oculärer Typ von einem visceralen Typ zu unterscheiden. Gelegentlich sind beide Typen miteinander kombiniert. Während am Gehirn eine mit Nekrosen und Verkalkungen einhergehende Encephalitis das Bild beherrscht, sind beim visceralen Typ Leber und Milz — öfters unter dem Bild einer hämolytischen Fetose — wesentliche Manifestationsorte der Erkrankung.

In den Nebennieren sah ESSBACH unter 26 Fällen zweimal die charakteristischen Terminalkolonien ohne jede entzündliche Reaktion. Sie sind hier besonders leicht und eindrucksvoll zu erkennen. GAVALLER sah auch entzündliche Reaktionen, die teilweise zu starken Destruktionen führten, besonders zahlreiche Pseudocysten beschreiben J. BERNIER et al. (1956).

Das Bild der Terminalkolonien. Während außerhalb von Zellen das Toxoplasma Gondii sichelförmige Gestalt hat und 4 bis 7 μ lang ist, tritt es intracellulär in rundlichen bis ovalen Formen auf. Die Vermehrung erfolgt hier durch Längsteilung, bis schließlich eine große Zahl von Parasiten angehäuft ist. Die mit den Erregern gefüllte Zelle wird als Pseudocyste oder Terminalkolonie bezeichnet, sie ist im Vergleich zu den übrigen ortsständigen Elementen stark vergrößert, die Kerne der Parasiten erscheinen in der Zelle als mit Hämatoxylin stark färbbare Granula. Die Hülle ist argyrophil und PAS-positiv, wobei die Frage, ob diese von den Erregern stammt oder der restlichen Zellmembran zugehört, offen ist. Der Zellkern der Wirtszelle geht zugrunde, Ruptur der Terminalkolonie führt zur Ausbreitung der Parasiten im Gewebe und zur entzündlichen Reaktion. Bei der chronischen Infektion liegt die Terminalkolonie dagegen reaktionslos im Gewebe, die Hülle der Cysten verhindert das Austreten von Antigen und chemotaktischen Substanzen. Für die Cystenbildung besteht eine gewisse Wirts- und Organspezifität, hieran haben auch die Nebennieren ihren Anteil. Eine Reaktivierung kann bei Minderung der Immunität eintreten, was nach Anwendung von Cortison der Fall sein kann. Die Beobachtung ausgedehnter Nebennierenzerstörungen bei der Toxoplasmose von Hamstern mit hohen Antikörpertitern wird auf die lokale Rindensteroidwirkung bezogen (J. K. FRENKEL 1956).

Literatur

Die Nebennieren bei Toxoplasmose

BERNIER, J., M. BRIHAYER-VAN GEERTRUYDEN, P. DANIS et R. PARMENTIER: Etude anatomo-clinique d'un cas de toxoplasmose infantile. Schweiz. Arch. Neurol. Psychiat. **77**, 353 (1956).
ESSBACH, H.: Die Toxoplasmose beim Menschen. Verh. dtsch. Ges. Path. **40**, 77 (1956).
— Paidopathologie. Leipzig 1961.
FRENKEL, J. K.: Some protozoan diseases of man and animals, Part. III: Toxoplasmosis. Ann. N.Y. Acad. Sci. **64**, 215 (1956).
GAVALLER, B.: Diskussionsbemerkung zu ESSBACH 1956.

G. Die Nebennieren bei Säuglingsenteritis, Ernährungsstörungen und Toxikose

Die akuten und chronischen Verlaufsformen jener Krankheitsbilder, die unter die Begriffe Ernährungsstörung, Säuglingsenteritis, Dyspepsie und Toxikose fallen, gehen regelmäßig mit einer meist schweren Belastung des Hypophysen-

Nebennierenrindensystems einher. „Der Zustand eines schwer enteritischen Säuglings demonstriert das Vollbild eines Erschöpfungsstadiums des allgemeinen Anpassungsstadiums" (K. SCHREIER und WEISER 1953). Die Ausscheidung der Harncorticoide ist bei akuter Dyspepsie bis maximal $100\,\gamma$/Tag gesteigert, während bei gleicher Methodik gesunde Säuglinge im Mittel $20\,\gamma$/Tag eliminieren. Auch die Ausscheidung der 17-Ketosteroide kann gesteigert sein (URBAN 1954/ 1955). ACTH-Zufuhr führt auch bei schwerer Säuglingsdystrophie zu einer positiven Reaktion mit Anstieg der Corticoid- und 17-Ketosteroidausscheidung (ZEISEL und STROEDER 1956). Der gleiche Effekt stellt sich ein, wenn bei dystrophen Säuglingen ein akuter Infekt auftritt: Die Corticoide steigen an, im Blutbild

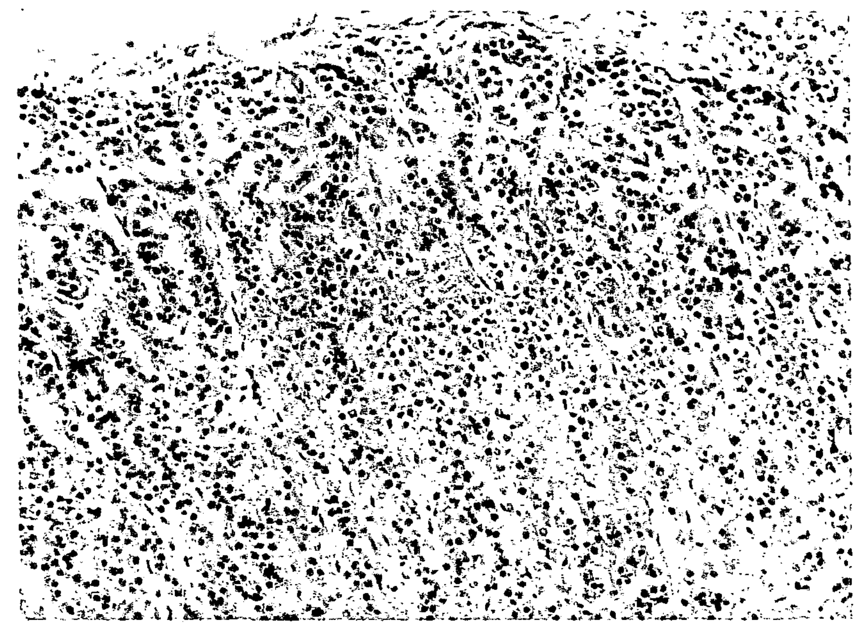

Abb. 71. (294/60) Bandförmige Nebennierennekrosen mit geringer leukocytärer Reaktion. 4 Monate alter Säugling mit Toxikose. — Vergr. 150fach, H. E. —

kommt es zu Lymphopenie. Eventuell kommt es aber nach einem Infekt auch zu einer Hypadrenie von etwa 2 Wochen Dauer, die sich langsamer als beim gesunden Säugling restituiert (ZEISEL und STROEDER). Dagegen kann bei akuter Säuglingstoxikose die Erhöhung der Harnsteroidausscheidung ausbleiben, was jedoch auf die gleichzeitig gestörte Leber- und Nierenfunktion zu beziehen ist.

Eine Nebennierenrindeninsuffizienz ist nach diesen Befunden trotz des klinisch oft dramatischen Bildes — wie auch bei der Mehrzahl der Infektionskrankheiten — nicht zu diagnostizieren. Die Vorstellung einer beim jungen Säugling vorhandenen „physiologischen Notlagesituation" als Folge der Involution der fetalen Cortex (ERBSLÖH 1947) muß korrigiert werden, da die lebenswichtigen Steroide nur in der bleibenden Rinde gebildet werden, die sich nach der Geburt anatomisch und funktionell rasch entfaltet. Die bei Säuglingserkrankungen auftretenden Lipoidentspeicherungen sind als Zeichen der Aktivierung und nicht der Erschöpfung anzusehen. Bei intakter Rindenstruktur ist die morphologische Diagnose einer Rindeninsuffizienz unzulässig.

Morphologische Befunde. Die Steigerung der Rindenfunktion bei akuter Dyspepsie und Toxikose äußert sich so gut wie regelmäßig in einem Lipoidverlust der Nebennierenrinde. In der Mehrzahl unserer Fälle von Säuglingstoxikose betrifft der Lipoidausfall die gesamte Fasciculata, während die Schleifen der Z. arciformis bzw. der jungen Glomerulosa noch regelhaften Lipoidgehalt zeigen (Abb. 75b). Nur in einem Fall einer perakut verlaufenden Toxikose ist noch keinerlei Lipoidentspeicherung festzustellen gewesen, möglicherweise weil hier primär der zentrale Steuerungsmechanismus der Hypophysen-Nebennierenrindenachse ausfiel.

In der entspeicherten Fasciculata begegnet man einer ausgeprägten wabigen Umwandlung der Rindenzellen, wobei zahlreiche Kernpyknosen auftreten. Einzelne nekrotische Elemente werden aus ihrem Verband ausgegliedert und drüsenähnliche Hohlräume sind besonders im Bereich der Schleifen der Zona arciformis zu beobachten. Seltener sind größere Nekrosezonen mit leukocytärer Durchsetzung aufzufinden.

Das Bild der Nebennierenrinde bei schweren Dystrophien und Atrophien ist abhängig von der Krankheitsdauer (Tähkä 1951), sowie von begleitenden Infekten. Bei monatelangem Verlauf von Ernährungsstörungen kommt es zu Gewichtsverlusten der Nebennieren, die aber nicht proportional der Gewichtsab-

Abb. 72. 3½ Monate alter Säugling mit schwerer akuter Toxikose. Drüsenähnliche Lichtung in der Zona arciformis (oben) und schwere wabige Umwandlung der Zona fasciculata bei vollständiger Lipoidspeicherung (unten). — Goldner. — Vergr. 740fach —

nahme des ganzen Körpers sind, so daß das relative Nebennierengewicht ansteigt (Tähkä). Die Lipoide sind in diesen kleinen Nebennieren eher reichlicher. Als Ursache diskutiert Tähkä eine mangelhafte Sekretion von ACTH oder ein mangelhaftes Ansprechen der Nebennieren auf die hypophysäre Stimulierung. Wir haben den Eindruck, daß zusätzliche Infekte bei einer Ernährungsstörung aber doch zu weiteren Lipoidverlusten der Nebennierenrinde führen, so daß das Gesamtbild recht variabel sein kann. Die Fälle mit ausgeprägten Lipoidverlusten überwiegen jedenfalls in unserem vorwiegend jüngeren Säuglingsmaterial bei weitem. Man kann dies auch in solchen Fällen sehen, bei denen kein zusätzlicher Infekt aufgetreten ist.

Als Beispiel sei auf einen 2 Monate alt gewordenen Säugling mit Duodenalatresie hingewiesen, bei dem eine reine Ernährungsinsuffizienz durch irrtüm-

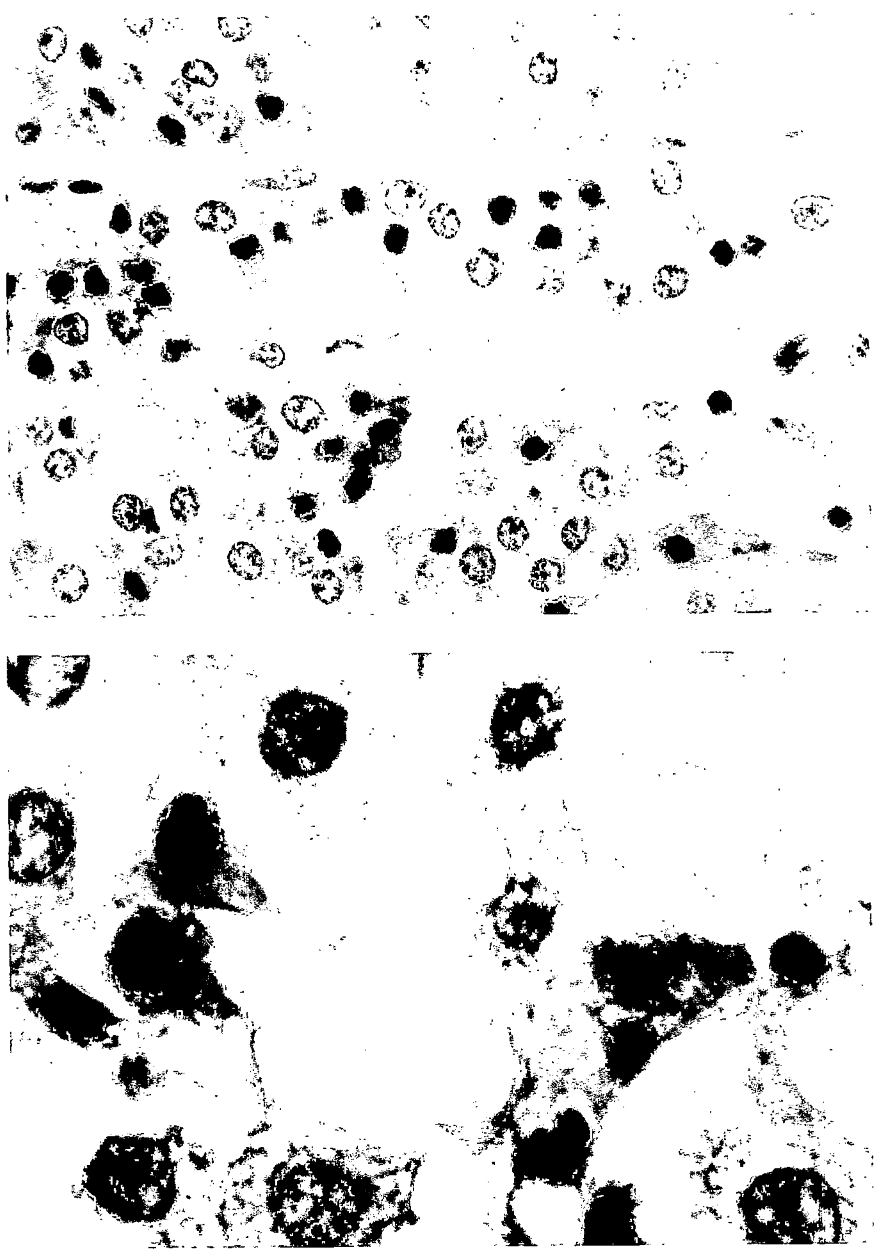

Abb. 73. (156/58) 1 Monat alte Frühgeburt mit schwerer Dystrophie, 913 g Gewicht. Bei vollständiger Lipoidentspeicherung schwere wabige Umwandlung der Rindenzellen und zahlreiche Pyknosen. oben: — Vergr. 740-fach, unten: Vergr. 190fach, H. E.-Färbung

liche Duodeno-Ileostomie eintrat. Die Nebennieren zeigten in diesem Fall eine totale Lipoidspeicherung der Außenzone mit wabiger Umwandlung der Rindenzellen, während gröbere Strukturläsionen nicht in Erscheinung traten. Solche vollständigen Entspeicherungen kann man auch schon bei sehr kleinen Frühgeburten

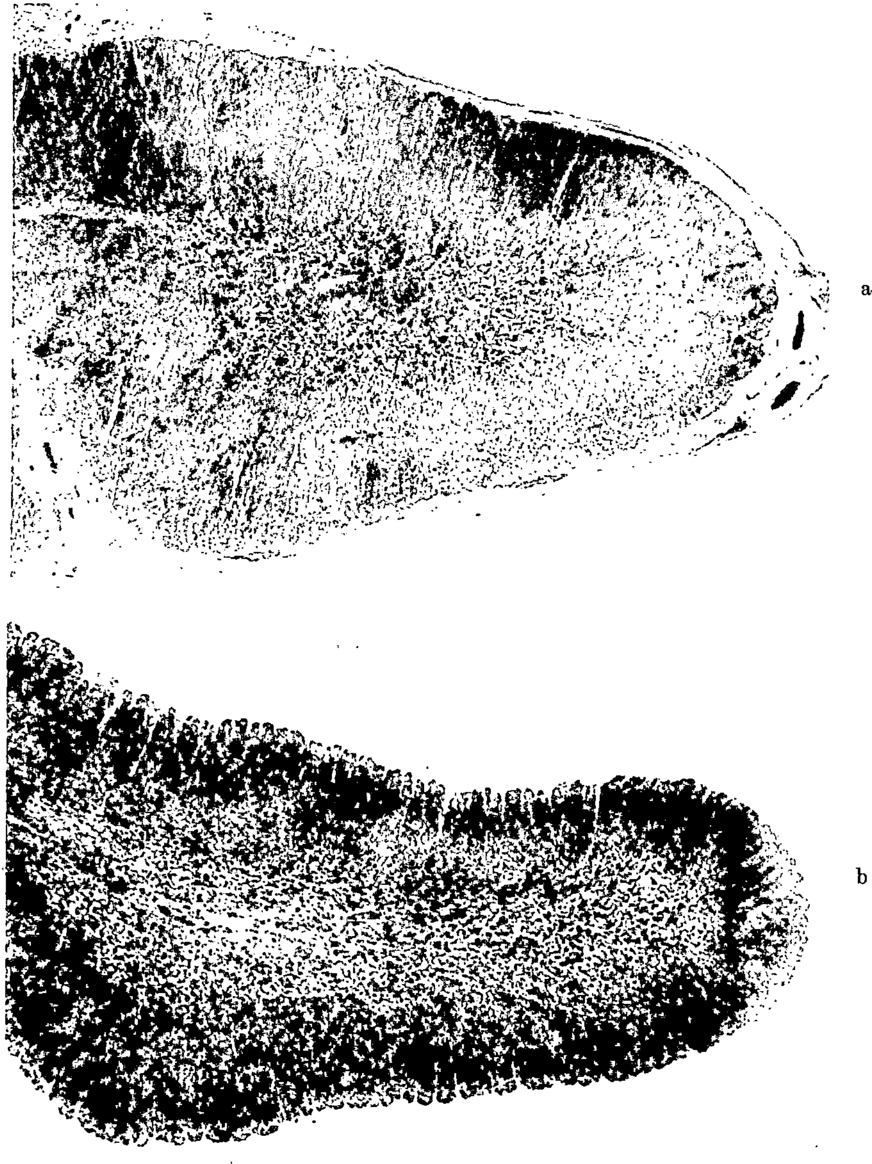

Abb. 74a u. b. a (156/58) 1 Monat alte Frühgeburt mit schwerer Dystrophie, 913 g Gewicht. Totale Entspeicherung der Außenzone und der peripheren, verzögert involvierenden Innenzone. Nur die zentralen Partien der Cortex fetalis sind verfettet. — Sudanschwarz, Vergr. 27fach — b (428/55) 1 Monat alte Frühgeburt, Dünndarm-Atresie und Ikterus, 1500 g Gewicht. Die äußere Fasciculo-Arciformis ist gleichmäßig lipoidhaltig, während die innere Cortex permanens entspeichert ist. Massive Verfettung der regelhaft involvierten Innenzone. — Sudanschwarz, Vergr. 27fach —

finden (Abb. 74b), dabei kann gleichzeitig eine verzögerte Involution der Innenzone bestehen. Lipoidreiche Nebennieren haben wir bei schwerer Dystrophie nur vereinzelt bei Frühgeburten gesehen, teilweise gleichfalls mit einer verzögerten Involution der Innenzone verbunden. Auch hier dürfte die mangelhafte Stimulierung der Nebenniererrinde durch das Hypothalamo-Adenohypophysen-System das Wesentliche sein. Von einer gesetzmäßigen, mangelhaften Reaktion der Nebennierenrinde in der ersten Lebenszeit (STONER et al. 1953) kann aber nach unseren Befunden nicht gesprochen werden, da sowohl in der Neugeburtsperiode, wie auch während

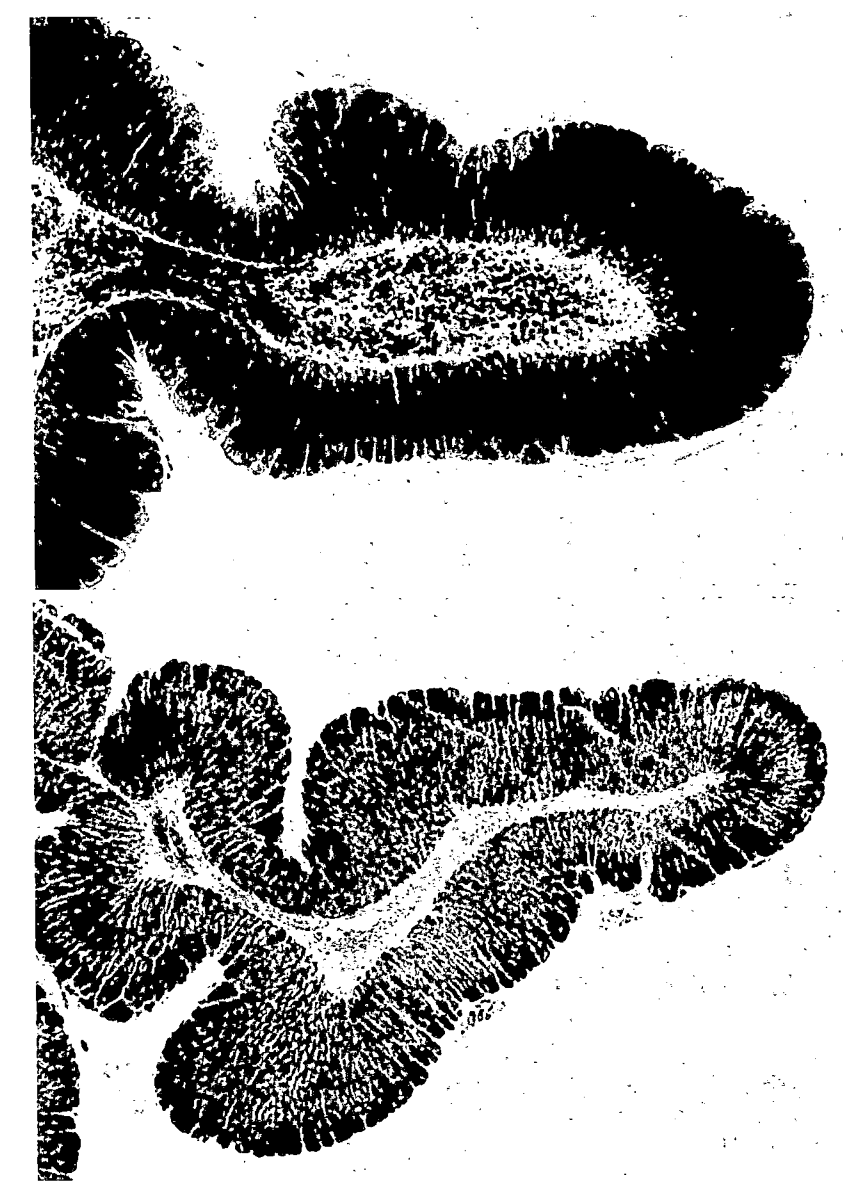

Abb. 75a u. b.   a (805/58) 4 Monate alter Säugling. Perakut verlaufende Toxikose, bei Klinikaufnahme bereits moribund. Keine Lipoidentspeicherung in der Außenzone. Regelhaft involvierte, verfettete Innenzone, durch Bindegewebe (heller Streifen) von der Außenzone demarkiert. — Sudanschwarz, Vergr. 27fach. — b (380/55) 7 Monate alter Säugling mit schwerer Toxikose. Vollständige Entspeicherung der Fasciculata Die Schleifen der Zona arciformis, bzw. die sich entwickelnde Z. Glomerulosa ist gleichmäßig lipoidhaltig. An Stelle der Innenzone ist Bindegewebe getreten. — Sudanschwarz, Vergr. 27fach —

des ganzen ersten Lebensmonats Entspeicherungen der Außenzone zu beobachten sind (DHOM 1956). Treten schwere Infekte zur Dystrophie komplizierend hinzu, oder liegt auch eine primäre Enterocolitis zugrunde, so können auch über die Lipoidabgabe hinaus Rindenläsionen, wie Zellausfälle, Lichtungen, Capillarthromben und Blutungen komplizierend ins Spiel treten (siehe auch die Befunde von Pottyondi (1940).

Der morphologische Befund der Nebennierenrinde bei Ernährungsstörungen und Säuglingsenteritis spiegelt zunächst also nur die gesteigerte Rindenfunktion

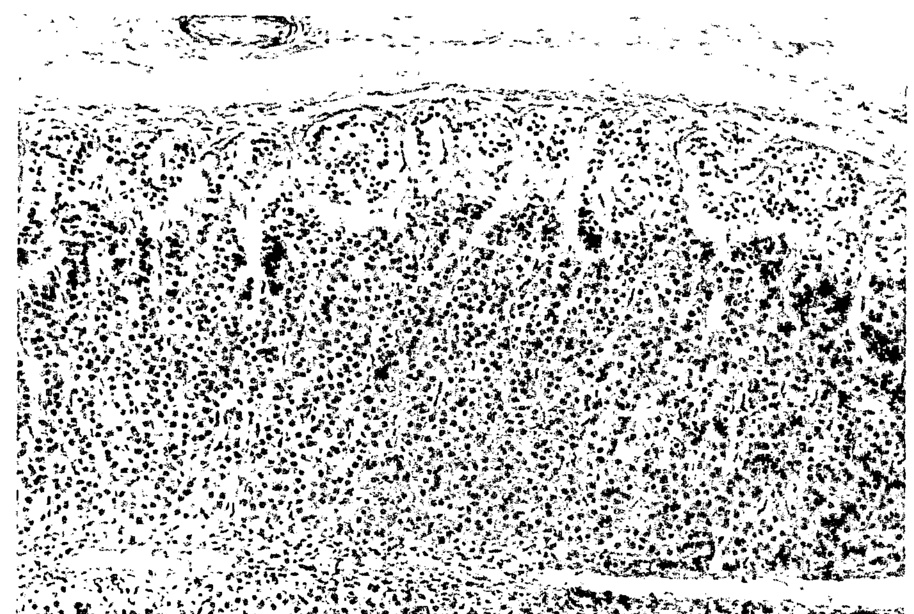

Abb. 76. (227/55) 7 Monate alter Säugling. Akute Toxikose. Nebennierenrinde, Goldner, — Vergr. 150fach — Die sich entwickelnde Zona glomerulosa besteht aus hellen spongiocytären Zellen. Die Fasciculata ist lipoidfrei und besteht aus dicht gelagerten kleinen Zellen mit zahlreichen Pyknosen

bis zur vollständigen Lipoidentspeicherung wieder. Infektiöstoxische Rindenläsionen sind am ausgeprägtesten bei der akuten Säuglingstoxikose zu finden, daneben bei Infekten, die zu einer Dystrophie hinzutreten oder bei primärer Enterocolitis.

Literatur

Die Nebennieren bei Säuglingsenteritis, Ernährungsstörungen und Toxikose

Adams, C. W. M., V. S. V. Fernand, and H. Schnieden: Brit. J. exp. Path. 39, 393 (1958).

Dhom, G.: Histochemische Untersuchungen an der fetalen und kindlichen Nebennierenrinde. Verh. dtsch. Ges. Path. 40, 197 (1956).

Erbslöh, F.: Über die normale und pathologische Histologie der Säuglingsnebennieren. Klin. Wschr. 1947, 622.

Pottyondi, L. v.: Säuglings-Dysenterie und Nebennieren. Zbl. Path. 74, 391 (1940).

Schreier, K.: Eiweiß- und Kohlenhydratstoffwechsel bei Enteritis. In Adam: Säuglingsenteritis. Stuttgart 1956.

—, u. H. Weiser: Über die Cortisonausscheidung im Säuglingsalter. Z. Kinderheilk. 73, 133 (1953).

Stoner, H. B., H. J. Whiteley, and J. L. Emery: The effect of systemic disease on the adrenal cortex of the child. J. Path. 66, 171 (1953).

Tähkä, H.: On the weight and structure of the adrenal glands and the factors affecting them in children of 0—2 years. Acta paediat. (Uppsala) Suppl. 81 (1951).

Urban, N.: Untersuchungen zur Funktion der Nebennierenrinde im Säuglingsalter. Arch. Kinderheilk. 149, 129 (1954).

— Funktionsstörungen der Nebennierenrinde im Säuglingsalter. Arch. Kinderheilk. 150, 13 (1955).

Zeisel, H., u. J. Ströder: Über die Nebennierenrindenfunktion bei Dystrophie. Arch. Kinderheilk. 153, 107 (1956).

H. Die kindliche Nebennierenrinde und ihre Funktion bei chronischer Belastung und nach Langzeit-Behandlung mit Steroiden und ACTH

Chronische Belastungen des Hypophysen-Nebennierenrindensystems führen im Sinne des allgemeinen Adaptationssyndroms zu einer Hyperplasie der Nebennierenrinde. In der menschlichen Pathologie sind solche Hyperplasien besonders bei Mangelernährung (OVERZIER 1947, KLOOS 1948, SELBERG 1947, UEHLINGER

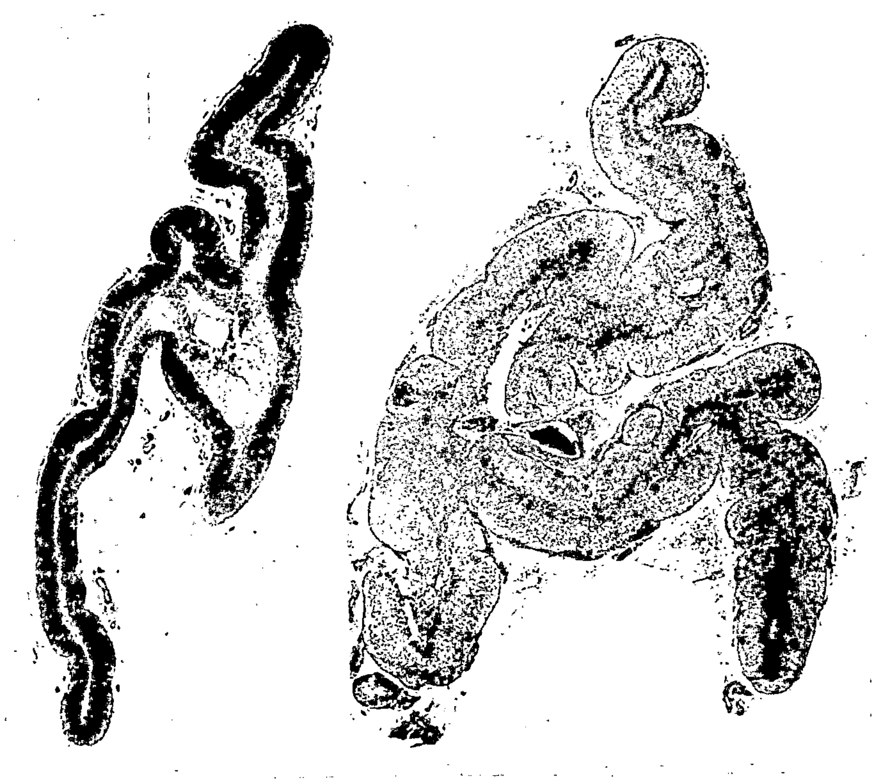

a   b

Abb. 77a u. b.   a Normale Nebenniere eines einjährigen Kindes. — Vergr. 6fach —   b Hyperplastische Nebenniere eines 18 Monate alten Kindes mit Hydrocephalus — Vergr. 6fach —

1947/48), in der Schwangerschaft (Übersicht siehe bei BACHMANN, ELERT 1963), vor allem aber bei Hochdruckkrankheiten (LIEBEGOTT 1947, EDER und SCHWARZ 1960) zu beobachten. In der Pathologie des Kindesalters werden vergleichbare, zur Hyperplasie führende chronische Belastungen seltener zu erwarten sein, was auch darin zum Ausdruck kommt, daß uns eine zusammenfassende Darstellung dieses Themas in der Literatur nicht bekannt geworden ist.

In Parallele zu den Befunden bei Erwachsenen finden wir bei der kindlichen chronischen Glomerulonephritis eine Verbreiterung der Nebennierenrinde mit ausgeprägter progressiver Transformation (Abb. 78). Die Glomerulosa ist von der Fasciculata nicht mehr abgegrenzt, sondern kontinuierlich in deren Säulen einge- baut. Im Kapselgewebe findet man ein kräftig entwickeltes Blastem, das auch schon lipoidreiche Zellen enthalten kann. Die zum Tode führende Urämie kann zu Lipoidverlusten und terminalen Kreislaufstörungen mit hyalinen, capillären Thromben führen (Abb. 80). Die Steroidausscheidung im Harn ist infolge der

Nierenfunktionsstörung herabgesetzt, der Plasmagehalt an 17-OHCS ist bei kompensierter renaler Hypertonie aber nicht verändert. Nach ACTH-Belastung steigt der Plasmaspiegel höher als bei Normalpersonen an; es liegt also eine vergrößerte Funktionsreserve der Nebennieren vor, was gut zum anatomischen Bild paßt (EDER und SCHWARZ 1960).

Als chronische Belastungen müssen auch die kongenitalen Vitien des Kindesalters betrachtet werden. Für den erworbenen Klappenfehler des Erwachsenen konnte kein signifikanter Gewichtsanstieg der Nebennieren festgestellt werden, Plasmaspiegel und Ausscheidung der 17-OHCS bewegen sich im Stadium der Kompensation im Normbereich, bei hydropischer Herzinsuffizienz sind sie erniedrigt (EDER und SCHWARZ 1960). Beim kongenitalen Vitium des Säuglings mit und ohne Cyanose liegt das Nebennierengewicht nicht außerhalb der Streubreite vergleichbarer Altersstufen (TÄHKÄ 1951). In den eigenen Beobachtungen, die Kinder bis $1^{1}/_{2}$ Jahre betreffen, ist es nie zu einer deutlichen Rindenhyperplasie der bleibenden Außenzone gekommen. Die Strukturentwicklung der Außenzone entsprach der jeweiligen Altersstufe, der Lipoidgehalt ist kräftig. Trotz meist langdauernder, schwerer Hypoxämien sind keine Rindenläsionen zu beobachten. Die Innenzone ist in allen Fällen regelhaft involviert. In Übereinstimmung mit TÄHKÄ (1951) und LANMAN (1953) besteht—im

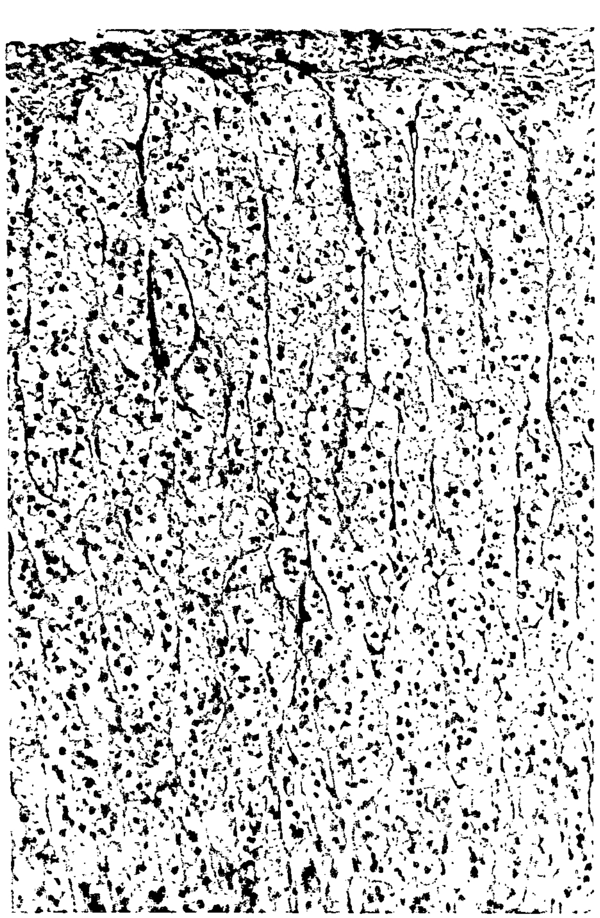

Abb. 78. (800/60) 7jähriges Mädchen. Progressive Transformation der Nebennierenrinde bei chronischer Glomerulonephritis. —Vergr. 150fach, H. E. —

Gegensatz zu GOLDZIEHER — keine Beziehung zwischen der Cyanose und der verzögerten Involution der fetalen Cortex. Wir haben früher darauf aufmerksam gemacht, daß die verzögerte Involution bevorzugt bei Frühgeburten —unabhängig vom Grundleiden — auftritt. Die Ausscheidung der 17-KS und der 11-Oxycorticosteroide ist bei cyanotischen Vitien erniedrigt, was auf die Hypoxämie der hypothalamischen Zentren bezogen wird. Postoperativ kommt es mit der Besserung der Cyanose auch zu einem Anstieg der Steroidausscheidung (MALASPINA 1956). Dabei ist aber zu bedenken, daß der Cortisolmetabolismus bei venöser Leber- und Nierenstauung verzögert ist. Bei Erhöhung der Plasma-17-OHCS kann die Ausscheidung der Gesamt-17-OHCS erniedrigt sein, so daß von der Ausscheidung

her nicht ohne weiteres auf die Sekretionsrate geschlossen werden kann (Schröder 1963).

Chronische Hirnerkrankungen des Kindesalters — besonders solche, die mit
erhöhtem Hirndruck und Hydrocephalus einhergehen — können schließlich ebenfalls zu einer Rindenhyperplasie führen. Den Zusammenhang zwischen chronischem
Hirndruck, Gewichtsvermehrung der Hypophyse und Rindenhyperplasie der
Nebennieren hat E. J. Kraus (1937) erstmals nachgewiesen. Daß im gleichen
Zusammenhang auch eine Pubertas präcox auftreten kann, ist gleichfalls schon
lange bekannt (Zusammenfassendes siehe bei Orthner 1955). Eine Stimulierung
der von der Hypophyse gesteuerten Organe bei chronischem Hirndruck ist nach
E. J. Kraus nur so lange zu erwarten, als der Hypothalamus intakt ist, eine Fest-

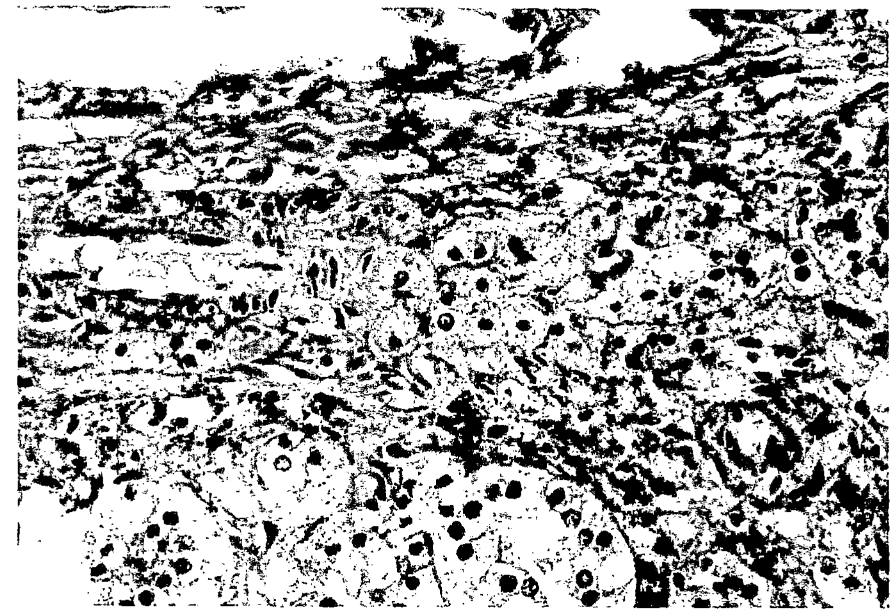

Abb. 79. (800/60) Hyperplastisches intrakapsuläres Nebennierenrindengewebe bei progressiver Transformation
— Vergr. 375fach, H. E. —

stellung, die gut zu den modernen Vorstellungen über die Steuerung der Vorder-
lappensekretion paßt. Gewichtsbestimmungen der Nebennieren bei kindlicher
Hydrocephalie von Tähkä (1951) haben keinen signifikanten Anstieg ergeben (eventuell sein Fall 269/49: 9 Monate alter Säugling mit angeborenem Hydrocephalus,
NN.-Gewicht 6 g). Eine deutliche, diffus-knotige Hyperplasie der Nebennierenrinde
fanden wir bei einem $1^1/_2$jährigen Knaben, der wegen eines angeborenen Hydrocephalus im Alter von 3 Monaten eine Torkildsen-Drainage angelegt bekam, die
aber nur vorübergehend funktionierte. Der Tod trat an Meningitis ein. Die Nebennierenrinde zeigt hier eine deutliche progressive Transformation, die verbreiterte
Fasciculata ist ausgeprägt wabig umgewandelt (Abb. 81).

Die Therapie mit synthetischen Steroiden nimmt heute einen breiten Raum in
der Medizin ein. Auch in der Pädiatrie haben sich bestimmte Anwendungsbereiche
herausgeschält, bei denen die Steroidtherapie erfolgreich eingesetzt werden kann.
(Zusammenfassendes siehe bei Bierich 1960, Palitzsch 1963, Ströder und Heise
1959). Neben den erwünschten, substitutiven, antitoxischen und antiexsudativen
Effekten wird die bremsende Wirkung auf die endogene ACTH-Produktion in
Kauf genommen. Diese Hemmung, die bei den einzelnen Verbindungen sehr unter-

schiedlich ist (BIERICH et al. 1962, KRACHT 1963) fällt bei kurzfristiger Steroidzufuhr nicht ins Gewicht, da nach Absetzen der Therapie im Rebound vermehrt ACTH freigesetzt wird und die endogene Steroidproduktion von der noch nicht atrophischen Nebenniere nach kurzer Frist wieder aufgenommen wird. Morphokinetische Reaktionen lassen sich an der menschlichen Nebenniere nach solch kurzfristiger Behandlung nicht eindeutig nachweisen, besonders , da auch die Ausgangslage immer unbekannt ist. Anders ist es dagegen, wenn die Steroidtherapie über Wochen und Monate fortgeführt werden muß. Unter den kindlichen Erkrankungen, bei denen heute eine solche Langzeitbehandlung in Frage kommt, nehmen die Meningitis-Tbc, das rheumatische Fieber, das Asthma bronchiale, die Boecksche Sarkoidose, Nephrosen und Leukämien den ersten Platz ein. Klinisch kommt es dabei oft zu einem therapeutischen Cushing-Syndrom.

Die Atrophie der Nebennieren, die sich unter kontinuierlicher Behandlung entwickelt, entspricht dem Zustand nach Hypophysektomie im Tierexperiment. Dabei bietet sich das Bild der regressiven Transformation (TONUTTI 1942). Die Verschmälerung der Rinde betrifft besonders die Zona fasciculata. Die Glomerulosa ist beim Säugling noch nicht deutlich entwickelt, die Reticularis erscheint dagegen relativ breit und setzt sich deutlich von der Fasciculata ab. Die Einzelzelle ist

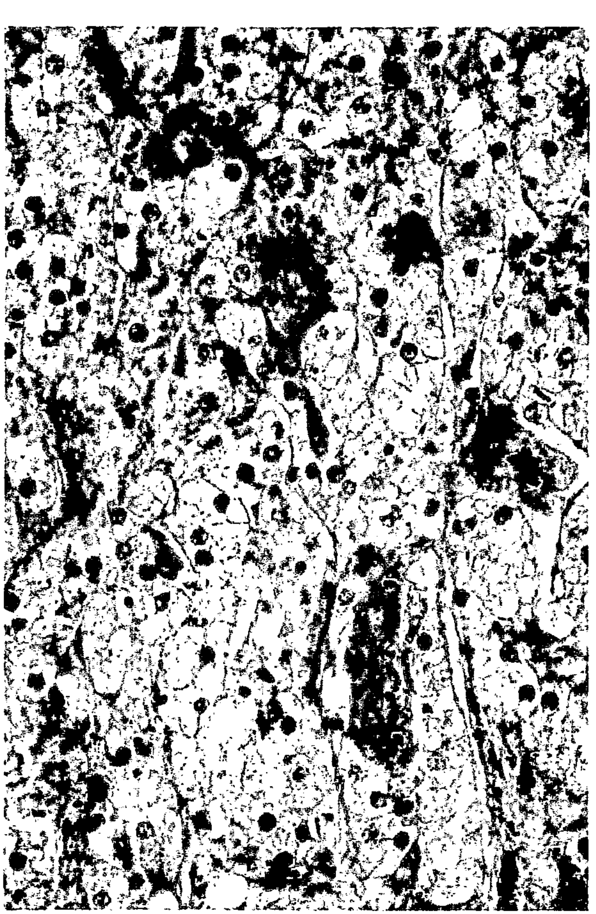

Abb. 80. (800/60) Hyaline capilläre Thromben in der Nebennierenrinde. 7jähriges Mädchen mit chronischer Glomerulonephritis. Urämie. — Vergr. 375fach, H. E. —

verkleinert, das Zellkernvolumen nimmt ab. Im Tierexperiment läßt sich zeigen, daß an der Volumenabnahme alle drei Zonen teilhaben, wenn auch die Fasciculata am stärksten betroffen ist (KRACHT 1960), der Lipoidgehalt ist hier auf die Fasciculata beschränkt. In einer eigenen Beobachtung eines therapeutischen Cushing-Syndroms bei Meningitis tuberculosa erwies sich die breite Glomerulosa als gut lipoidhaltig, während die stark verschmälerte Fasciculata entspeichert war. Unmittelbare Todesursache war hier eine Varicellen-Pneumonie, eine Komplikation, die unter Steroidbehandlung öfters auftritt. Es sind bisher rund 20 Fälle bekannt geworden, die unter variola-artigem Verlauf zum Exitus führten (BIERICH 1960). Eine absolute Vermehrung des Bindegewebes, besonders in den inneren Rindenzonen (TONUTTI) ist uns in den atrophischen kindlichen Nebennieren nicht begegnet, desgleichen fehlte auch eine Kapselverdickung.

Intermittierende Steroidtherapie vermag die Rindenatrophie abzuschwächen (KRACHT 1960). Im Intervall kommt es jeweils wieder zu einer Reaktivierung der Nebennierenrinde, wie durch ACTH-Test gezeigt werden kann (BIERICH et al. 1962). Zusätzliche ACTH-Gaben haben keinen Vorteil, blockieren jedoch die endo-

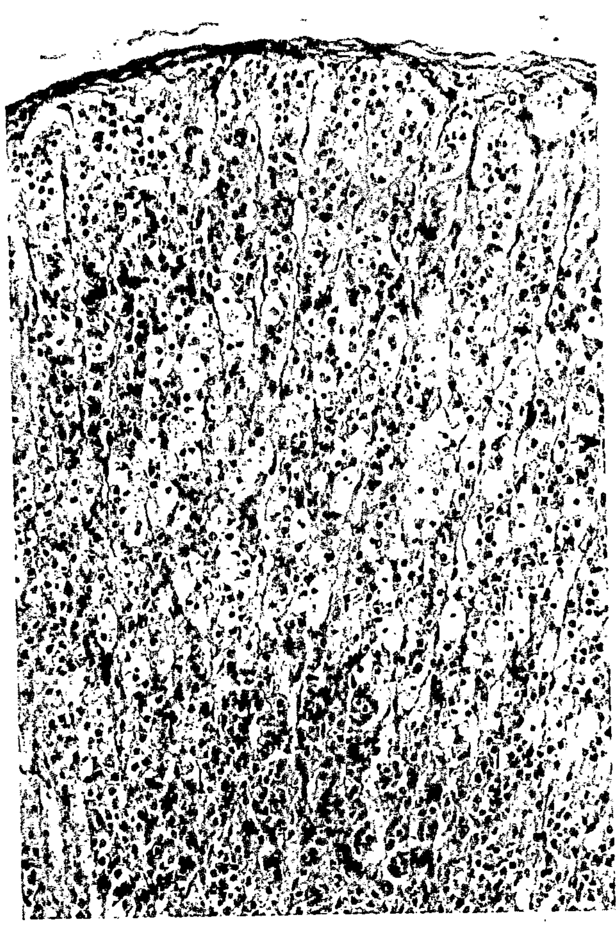

Abb. 81. (97/61) 1¹/₂jähriges Kind mit chronischem Hydrocephalus. Progressive Transformation der Nebennierenrinde. Wabig umgewandelte Fasciculata. — Vergr. 150fach, H. E. —

gene ACTH-Sekretion noch weiter (KRACHT 1960, HERMANN et al. 1964). Plötzliches Absetzen der Steroidtherapie kann bei atrophischen Nebennieren zu bedrohlicher Insuffizienz führen, eine latente — relative — Insuffizienz kann bei Kindern, die längere Zeit Steroide erhalten haben, bis zu einem halben Jahr bestehen bleiben, so daß zusätzliche Belastungen, wie Infekte, Operationen usw. wieder eine Steroidtherapie erfordern (BIERICH). Im klinischen Bereich scheint das allmähliche „Ausschleichen" durch fortlaufende Verkleinerung der Dosierung auszureichen, um eine Nebenniereninsuffizienz zu verhindern. Die Kunst der Dosierung besteht dabei darin, eine kontrollierte Hyposteroidämie zu erreichen, die die endogene ACTH-Sekretion wieder anregt (BIERICH et al. 1962). Langdauernde ACTH-Zufuhr führt — wie vielfältig im Tierexperiment gezeigt — zur Hyperplasie der Nebennierenrinde. Der gleiche Effekt ist auch an menschlichem Obduktionsgut erkennbar (ODONNEL et al.). Bei Kindern, die im Verlaufe einer Leukose, eines nephrotischen Syndroms oder eines rheumatischen Fiebers ACTH erhalten haben, sind die Nebennierengewichte gegenüber Kontrollen gesteigert, es kommt zu Lipoidverlusten in der verbreiterten Fasciculata (LANDING und FERIOZI 1954). Der ACTH-Test weist dabei auf eine progrediente Steigerung der Steroidsekretion

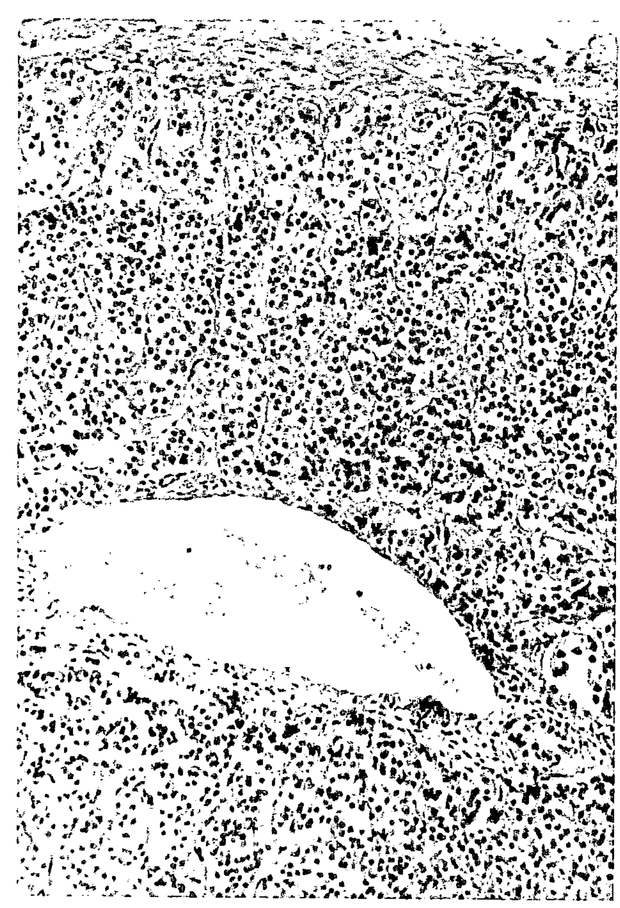

Abb. 82. (232/61) Nebennierenatrophie nach monatelanger Cortisonbehandlung bei Tbc-Meningitis. Therapeutisches Cushing-Syndrom. — Vergr. 150fach, H. E. —

hin, die den Werten von Cushing-Patienten vergleichbar ist (BIERICH et al. 1962).

Die exogene ACTH-Zufuhr hemmt aber gleichzeitig die eigene ACTH-Sekretion, wie der Metopirontest zeigen kann (BIERICH et al. 1962).

Bezüglich weiterer Nebenwirkungen und Kontraindikationen der Steroidtherapie muß auf die klinischen Lehr- und Handbücher verwiesen werden.

Literatur

Die Nebennieren bei chronischer Belastung,
nach Cortison- und ACTH-Behandlung

BACHMANN, R.: Die Nebenniere; Handbuch der mikrosk. Anatomie VI. Teil, 5. Bd. Berlin-Göttingen-Heidelberg: Springer 1954.

BIERICH, J. R.: Zur Klinik der ACTH- und Cortison-Behandlung. Mschr. Kinderheilk. 108, 176 (1960).

BIERICH, J. R., D. SCHÖNBERG, und E. ECKLER: Untersuchungen zur Dynamik des Hypophysen Nebennierenrinden-Systems. Med. Wschr. 87, 8, 84 (1962).

DHOM, G.: Frühgeburt und Nebennierenentwicklung. Endokrinologie 39, 1 (1960).

EDER, M., u. K. SCHWARZ: Die Beziehungen der Größe und Funktion der Nebennierenrinde zu Hypertonien, Herzklappenfehlern und zur Herzinsuffizienz. Klin. Wschr. 38, 641 (1960).

ELERT, R.: Die Nebennierenrindenfunktion in der normalen und pathologischen Schwangerschaft. Ned. T. Verlosk. 63, 57 (1963).

GOLDZIEHER, M. A.: Effects of interrenal function on fat metabolism and tissue respiration. Endocrinology 18, 179 (1934).

HERRMANN, M., I. THOMSEN und F. BENTSCH: Kann ACTH die cortisoninduzierte Insuffizienz des HVL-NNR-Systems beheben? 11. Symp. D. Ges. Endokrinologie 1964 (Im Druck).

KLOOS, K.: Die Morphologie der Nebennierenrinde bei Inanitionszuständen. Verh. dtsch. Ges. Path. 32, 176 (1948).

KRACHT, J.: Abschwächung der sekundären Nebennierenrindenatrophie durch diskontinuierliche Corticoidgaben. 6. Symposion dtsch. Ges. Endokrinol., S. 302. Berlin-Göttingen-Heidelberg: Springer 1960.

— Vergleichende Untersuchungen zur Hypophysenhemmwirkung von 16-Methylen-Prednisolon. 9. Symposion dtsch. Ges. Endokrinol., S. 113. Berlin-Göttingen-Heidelberg: Springer 1963.

KRAUS, E. J.: Chronischer Hirndruck und Leberverfettung. Virchows Arch. path. Anat. 300, 617 (1937).

— Wie läßt sich die Annahme eines corticotropen Hyperpituitarismus beim Menschen morphologisch stützen? Klin. Wschr. 1937, 1528.

LANDING, B. H., and D. FERIOZI: The effects of ACTH and cortisone on the adrenals and pituitaries of children with acute leukemia. J. clin. Endocr. 14, 910 (1954).

— — Effect of ACTH on the adrenals in the nephrotic syndrome and rheumatic fever. J. clin. Endocr. 14, 1023 (1954).

LANMAN, J. T.: The fetal zone of the adrenal gland. Medicine (Baltimore) 32, 389 (1953).

LIEBEGOTT, G.: Studien zur Orthologie und Pathologie der Nebennieren. Beitr. path. Anat. 109, 93 (1947).

MALASPINA, M.: Recherche sur l'elemination urinaire des 17-cétostéroides et des 11-oxycorticostéroides chez les enfants, atteints de cardiopathie congenitale. Minerva pediat. 8, 125 (1956).

O.DONNEL, S., ST. FAJANS, and J. G. WEINBAUM: Human adrenal cortex after administration of ACTH and cortisone. Arch. intern. Med. 88, 28 (1951).

ORTHNER, H.: Pathologische Anatomie und Physiologie der hypophysär-hypothalamischen Krankheiten. Handb. d. spez. Path. Anat. XIII/5. Berlin-Göttingen-Heidelberg: Springer 1955.

OVERZIER, C.: Beiträge zur Kenntnis des Hungerödems. Virchows Arch. path. Anat. 314, 665 (1947).

PALITZSCH, D.: Probleme der Langzeitbehandlung mit Nebennierenrindenhormonen. Pädiat. Prax. 2, 173 (1963).

SCHRÖDER, R.: Untersuchungen über das Verhalten der Nebennierenrindenhormone bei hydropischer Herzinsuffizienz. Dtsch. Arch. klin. Med. 209, 20 (1963).

SELBERG, W.: Zur pathologischen Anatomie der Unterernährung. Med. Klin. 42, 429 (1947).

STRÖDER, J., u. E. R. HEISE: Pädiatrische Indikationen zur Therapie mit Corticoiden. Ärztl. Forsch. 1959, 425.

TÄHKÄ, H.: On the weight and structure of the adrenal glands and the factors affecting them in children of 0—2 years. Acta paediat. (Uppsala) Suppl. 81 (1951).

TONUTTI, E.: Die Umbauvorgänge in den Transformationsfeldern der Nebennierenrinde als Grundlage der Beurteilung der Nebennierenrindenarbeit. Z. mikr.-anat. Forsch. 52, 32 (1942).

UEHLINGER, E.: Die Hypophyse bei Inanition. Schweiz. Z. Path. 10, Suppl. 144 (1947).

— Hungerkrankheit, Hungerödem und Hungertuberkulose. Basel 1948.

J. Das kongenitale adrenogenitale Syndrom

1. Einteilung des adrenogenitalen Syndroms

Die erhöhte Bildung und Ausschüttung androgen wirksamer Steroide der Nebennierenrinde führt zum adrenogenitalen Syndrom, bei weiblichen Individuen zur Virilisierung, beim Knaben zur Pseudopubertas präcox. Anatomisch liegt entweder eine doppelseitige Rindenhyperplasie oder ein einseitiger Tumor, ein Rindenadenom oder Carcinom vor.

Demnach läßt sich vom anatomischen Standpunkt aus das adrenogenitale Syndrom in drei Formen einteilen:

1. Rindenhyperplasie bei kongenital-hereditärem adrenogenitalen Syndrom.
2. Rindenhyperplasie bei erworbenem adrenogenitalen Syndrom. (?)
3. Nebennierentumor mit adrenogenitalem Syndrom.

Im Kindesalter kommt dem kongenitalen adrenogenitalen Syndrom (AGS) mit doppelseitiger Rindenhyperplasie die Hauptbedeutung zu. Es beruht auf einem genetisch verankerten Enzymdefekt, so daß die regelhafte Steroidsynthese gestört ist. Mangel speziell der Glucocorticoide ist daher verknüpft mit einer Überproduktion intermediärer, zum Teil androgen wirksamer Verbindungen. Aus dieser Verknüpfung erklärt sich die eigenartige Kombination von Rindeninsuffizienz einerseits und Überschußbildung andererseits.

Im einzelnen können beim kongenitalen AGS nach pathogenetisch-klinischen Gesichtspunkten *drei Hauptformen* unterschieden werden:

1. Die einfache oder kompensierte Form, die bei Mädchen nur zur Virilisierung, bei Knaben zur Pseudopubertas präcox führt.
2. Die Salzverlustform oder dekompensierte Form, bei der zusätzlich eine Elektrolytstörung besteht.
3. Die Hypertonieform.

Form 1 und 2 gehen auf einen genetischen Defekt der 21-Hydroxylase zurück, sie sind stoffwechselmäßig nur quantitativ, nicht qualitativ verschieden (BONGIOVANNI und EBERLEIN 1958). Die viel seltenere Hypertonieform beruht auf einem 11-Beta-Hydroxylasemangel. Ein dritter Enzymdefekt wird durch den 3-Beta-Hydroxysteroid-Dehydrogenasemangel repräsentiert, der gleichfalls zum Salzverlust führt (BONGIOVANNI 1961, BONGIOVANNI und KELLENBENZ 1962). Darüber hinaus liegen noch fünf weitere Varianten mit klinischen oder biochemischen Eigentümlichkeiten vor, die in Einzelfällen beobachtet worden sind (CARA und GARDNER 1960, PRADER, ANDERS und HABICH 1962).

2. Häufigkeit

Das kongenitale AGS ist nach den Berechnungen von PRADER (1958) ein vergleichsweise häufiges Leiden. Bei weitgehend vollständiger Erfassung der Patienten des Kantons Zürich in den Jahren 1954 bis 1956 ergab sich ein Verhältnis von einem Krankheitsfall auf 5041 Lebendgeborene. Jährlich werden demnach im Kanton Zürich zwei bis vier Kinder mit AGS geboren. Umgerechnet auf die Bundesrepublik Deutschland ohne Berlin müßten — gleiche Krankheitshäufigkeit vorausgesetzt — bei knapp 1 Million Lebendgeburten pro Jahr (1961: 989304) rund 200 Fälle von kongenitalem AGS auftreten.

Im Obduktionsgut wird das Krankheitsbild mit Verbesserung der diagnostischen Möglichkeiten und Verbreitung der Kenntnis dieses Krankheitsbildes zunehmend seltener werden, da die hier vorwiegend vertretenen Typen der Salzverlustform heute durch die von WILKINS eingeführte Cortisontherapie gerettet werden können. Bei 92 behandelten Fällen traten im Johns Hopkins Hospital nur mehr acht Todesfälle auf, was einer Mortalitätsziffer von 8,7% entspricht, während vier unbehandelt gebliebene Fälle der Salzverlustform in der gleichen Zeit sämtlich verstorben sind (CLEVELAND, W. W. et al. 1962). Im eigenen Obduktionsgut kamen unter 810 Säuglingssektionen zwei unbehandelt gebliebene Fälle zur Beobachtung. ZUELZER und BLUM (1949) geben in ihrem Material eine Häufigkeit von 0,52% der Säuglingsautopsien an.

3. Obduktionsstatistik

Das bis 1955 beobachtete Obduktionsgut ist ausführlich von IVERSEN zusammengestellt worden. Einschließlich 27 neuer (die kurzen autoptischen Notizen von CLEVELAND et al. 1962 (acht Fälle) sind in dieser Zahl nicht enthalten) oder von IVERSEN nicht berücksichtigter Fälle der Literatur, die zur Autopsie kamen sowie von zwei eigenen Beobachtungen, verfügen wir über 135 Obduktionsberichte von kongenitalem AGS, wobei die Gewichte beider Nebennieren in 96 Fällen angegeben sind. Davon gehören 117 dem 1. Lebensjahr an, sie sind sämtlich dem Salzverlustsyndrom zuzuordnen. 78 Mädchen stehen 39 Knaben gegenüber, ohne daß daraus auf eine „Mädchenwendigkeit" des Krankheitsbildes geschlossen werden dürfte (siehe Heredität und Pathogenese). Das Sterbealter zeigt bei beiden Geschlechtern die gleiche Häufigkeitsverteilung.

Von den 117 obduzierten Säuglingen erleben 108 das 2. Lebenshalbjahr nicht. Die Häufigkeitsverteilung der Sterbefälle im 1. Lebenshalbjahr zeigt Abb. 83. Dabei ist nicht unterschieden, ob eine spezifische Therapie durchgeführt wurde oder nicht. Die Hauptgefährdung der Kinder liegt danach in den beiden ersten Lebensmonaten vor. Den frühesten Todesfall — am 6. Lebens-

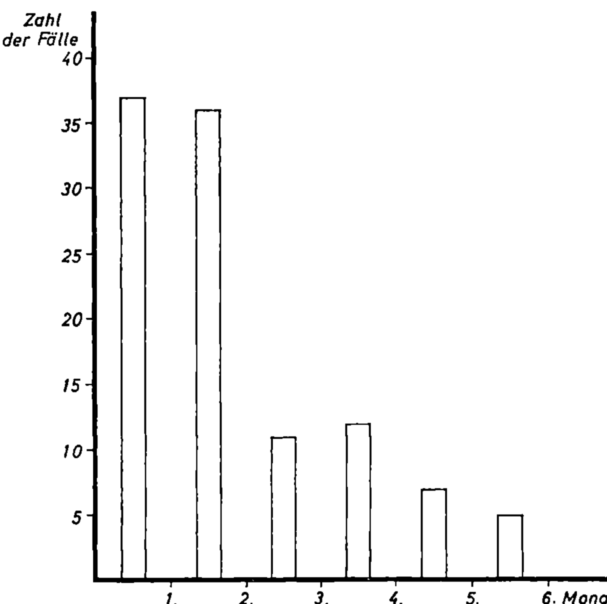

Abb. 83. Überlebensalter von Säuglingen, die an Salzverlust-Syndrom gestorben sind

tag — beobachtete BLACKMAN (1946). Ein fetales adrenogenitales Syndrom wurde bisher noch nie beobachtet! In der 2. Lebenswoche erliegen bereits 15 Kinder der Rindenfunktionsstörung. Zu den neun Kindern, die im 2. Lebenshalbjahr verstarben, treten noch eine Reihe von Spättodesfällen jenseits des 1. Lebensjahres:

Tabelle 5

FELDMANN	1926	7 Jahre	♀ Pseudohermaphrod.
WILKINS et al.	1940	3 J., 7 Mon.	♂ Makrogenitosomie
THELANDER und CHOLFFIN	1941	6 Jahre	♂ Makrogenitosomie
BRATRUD und THOMPSON	1943	18 Monate	♀ Pseudoheramphroditism.
DARROW	1944	5 Jahre	♂ Makrogenitosomie
ALLIBONE et al.	1947	2 Jahre	♂ Makrogenitosomie
CHENOWETH	1948	5 Jahre	♂ Makrogenitosomie
CARLGREN	1949	2 Jahre	♂ Makrogenitosomie
FASSBENDER	1950	7 Jahre	♂ Makrogenitosomie
HARRIS und SCOWEN	1951	3 Jahre	♀ Pseudohermaphroditism.
RÜHL	1951	6 Jahre	♀ Pseudohermaphroditism.
WERNER	1951	18 Monate	♂ Makrogenitosomie
BERGSTRAND et al.	1954	$3^{1}/_{2}$ Jahre	♂ Makrogenitosomie
PIYARATU und ÅOSAHN	1957	$2^{1}/_{2}$ Jahre	♂ Makrogenitosomie
HIEKKALA 1	1961	3 Jahre	♀ Pseudohermaphroditismus

Überblickt man diese 15 Fälle, so fällt auf, daß hier das Geschlechtsverhältnis weiblich:männlich = 5:10 beträgt, in genauer Umkehrung des übrigen zur Verfügung stehenden Obduktionsgutes.

Von der seltenen dritten Form des AGS — der Hypertonieform, liegen uns nur drei Autopsieberichte vor:

LOEWENTHAL et al. (1958) 12 Jahre
ODUNJO (1962) $3^1/_2$ Jahre
JUHASZ (1962) 22 Monate.

Die autoptischen Befunde eines vierten Falles sind bei CLEVELAND et al. 1962 nur summarisch mitgeteilt. Histologische Berichte über operativ gewonnenes Nebennierenmaterial dieser Hypertensionsform stammen von CRIGLER et al. 1952 sowie von SHEPARD und CLAUSEN 1951.

4. Das Nebennierengewicht

Die doppelseitig hyperplastischen Nebennieren zeigen beim kongenitalen AGS eine große Streubreite ihrer Gewichtswerte (Abb. 84), sie schwanken im 1.Lebenshalbjahr zwischen 9 und 34 g. Die niedrigsten Gewichte des AGS nähern sich dabei den Spitzenwerten von TÄHKÄ (1951), die von Säuglingen ohne AGS gewonnen wurden. Berücksichtigt man jedoch den steilen Abfall der Gewichtswerte der „normalen" Säuglingsnebenniere, so fallen auch die Extremwerte der beiden Gruppen nicht zusammen. Die Mittelwertskurven der beiden Vergleichsgruppen liegen weit auseinander. Die Tab. 6 zeigt die von TÄHKÄ (1951) gefundenen Mittelwerte reifgeborener Säuglinge im Vergleich zu den von uns errechneten Mittelwerten der Nebennierengewichte bei AGS:

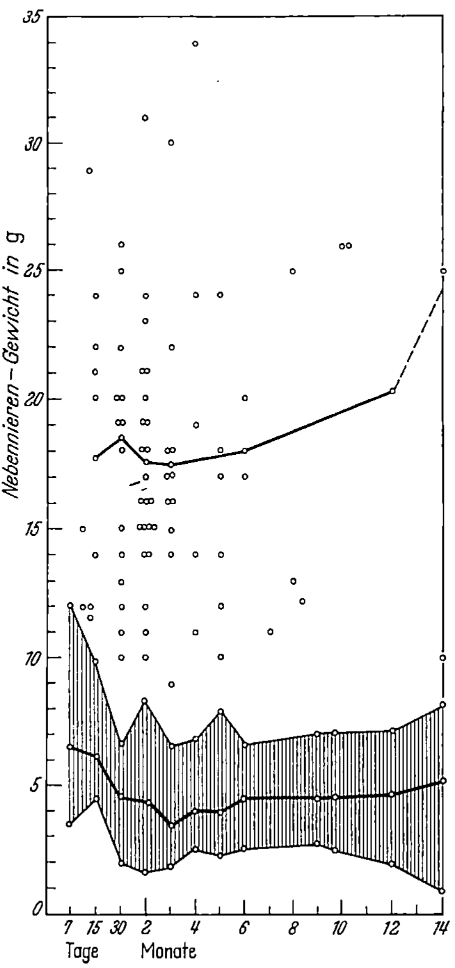

Abb. 84. Die Entwicklung des Nebennierengewichtes in den ersten beiden Lebensjahren. o = Fälle von adrenogenitalem Syndrom, schraffierte Fläche: Normwerte nach TÄHKÄ: Streubreite und Mittelwerte

Tabelle 6

	Alter	NN-Gewicht (TÄHKÄ)	NN-Gewicht AGS
Tage	0— 7	6,5	—
	8—14	6,1	17,7
	15—30	4,5	18,4
Monate	2.	4,3	17,6
	3.	3,5	17,4
	4.	4,1	
	5.	4,0	18,0
	6.	4,6	
	7— 9	4,6	
	9—12	4,6	20,2
	12—24	5,2	24,3 (4 Werte)

Die hyperplastischen Nebennieren übertreffen die Norm-Durchschnittsgewichte um etwa das Drei- bis Vierfache. Eine Signifikanzberechnung der Streuung erscheint jedoch angesichts der großen Variation bei relativ kleinem Zahlenmaterial wertlos.

Der Vergleich der beiden Mittelwertskurven zeigt, daß ein der gesunden Säuglingsnebenniere an die Seite zu stellender Gewichtssturz beim kongenitalen AGS offenbar nicht eintritt, es kommt aber auch noch zu keiner Gewichtszu-

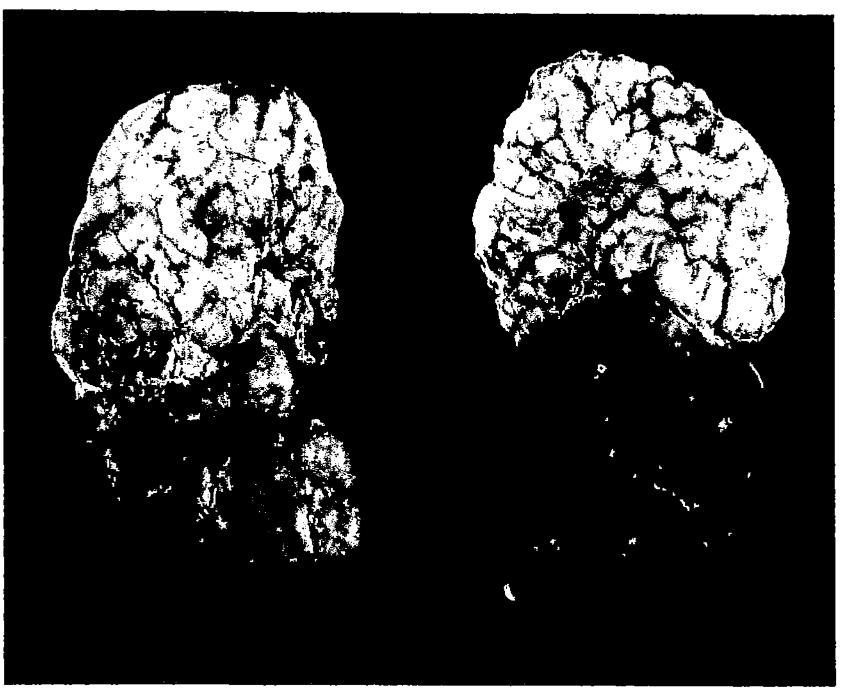

Abb. 85. (214/62) 4 Wochen alter Säugling mit kongenitalem adrenogenitalem Syndrom. Nebennierenrinden-hyperplasie. Natürliche Größe

nahme. Das relativ hohe Anfangsgewicht — bei starken individuellen Schwankungen — wird offenbar konstant gehalten. Die Involution der Innenzone, die auch die Nebennieren mit AGS betrifft, wird durch die rasche und überschießende Entfaltung der Außenzone wettgemacht, so daß das Absolutgewicht etwa gleichbleibt. Bei längerer Überlebenszeit steigt das Gewicht dagegen deutlich an: Im 4. Lebensjahr liegt es schon durchschnittlich über 30 g (27 bis 41 g), der 6jährige Knabe von THELANDER et al. zeigt ein Nebennierengewicht von 74 g, bei dem 7jährigen Knaben von FASSBENDER wiegen die Nebennieren 38 g.

Hohe Gewichte weisen die Fälle von AGS mit Hypertension auf:

JUHASZ: 22 Monate   27 g
ODUNJO: $3^1/_2$ Jahre   41 g
LOEWENTHAL: 12 Jahre   65 g.

Die Werte bei Erwachsenen mit Rindenhyperplasie und AGS liegen teilweise noch höher: über 80 g (PETZOLD 1937, FRAENKEL 1914, BOSSELMANN 1936), in einem Fall BLACKMANS (1946) ist ein Höchstgewicht von 170 g bei einer 31jährigen Frau erreicht.

Die schon in der ersten Lebenszeit recht beträchtlichen Differenzen der Gewichtsentwicklung sind offenbar durch die mehr oder weniger komplette Blockie-

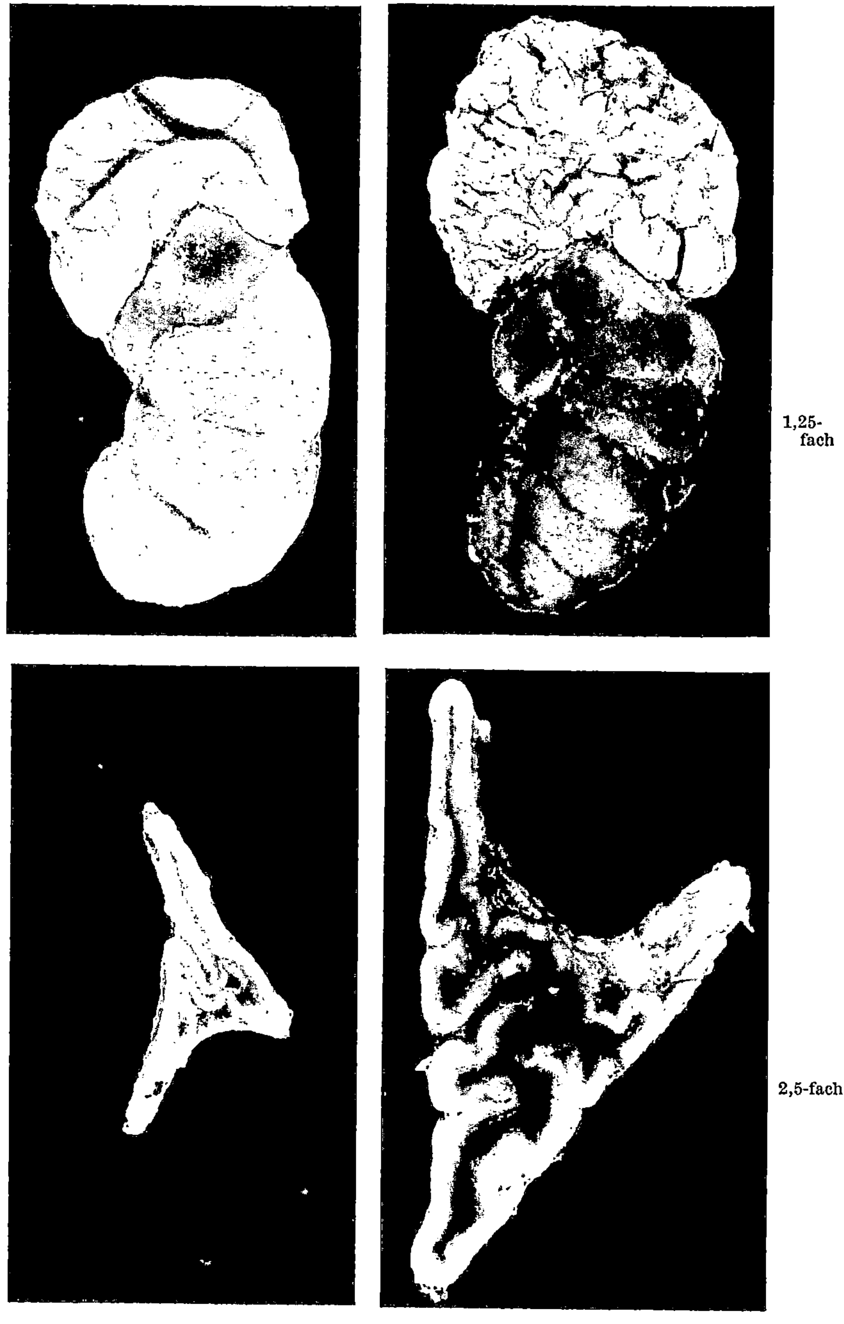

Abb. 86a u. b. a 9 Wochen alter Säugling. Angeborenes vitium cordis b 4 Wochen alter Säugling mit kongenitalem adrenogenitalem Syndrom. Nebennierenrindenhyperplasie

rung der Steroidsynthese, bei mehr oder weniger vollständigem Enzymmangel, zu erklären. Die Bremswirkung auf die ACTH-Produktion und Abgabe dürfte

Dhom, Nebennierenrinde

9

daher in den einzelnen Fällen recht unterschiedlich sein und demzufolge auch der Stimulierungseffekt auf die Nebennieren.

Selbstverständlich wird auch eine längere und intensive Cortisontherapie das Nebennierengewicht wieder reduzieren können. Drei gute Beispiele hierfür finden sich in der Mitteilung von HIEKKALA et al. (1961): Ein von Geburt an behandeltes Mädchen mit Pseudohermaphroditismus und Salzverlustsyndrom hat beim Tod im Alter von $3^1/_2$ Monaten ein Nebennierengewicht von 7 g, ein $11^1/_2$ Monate altes Mädchen mit Pseudohermaphroditismus, Salzverlustsyndrom und Hypoglykämie, das 11 Monate lang behandelt wurde, ein Nebennierengewicht von nur 5 g, ein

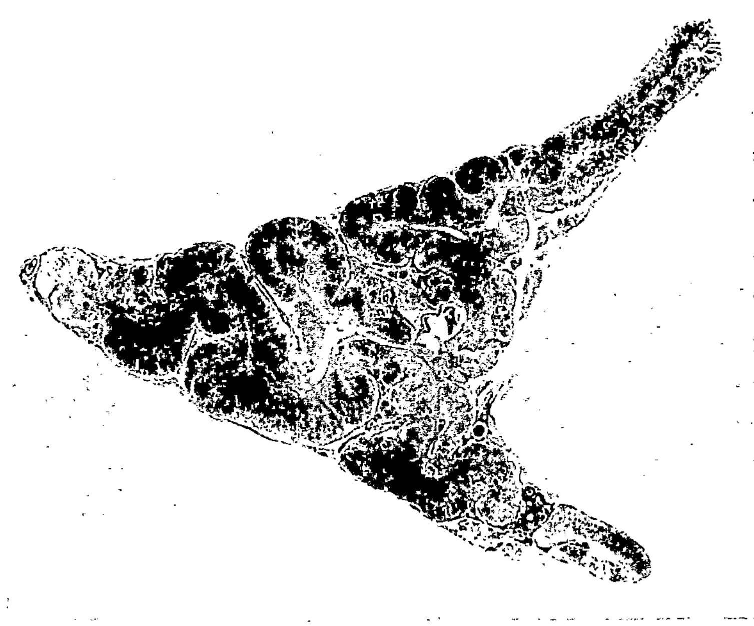

Abb. 87. (214/62) Adrenogenitales Syndrom. 4 Wochen ♀. Typische Nebennierenrindenhyperplasie. Versilberung nach GÖMÖRI. — Vergr. 4fach —

3jähriges Mädchen mit Pseudohermaphroditismus und Salzverlustsyndrom, das seit Geburt behandelt wurde, ein Nebennierengewicht von 13 g. (Diese Fälle wurden in der Mittelwertsberechnung und in der graphischen Darstellung nicht berücksichtigt!)

5. Der makroskopische Befund der Nebennierenhyperplasie

Beim kongenitalen AGS zeigt sich eine „eigenartige Hypertrophie der Nebennierenrinde mit hirnartigen Windungen" (DIETRICH und SIEGMUND). Die grobe äußere Gestalt des Organs, die einer Pyramide gleicht, ist dabei gewahrt. Das Oberflächenrelief ist dagegen in charakteristischer Weise umgestaltet. Es finden sich „durch furchenartige Vertiefungen voneinander abgegrenzte, flache Erhebungen" (RÜHL 1951), die an die Windungen einer Großhirnrinde erinnern. Diese Erhebungen kommen durch Faltungen der verbreiterten Rinde zustande, wie auf Querschnitten erkennbar wird. Von der Rinde abgetrennt, aber auch durch einen Stiel mit ihr verbunden, sieht man kleine Rindenknötchen in der Kapsel oder im umgebenden Fettgewebe liegen. Die Konsistenz der hyperplastischen Nebenniere ist fest. Entsprechend dem geringen oder fehlenden Lipoidgehalt ist die Farbe der Ober- und Schnittflächen grau bis graubräunlich. Bei Säuglingen und Kleinkindern

mit Salzverlustsyndrom herrscht die blaßgraue Farbe vor, mit zunehmendem
Alter kommt es mehr und mehr zur Braunfärbung (SIEBENMANN 1957), wobei auf
dem Schnitt das ganze Rindenband einheitlich getönt ist und eine eigene Pigment-
zone nicht abgegrenzt werden kann (RÜHL). Die Dicke der Rindenschicht beträgt
mehrere Millimeter.

6. Histologische Befunde an der Nebennierenrinde

Die postnatale Entwicklung der Außenzone der Nebennierenrinde und die
Involution ihrer Innenzone laufen beim kongenitalen AGS im Prinzip genauso ab,
wie beim gesunden Säugling. Die ursprüngliche Annahme einer Persistenz der

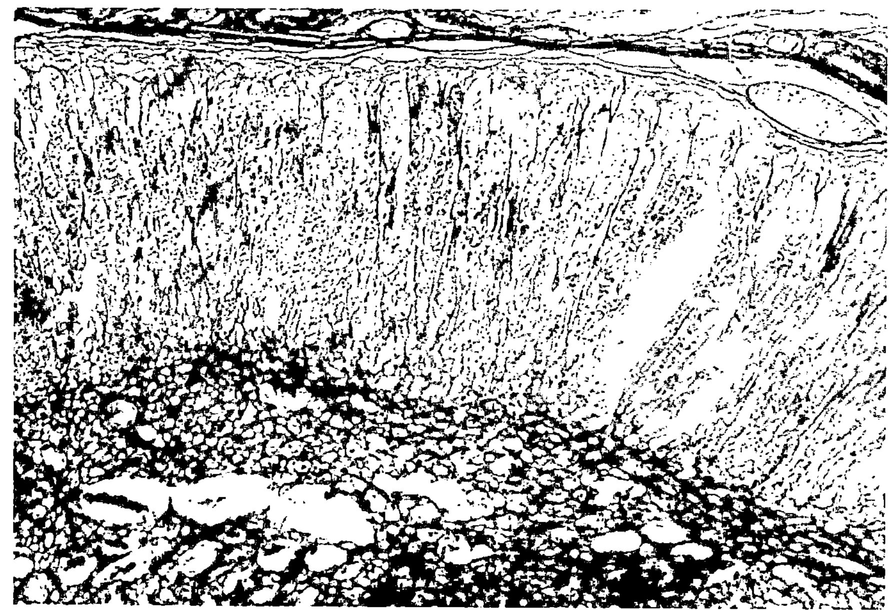

Abb. 88. Kongenitales Adrenogenitales Syndrom. 8 Wochen ♀. Versilberung. — Vergr. 60fach.— Breite Fasciculo-
Arciformis. Dichtes, scharf abgesetztes Gitterfasergerüst der Involutionszone.

fetalen Innenzone, die sich zu einer „androgenen" Zone entwickle und für die
Virilisierung verantwortlich sei (GROLLMANN 1936, ALLIBONE et al. 1947, WILKINS,
FLEISCHMAN und HOWARD 1940) hat sich nicht bestätigt. Auch bei den nur kurze
Zeit überlebenden Säuglingen (z. B. VELTEN und NOETHE 1939: 13 Tage, SIEBEN-
MANN 1957: 18 Tage) hat die Involution der Innenzone regelhaft eingesetzt. Die
hyperplastische Rinde wird damit postnatal ausschließlich von der Außenzone
gebildet. Es muß allerdings bezweifelt werden, ob dies auch für die hyperplastische Nebenniere des Feten gilt. Obwohl entsprechende Beobachtungen fehlen,
darf man in Analogie zur regelhaften Entwicklung annehmen, daß hier die fetale
Innenzone — als aktiv funktionierender Teil — für die Hyperplasie verantwortlich ist.

Der fehlende Gewichtssturz der Nebennieren bei AGS ist also nicht auf die
ausbleibende Involution der Innenzone zu beziehen, sondern auf die stürmisch
einsetzende Entfaltung der Außenzone, die den Substanzverlust der Innenzone
wettmacht (siehe Gewichtsverhältnisse der Nebennieren bei AGS).

Die Struktur der hyperplastischen Außenzone entspricht im wesentlichen der
typischen Zona fasciculo-arciformis der Säuglingsnebennierenrinde. Es sind
parallel angeordnete Zellsäulen gebildet, die unter der Rindenkapsel die charakte-

ristisch haarnadelförmigen Schleifen bilden. Eine Glomerulosa ist nicht abgegrenzt. Diese Tatsache wurde früher mehrfach (z. B. Lewis, Klein und Wilkins

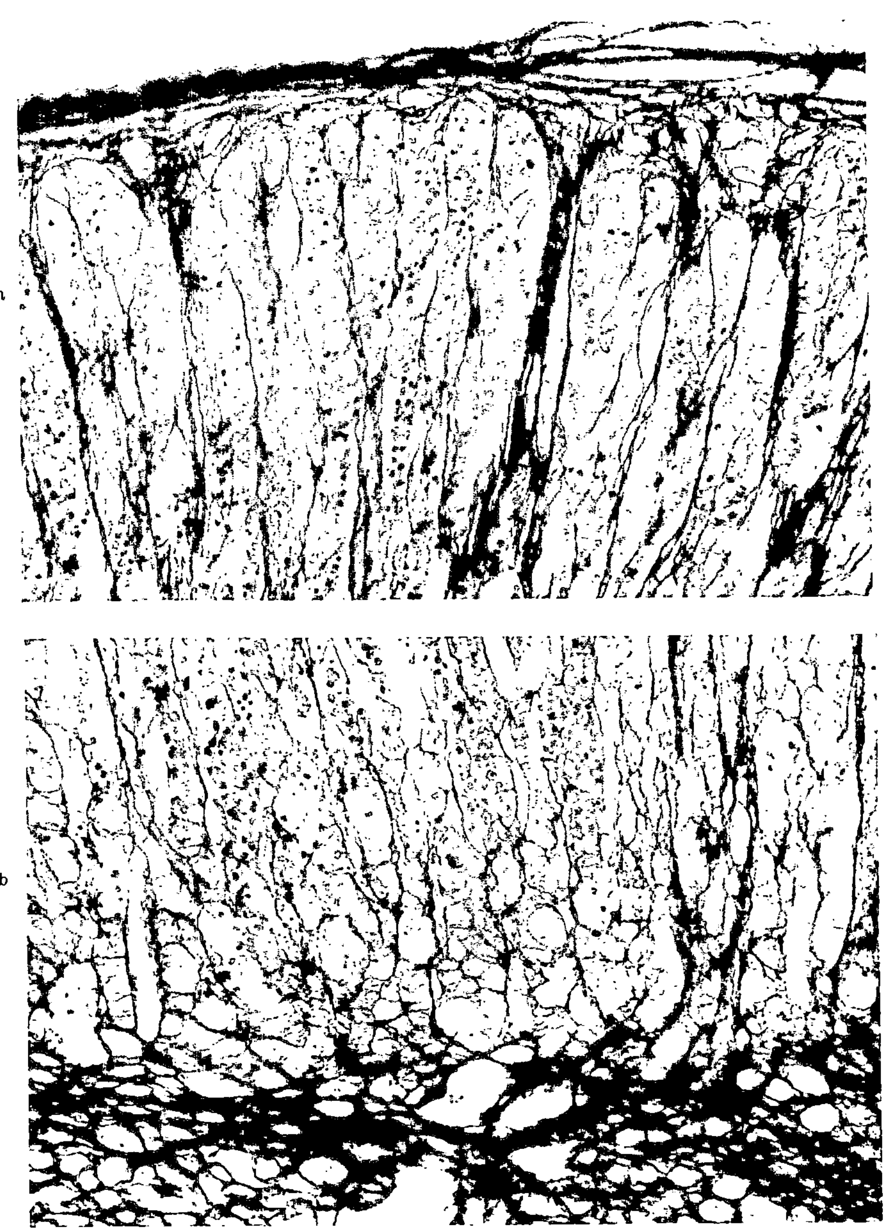

Abb. 89a u. b. Kongenitales adrenogenitales Syndrom. 8 Wochen ♀, Versilberung.—Vergr. 190fach.—Regelhafte Fasciculo-Arciformis: a Subcapsuläre Schleifen. b Scharf demarkierte Involutionszone. Gering aufgegliederte Fasciculo-Aciformis, keine echte Reticularis

1950) — unter der Annahme eines Mineralcorticoidmangels beim Salzverlustsyndrom — als morphologisches Substrat der Elektrolytstörung gedeutet, was zweifellos unberechtigt ist. Handelt es sich doch bei dieser Rindenstruktur um eine der Norm völlig parallele Entwicklung. Wenn die Glomerulosa im späteren Kindesalter nicht oder nur spärlich über der verbreiterten Fascuculata abgrenzbar ist, so ist auch dies nicht als Defekt zu verstehen, sondern als Folge der progressiven Transformation zu werten, der die hyperplastische Rinde unter der erhöhten ACTH-Stimulation unterliegt (TONUTTI, BAYER und SPIEGELHOFF 1961).

Die Schleifenstruktur der Fasciculo-Arciformis kann in der subkapsulären Region ihre klare Gliederung einbüßen, wenn quer zu den Säulen gelagerte, sub- und intrakapsuläre Zellstränge auftreten. Diese sind oft nur zwei bis drei Zellagen dick und imitieren eine Zona glomerulosa, ohne daß echte Zellballen dieser Art vorliegen würden. Die hier gelegenen Zellen sind durchschnittlich etwas kleiner hinsichtlich ihres Kern- und Cytoplasmaumfanges. Teils stehen sie mit den Säulen der Fasciculo-Arciformis in Kontakt, teils sind sie durch feine, parallel zur Kapsel verlaufende Faserzüge von diesen abgesetzt. Auch zwischen den derben kollagenen

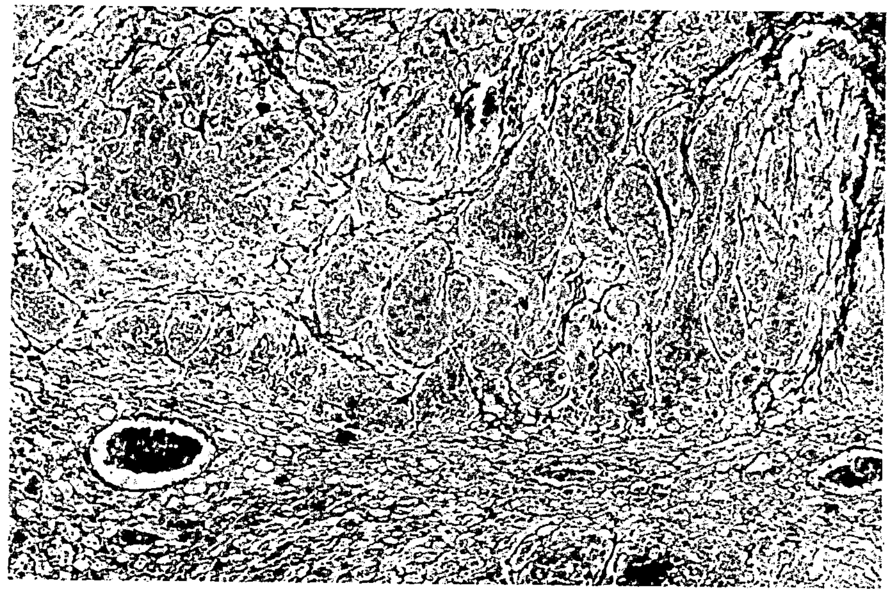

Abb. 90. (214/62) Adrenogenitales Syndrom, ♀, 4 Wochen. GÖMÖRI. — Vergr. 60fach. — Unregelmäßige Parenchymverbände in der Außenzone. Dichtmaschiges Gitterfasernetz in der involvierenden Innenzone (unten)

Lamellen der Faserkapsel können sie streckenweise angetroffen werden. Zwischen diesen Zellkomplexen sieht man weite, blutgefüllte, gleichfalls parallel zur Kapsel gerichtete Capillaren, die hier eine kurze Strecke verlaufen, bevor sie sich zwischen die Zellsäulen der Fasciculo-Arciformis einsenken. Die beschriebenen sub- und intrakapsulären Formationen entsprechen offenbar weitgehend dem subkapsulären Blastem BACHMANNS (1954).

Darüber hinaus gehören aber teils bindegewebig abgegrenzte, knotige und teilweise diffus ausgebreitete, lockere Parenchymverbände innerhalb und außerhalb des Rindenbandes zum regelmäßigen Befund bei AGS.

Die meist kleinen knotigen Verbände liegen mitten im Rindenparenchym, ragen pilzförmig über das Niveau der Kapsel, die sie vor sich herschieben oder liegen abgegrenzt außerhalb im anliegenden Fettgewebe. Vielfach findet man sie eingezwängt in den Tälern zwischen zwei Falten. Die nicht bindegewebig abgegrenzten Zellhaufen liegen gleichfalls außerhalb der Kapsel, stehen aber manchmal durch die Faserkapsel hindurch mit dem übrigen Parenchym in Kontakt und sind meist durch besonderen Capillarreichtum ausgezeichnet.

Von der Involutionszone grenzt sich die hyperplastische Fasciculo-Arciformis auch beim kongenitalen AGS mit zunehmendem Alter des Säuglings scharf ab. Die Säulen und die sie einscheidenden Faserzüge stoßen unmittelbar an das zusammengesunkene, dichte Gitterfasergerüst der Cortex fetalis an. Dabei kann in der Grenzzone die Säulenarchitektur etwas unregelmäßig werden, quer verlaufende feine Faserzüge können die Zellsäulen in kürzere Teile zerlegen. Die Einzelelemente können durch eine dichtere, eosino- bzw. fuchsinophile (im Trichrompräparat nach PEARSE auch orangeophile) Plasmafärbung hervortreten. Man gewinnt aber nicht den Eindruck, daß größere Randbezirke der Cortex fetalis auf diese Weise von der Involution verschont blieben und in die wachsende

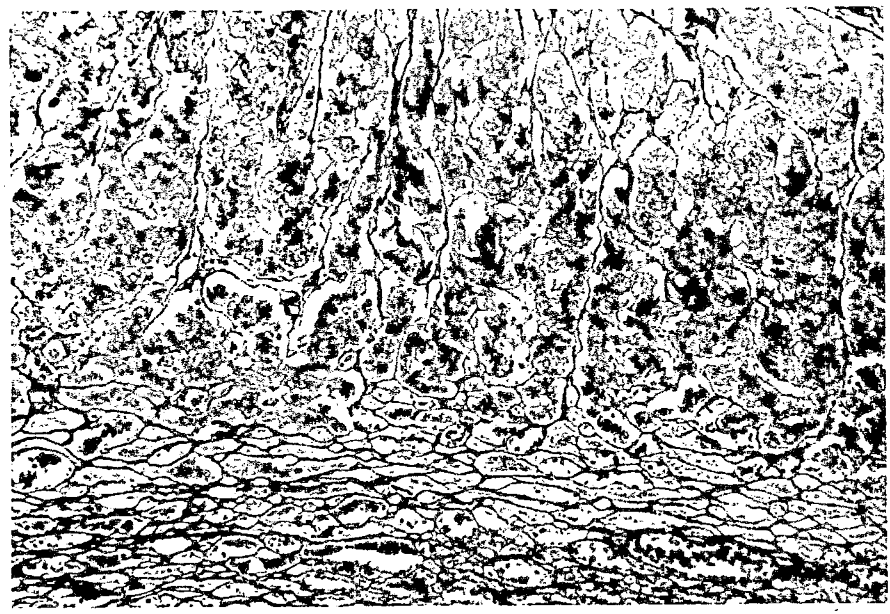

Abb. 91. (214/62) GÖMÖRI. — Vergr. 150fach. — Deutliche Abgrenzung der Außenzone von der involvierenden Innenzone (unten)

Außenzone eingebaut würden, wie es BLACKMAN (1946) für die normale und hyperplastische Rinde bei AGS annahm. Die Zona reticularis soll nach BLACKMAN aus solchen persistierenden Elementen der Cortex fetalis hervorgehen und beim AGS den wesentlichen Anteil der Rindenhyperplasie ausmachen. Tatsächlich handelt es sich aber strukturell sowohl beim Säugling wie auch beim älteren Kind um eine verbreiterte Fasciculata und nur der in den inneren Rindenschichten gehäuft auftretende, kleine dunkle Zelltyp war für BLACKMAN und die ihm folgenden Autoren (ALLIBONE et al. 1947, FRANCE und NEILL 1951) Veranlassung, von einer „Reticularis" zu sprechen, auch wenn sie — wie ausdrücklich vermerkt — Zellsäulen sahen. Eine ähnliche Auffassung vertreten auch SYMINGTON et al. (1958). Die Gliederung in eine Zona fasciculata und eine Zona reticularis wird auch von SYMINGTON nicht nach strukturellen, sondern nach cytologischen Prinzipien vorgenommen. Da bei AGS die kompakte eosinophile Zelle das Bild beherrschen soll, wird von einer überwiegenden „Reticularis"-Struktur gesprochen, auch wenn die Anordnung der Zellen in Säulen erfolgt. Funktionell sind nach SYMINGTON et al. Fasciculata und Reticularis als eine gemeinsame Zone zu betrachten, da sich unter ACTH-Belastung die hellen Fasciculatazellen in den kompakten, lipoidarmen, aber Ferment- und RNS-reichen Reticularistyp umwandeln, der als der eigent-

lich aktive Zelltyp der Rinde angesehen wird. Mit TONUTTI et al. erscheint es
jedoch richtiger, die Zonierungsbegriffe „Fasciculata" und „Reticularis" in ihrem

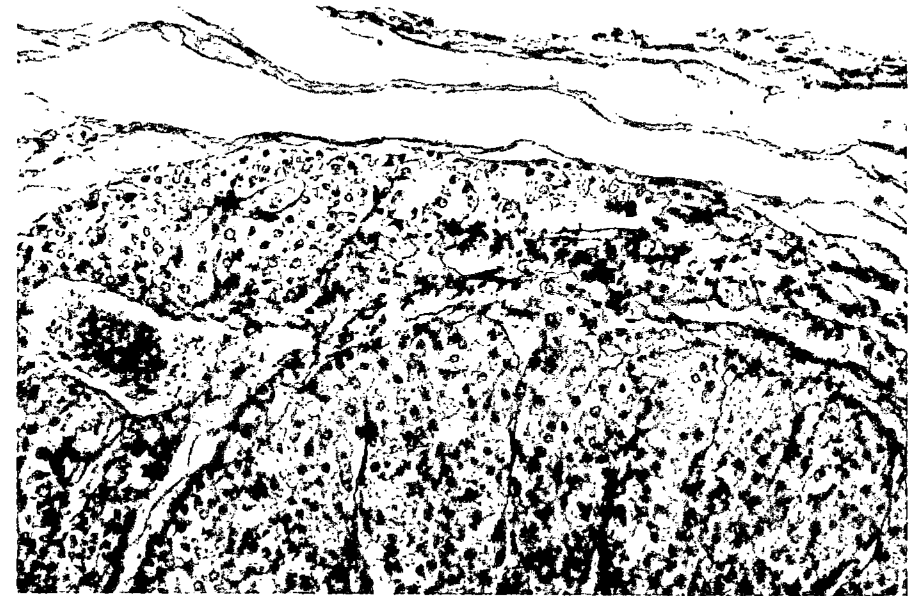

Abb. 92. (214/62) Adrenogenitales Syndrom, ♀, 4 Wochen. Trichromfärbung nach PEARSE, — Vergr. 190-
fach. — Subkapsuläres Zellager über der Zona Arciformis

ursprünglichen Sinn als verschieden strukturierte Parenchymverbände aufzufassen. Hier stellt beim AGS — wie bei anderen chronischen ACTH-Belastungszu-
ständen — die Säulenarchitektur der Fasciculata das wesentliche Bauprinzip dar.
Dagegen entfaltet sich eine Reticularis bei AGS — soweit es die Fasciculata-

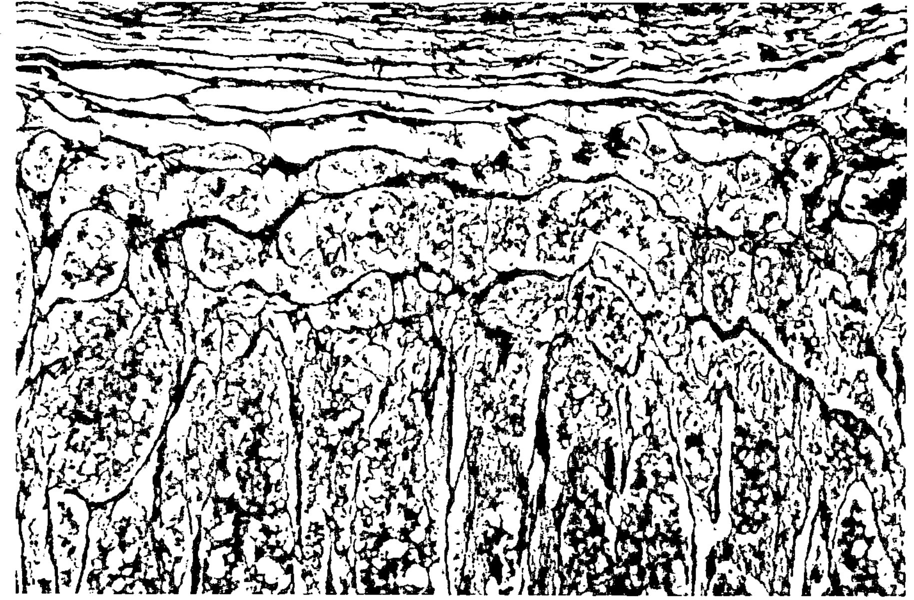

Abb. 93. (214/62) GÖMÖRI.—Vergr. 150fach. — Quer über der Fasciculo-Arciformis liegende Zellbalken, subkapsulär

Hyperplasie zuläßt — nicht früher, als sie auch sonst zur Entwicklung gelangt, im wesentlichen wohl erst vom Beginn der Pubertät an. Bei der 21jährigen Patientin von Tonutti et al. (1961) wurde eine breit entwickelte Reticularis gefunden, was von den Autoren als Abweichung vom gewohnten Bild einer progressiven Transformation bei übermäßig langer Dauer gesteigerter ACTH-Stimulierung aufgefaßt

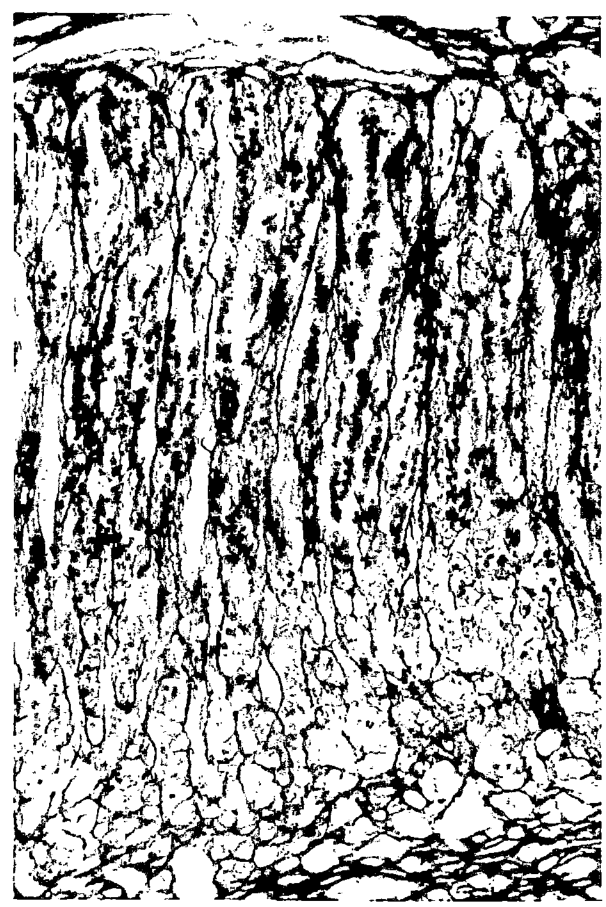

wird. Die Annahme einer besonderen androgenen Zone wird durch die heute erkannte Pathogenese des kongenitalen AGS überflüssig.

Die Frage der Rindenstruktur bei AGS kann also dahingehend zusammengefaßt werden, daß die hyperplastische Rinde postnatal ausschließlich von der Außenzone gebildet wird, während die Innenzone involviert. Beim Säugling wird eine regelhafte Fasciculo-Arciformis aufgebaut, über der querverlaufende Zellgruppen sub- und intrakapsulär nach Art des subkapsulären Blastems Bachmanns gefunden werden können.

Eine Glomerulosa ist nicht entwickelt. Die Abgrenzung von der Involutionszone ist scharf, eine Persistenz von Innenzonenstrukturen besteht nicht. Im späteren Kindesalter (und beim jugendlichen Erwachsenen) entspricht die Rindenstruktur dem Bild der progres-

Abb. 94. Kongenitales adrenogenitales Syndrom. 8 Wochen, ♀ Versilberung. — Vergr. 150fach. — Regelhafte Fasciculo-Arciformis

siven Transformation mit Verbreiterung der Fasciculata auf Kosten der Glomerulosa und Reticularis. Die Reticularis ist nicht isoliert hyperplastisch, sie kommt erst zu einem Zeitpunkt zur Entfaltung, in dem sie auch normalerweise hervortritt, nämlich zur Zeit der Pubertät.

Eine Ausnahme von dieser Regel bilden vermutlich die Fälle von AGS mit Hypertension. Hier ist eine deutlich entwickelte, ja hyperplastische Glomerulosa beschrieben worden. Bei Loewenthal et al. (1958) ist sie 1 bis 2 mm dick, Juhasz (1962) beschreibt sie als zwei- bis dreimal so dick, wie in der Norm und stark vascularisiert.

7. Die Cytologie der Nebennierenrinde bei kongenitalem AGS

Einen für das kongenitale AGS pathognomonischen Zelltyp gibt es nicht. Die verschiedenen Erscheinungsformen entsprechen in der Hauptsache den Bildern, denen man auch sonst bei Überlastung der Rindenfunktion begegnen kann. Vorzugsweise lassen sich drei Zelltypen herausheben, die nebeneinander vorkommen und ineinander übergehen können:

1. Die feingranuläre Zelle mit hellem mittelständigem Zellkern. Das Cytoplasma ist feinkörnig oder von feinen Vacuolen durchsetzt.

2. Die dunkle Rindenzelle, die gehäuft in den inneren Rindenbezirken auftritt, aber verstreut auch in den äußeren Zonen vorkommt. Im Trichrompräparat nach Pearse ist das kompakte, dreieckig bis zipfelig begrenzte Cytoplasma orangeophil,

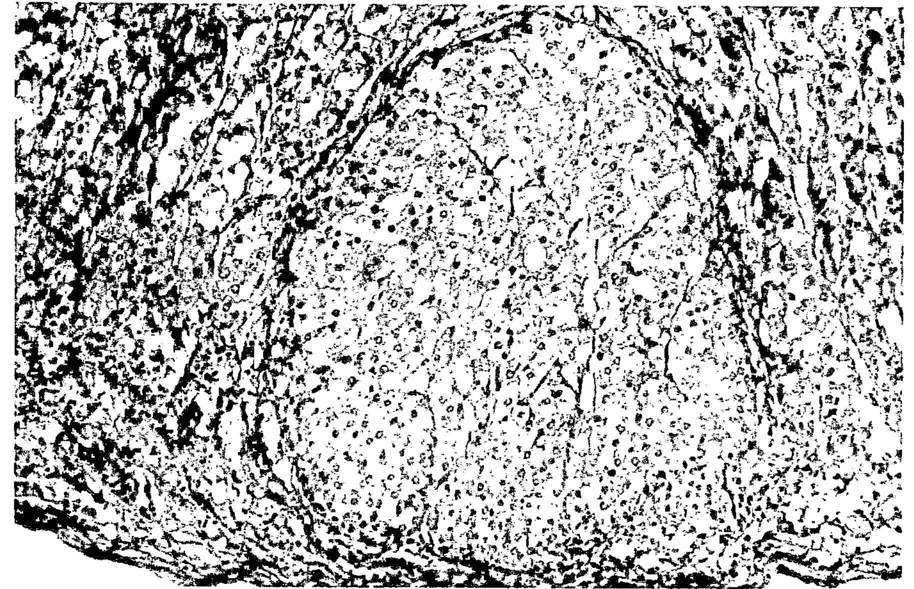

Abb. 95. (214/62) Adrenogenitales Syndrom, ♀, 4 Wochen. PEARSE. — Vergr. 150fach. — In die Außenzone eingelassener Rindenknoten mit vakuolisierten Zellen

manchmal auch von feinen PAS-positiven Granula durchsetzt. Der Kern ist pyknotisch, teils noch rund, teils stechapfelförmig.

3. Die großwabig umgewandelte Zelle. Hier gibt es alle Übergänge von der feinvacuolisierten Form zu großwabig umgewandelten cystoiden Zellen mit „leerem" Zelleib und zerfließenden Zellgrenzen. Oft ist es schwer, den wabig-cystischen Gebilden einen Kern zuzuordnen, vielfach liegt er offenbar außerhalb der Schnittebene. Mehrere Waben können zu einem Komplex größerer Hohlräume zusammenfließen, zwischen diesen sind dann kleinere — auch dunkle — Rindenzellen eingezwängt. Die Waben enthalten manchmal einen dünnflüssigen — im Pearsepräparat orangeophilen — Inhalt.

Sudanophile Substanzen fehlen in den Rindenzellen der Außenzone so gut wie völlig, das gleiche negative Ergebnis zeigen die Untersuchungen im polarisierten Licht und die Phenylhydrazinreaktion nach ASHBEL-SELIGMAN (z. B. bei MOLNAR 1955). Die alkalische Phosphatase kann dagegen in den Rindenzellen nachweisbar sein (ODUNJO 1962). Das Kernbild der Außenzone ist im wesentlichen gleichförmig, von den dunklen Rindenzellen abgesehen.

In geringer Zahl treten Großkerne auf, die etwa das doppelte Volumen der übrigen Kerne erkennen lassen. Mitosen sind in den durch Routinesektion gewonnenen Präparaten nur selten zu sehen.

Ein hiervon abweichendes Bild sahen LOEWENTHAL et al. (1962) bei ihrem 12jährigen Knaben mit AGS und Hypertension. Hier fand sich eine echte Zellhypertrophie, wobei alle Zellen zwei- bis dreimal so groß als gewöhnlich waren. Zwischen diesen großen Zellen lagen zahlreiche Riesenzellen eingebettet, die bis zu 100 μ Durchmesser aufwiesen. Meist handelt es sich um einkernige Riesenelemente, seltener um zwei- bis dreikernige Zellen mit offenbar regelhafter Kern-Plasmarelation. Die hier beobachteten Elemente ähneln stark den Riesenkernzellen der Cortex fetalis und LOEWENTHAL et al. erwägen daher auch, ob es sich um Reste der Cortex fetalis handeln könne. Doch finden sich diese atypischen Formen in allen Rindenzonen, von der Glomerulosa bis zur Reticularis.

Lipoidverlust, vacuolige bis cystoide Umwandlung und das vermehrte Auftreten dunkler Rindenzellen sind als Folge der gesteigerten Funktion unter erhöhter ACTH-Stimulation aufzufassen. Dabei dürften die größeren cystoiden Hohlräume einer Erschöpfung der Zellfunktion entsprechen.

Zwischen den Fällen mit und ohne Salzverlust besteht nach SIEBENMANN (1957) möglicherweise nur ein gradueller, kein qualitativer Unterschied in der Ausprägung der Rinden-

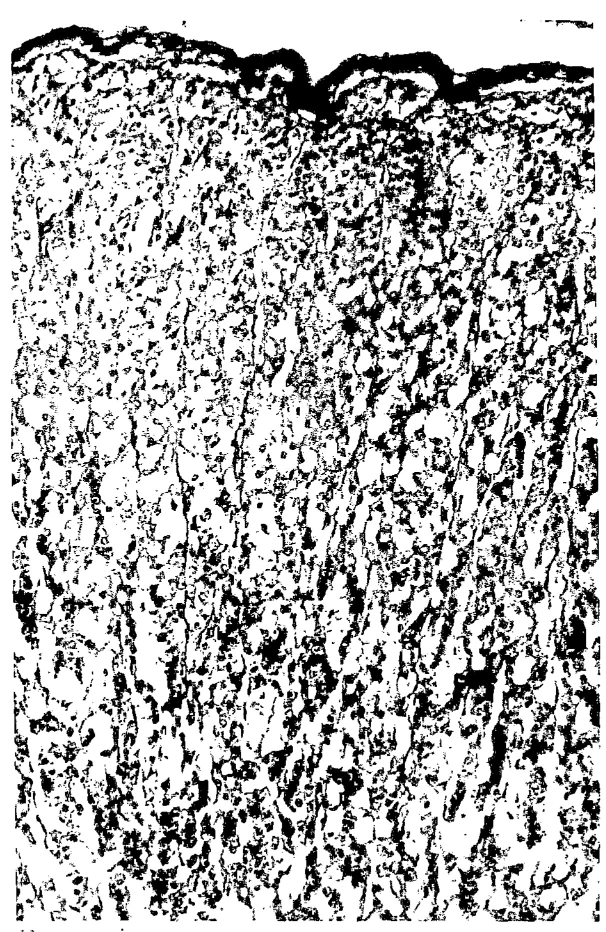

Abb. 96. (214/62) PEARSE, Vergr. 150fach. Zona Fasciculo-Arciformis mit zahlreichen wabig umgewandelten Zellen

veränderungen. Auf die Glomerulosa-Hyperplasie bei AGS mit Hypertension wurde bereits hingewiesen (siehe auch Pathogenese!).

8. Akzessorisches Nebennierenrindengewebe bei AGS

Neben dem Hauptorgan hyperplasiert beim kongenitalen AGS häufig auch akzessorisches Rindengewebe in seinen häufigsten Lokalisationen: Im Bereich der Ligamente und des Hilus des Ovars, im Nebenhoden und Hoden. Entsprechend der Häufigkeit mikroskopisch kleiner Rindenknötchen im frühen Säuglingsalter dürfte bei aufmerksamer Untersuchung der Gonaden auch bei AGS nicht selten akzessorisches Rindengewebe in diesen Regionen nachweisbar sein. Von einer Hyperplasie wird man jedoch mit einiger Berechtigung erst sprechen dürfen, wenn solche Herde wenigstens mit freiem Auge erkennbar sind. So beobachtete RÜHL (1951) bei seinem 6jährigen Mädchen einen haselnußgroßen Knoten im Ligamentum latum. (Kleinere Knötchen im Bereich der Ovarien bei AGS:

MARCHAND 1891, FIBIGER 1905, POLZER und PRIESEL 1938, SECKEL 1950, WILKINS et al. 1940, KNUDSON 1951, FRANCE und NEILL 1951). Hoden und Nebenhoden können durch akzessorisches Rindengewebe beträchtlich vergrößert werden. Die Testes des $3^{1}/_{2}$-jährigen Knaben von WILKINS et al. (1940) sind 30 und 8 g schwer. Die im Nebenhodenbereich gefundenen Knötchen (z. B. bei ODUNJO 1962: hirsekorngroß) sind unumstritten als Nebennierenrindengewebe anerkannt. Dagegen erfordern knotige Wucherungen im Hodenparenchym stets eine Abgrenzung gegenüber Zwischenzellhyperplasien. Morphologisch kann diese Abgrenzung schwierig, ja unmöglich sein (HEDINGER 1954, ODUNJO 1962), so daß die eine Autorengruppe (BUTLER et al. 1939, WILKINS et al. 1940, COHEN 1946, THELANDER 1946, ALLIBONE et al. 1947, FASSBENDER 1948, GARDNER et al. 1950, WILKINS et al. 1951, SOBEL et al. 1951, HEDINGER 1954) sich eher für Nebennierenrindengewebe, die andere für Zwischenzellwucherungen ausspricht (LANDING und GOLD 1951, SCHOEN et al. 1961, ODUNJO 1962).

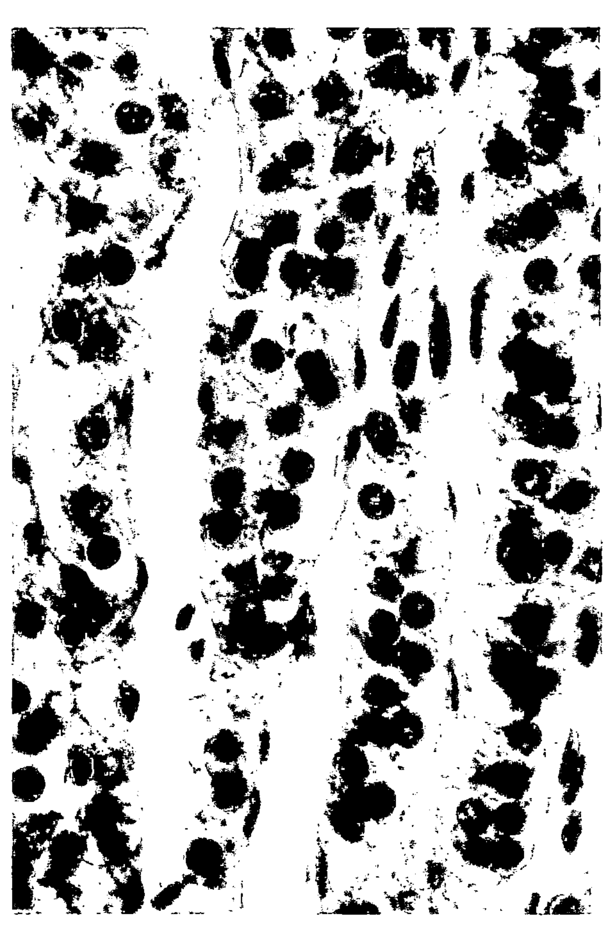

Abb. 97. Kongenitales adrenogenitales Syndrom. 8 Wochen ♀. Gallocyanin. — Vergr. 740fach. — Ausschnitt aus der Fasciuculo-Arciformis. Granuläre Cytoplasmabasophilie

Die knotigen Einlagerungen, die bei Männern mit AGS die Hoden bis Hühnereigröße anschwellen lassen können (HEDINGER 1954), sind vielfach stark pigmentiert, die Cytoplasmasäume sind breit, hell, granulär und leicht eosinophil. Feine Lipoidtropfen sind nachweisbar, Reinkesche Kristalle fehlen. Die Kerne sind von unterschiedlicher Größe, Riesenkerne und mehrkernige Formen können auftreten (HEDINGER).

Daß es sich bei diesen knotigen Hyperplasien im Hoden höchstwahrscheinlich um akzessorisches Nebennierenrindengewebe handelt, wird vor allem durch ihre Rückbildung unter Cortison belegt. Das bei dem 37jährigen Mann von HEDINGER auf 131 cm³ vergrößerte Volumen des rechten Hodens (normal 15 bis 25 cm³) geht unter mehrmonatiger Cortisonbehandlung auf 30 cm³ zurück. Leydig-Zellwucherungen sprechen auf Cortisonbehandlung nicht in gleicher Weise an. Bei der Pseudopubertas präcox im Rahmen des AGS sind im übrigen die Hoden hypoplastisch, die Leydig-Zellen sind nicht entfaltet. Eine sehr wesentliche Feststellung konnten SCHOEN et al. (1961) in ihren Untersuchungen treffen. Bei dem 14jährigen

Knaben mit kongenitalem AGS wogen die Hoden 55 und 100 g. Sie enthielten ein gelbbräunliches Tumorgewebe, das nicht sicher den Zwischenzellen oder akzessori- schem Rindengewebe zugeordnet werden konnte. Im Blut der Vena spermatica ließen sich ausschließlich 17-α-Hydroxyprogesteron und 4-pregnene-27-30-diol-3-on nachweisen, aber kein 4-Androstendion und kein Testosteron. Unter ACTH stieg der Gehalt an 17-Hydroxyprogesteron im Blut der Vena spermatica an,

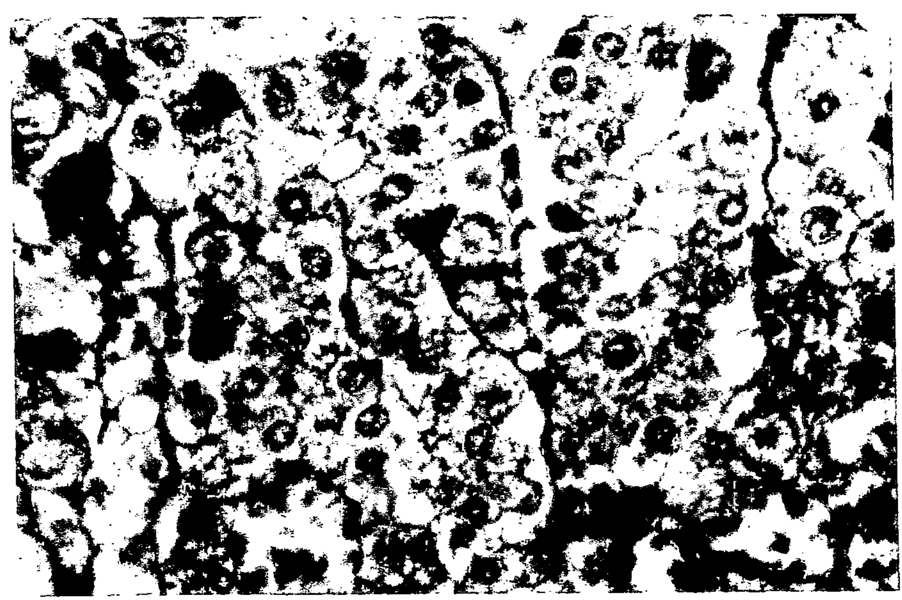

Abb. 98. (214/62) Adrenogenitales Syndrom, ♀, 4 Wochen, PEARSE. — Vergr. 600fach. — Vorwiegend plasmareiche,, ,granuläre" Rindenzellen

während Androstendion und Testosteron nicht auftraten. Das hyperplastische Gewebe in dem betreffenden Hoden verhielt sich also funktionell wie die Nebenniere bei AGS und war auf ACTH ansprechbar, ohne jedoch Cortisol produzieren zu können.

9. Übrige Organbefunde bei AGS

Hypophysenvorderlappen. Bei Säuglingen und Kleinkindern mit Salzverlustsyndrom sind die perjodatpositiven mucoiden Zellen auf Kosten der acidophilen und chromophoben Elemente vermehrt. Ihr Anteil beträgt 43 bis 60% (SIEBENMANN 1956) gegenüber durchschnittlich 26 bis 28% der Norm (DHOM und FISCHER 1961). Unter den mucoiden Zellen ist der Anteil der spärlich granulierten „Amphophilen" bzw. „Übergangszellen" erhöht. Ein ähnliches Ergebnis erhielt JUHASZ (1962) bei seiner Beobachtung von AGS mit Hypertension. Die Hypophysenbefunde sind mit der erhöhten ACTH-Produktion und Sekretion bei AGS zu vereinbaren. Hyaline Crooke-Zellen treten beim unbehandelten AGS nach SIEBENMANN — im Gegensatz zu MELLGREN (1945) nicht auf. Cortisonbehandlung normalisiert die veränderten Zahlenrelationen der verschiedenen Zelltypen wieder.

Die Ovarien sind im Säuglingsalter bei AGS regelhaft entwickelt. Man findet zahlreiche Primordialfollikel sowie wachsende Follikel mit mehrschichtiger Granulosa. Später zeigen diese Follikel eine Tendenz zu persistieren, nach der Pubertät fehlt die Follikelreifung. Cortisonbehandlung kann aber zur Follikelreifung und zu ovulatorischen Cyclen führen (Lit.: JONES und JONES 1954).

Die Testes verhalten sich hierzu parallel. Beim Säugling und beim Knaben regelhaft gebildet, können sie bis zur Pubertät von unauffälliger Größe sein (es sei

denn, hyperplastisches akzessorisches Rindengewebe ist eingelagert). Dann
bleibt jedoch die Reifung des Keimepithels auf dem Stadium der Spermatocyten

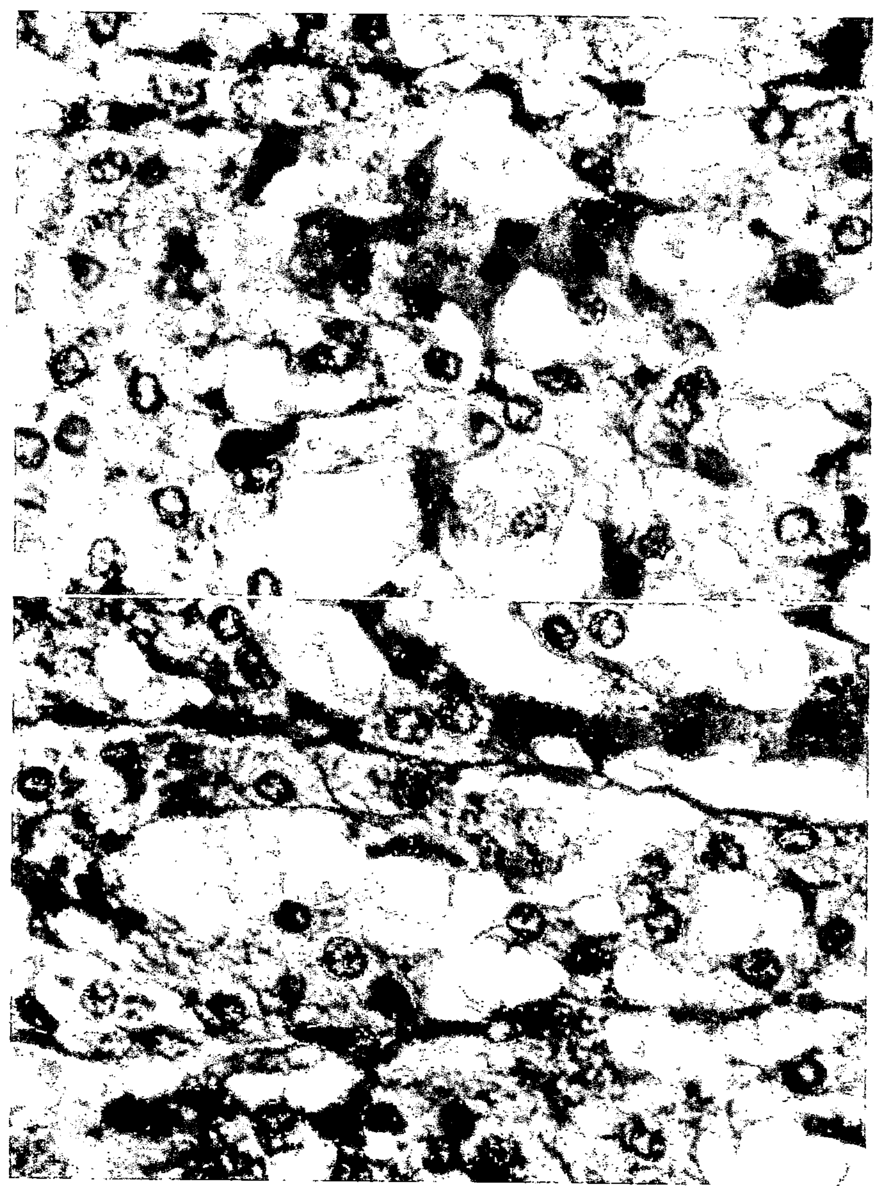

Abb. 99. Adrenogenitales Syndrom, 4 Wochen, ♀, Trichromfärbung nach PEARSE. — Vergr. 740fach. — Wabig
umgewandelte und dunkle Rindenzellen in der Fasciculo-Arciformis

erster Ordnung stehen. Zur Zeit der Pubertät bleibt die normale Vergrößerung und
Reifung des Hodens aus, da unter dem hohen Androgenspiegel die Gonadotropin-
sekretion darniederliegt (NOWAKOWSKI und PÜSCHEL 1952, WILKINS et al. 1952,
PRADER 1954). Bei weiblichen Personen ist speziell die LH-Sekretion insuffizient
(JONES und JONES 1954), während offenbar eine gewisse FSH-Sekretion aufrecht-
erhalten bleibt, wie das Follikelwachstum zeigt.

Weitere konstante Obduktionsbefunde gibt es beim kongenitalen AGS, speziell auch bei der Salzverlustform nicht. Die mehr oder weniger dystrophen Säuglinge zeigen lediglich den Nebennierenbefund, die Mädchen zusätzlich den Pseudohermaphroditismus. Als wesentliche oder ausschließliche Todesursache kommt demnach in diesen Fällen nur die Elektrolytstörung mit Hyperkaliämie in Frage.

10. Spättodesfälle bei AGS und ihre Ursachen

Bei Kindern jenseits des 1. Lebensjahres kann es ebenfalls zu akuten, tödlich endenden Krisen kommen, die nicht selten durch zusätzliche Stressituationen ausgelöst werden. Hierzu zählen besonders interkurrente Infekte. Eine genaue Analyse von acht derartigen Todesfällen nach zum Teil langer und ständig kontrollierter Steroidtherapie am Johns Hopkins-Hospital unter WILKINS findet sich bei CLEVELAND et al. (1962). Sechs dieser acht Fälle gehören der Salzverlustform an und sind unter 5 Jahre alt. In einem Fall handelt es sich um einen einfachen Virilismus, einmal um ein AGS mit Hypertension. Die Kinder standen 3 Wochen bis 2 Jahre und 10 Monate unter Cortisonbehandlung mit befriedigender Allgemeinentwicklung. Die Verschlechterung setzte stets akut und dramatisch ein, sie führte meist in 24 bis 48 Std zum Tod. Die wesentlichen Symptome waren Kollaps, Erbrechen, Fieber, Koma und Krämpfe, ohne daß bei der Obduktion eine wesentliche auslösende Ursache hierfür festgestellt werden konnte. In drei Fällen machen die Autoren Therapiefehler für den tödlichen Ausgang verantwortlich, unabhängig von etwaigen gleichzeitigen akuten Infekten. Während einmal nach Absetzen der bisherigen Cortisontherapie ungenügend oral weiterbehandelt wurde, kam es in einem zweiten Fall nach exzessiver

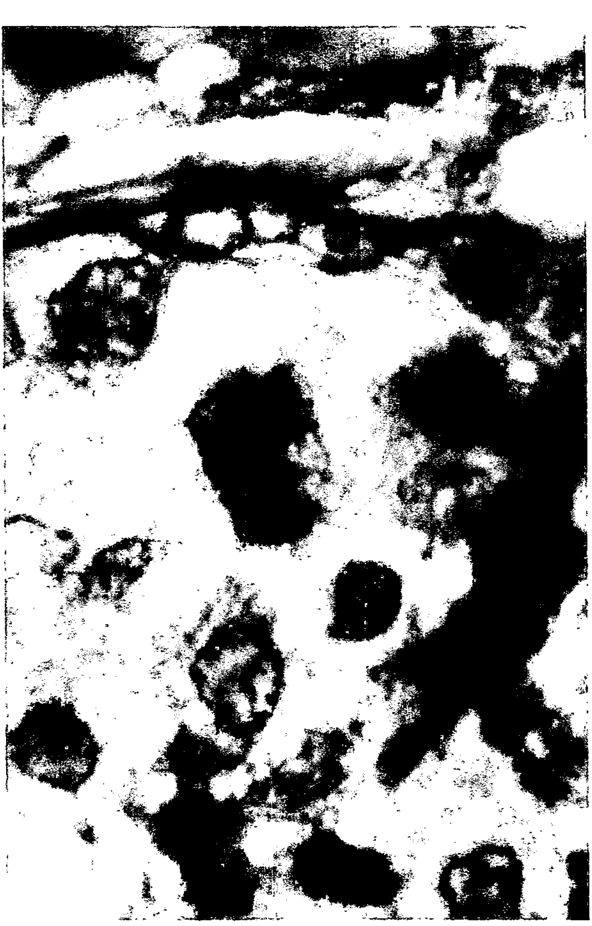

Abb. 100. (214/62) Adrenogenitales Syndrom, 4 Wochen, ♀. PEARSE. — Vergr. 1900fach. — Mitose in der Außenzone, subkapsulär

Salz- und 9-α-Chlorohydrocortisonbehandlung zu einer schweren Hypernatriämie mit Ödemen und Herzinsuffizienz und auch in einem dritten Fall dürfte die hohe Salz- und Flüssigkeitszufuhr zu einer akuten Herzinsuffizienz geführt haben. In vier weiteren Fällen konnte die auslösende Ursache für die akute Krise nicht ermittelt werden. Bei dem achten Fall handelt es sich um den seinerzeit von WILKINS et al. (1952) mitgeteilten Fall von AGS mit Hypertension. Bei diesem Knaben mit gleichzeitiger Makrogenitosomie kam es im Alter von 31 Monaten zu einem akuten Herzstillstand anläßlich einer Tonsillektomie. Nach Thorakotomie und Herzmassage Erholung, im Alter von $3^8/_{12}$ Jahren apoplektischer Insult mit bleibender linksseitiger Hemiplegie. Exitus nach langem Siechtum im Alter von $6^{10}/_{12}$ Jahren.

Autoptisch fand sich eine alte Myokardinfarzierung mit Parietalthrombose, die auf den seinerzeitigen Herzstillstand mit Herzmassage zurückgeführt wird. Offenbar davon ausgehend ist es zu multiplen cerebralen Embolien mit rechtsseitigem Carotisverschluß und zahlreichen Hirnerweichungen gekommen.

Ein unmittelbarer Zusammenhang zwischen der Rindenfunktionsstörung und dem Tod lag hier also nicht mehr vor. Die linke Nebenniere war seinerzeit operativ entfernt worden, die rechte Nebenniere war beträchtlich hyperplastisch (keine Gewichtsangabe). Die Fälle von AGS mit Hypertension von JUHASZ und ODUNJO verstarben an interkurrenten Bronchopneumonien.

11. Pathogenese des kongenitalen AGS

Das kongenitale AGS beruht auf einer Synthesestörung der Nebennierenrindensteroide, die durch einen partiellen oder totalen Ausfall bestimmter Enzyme

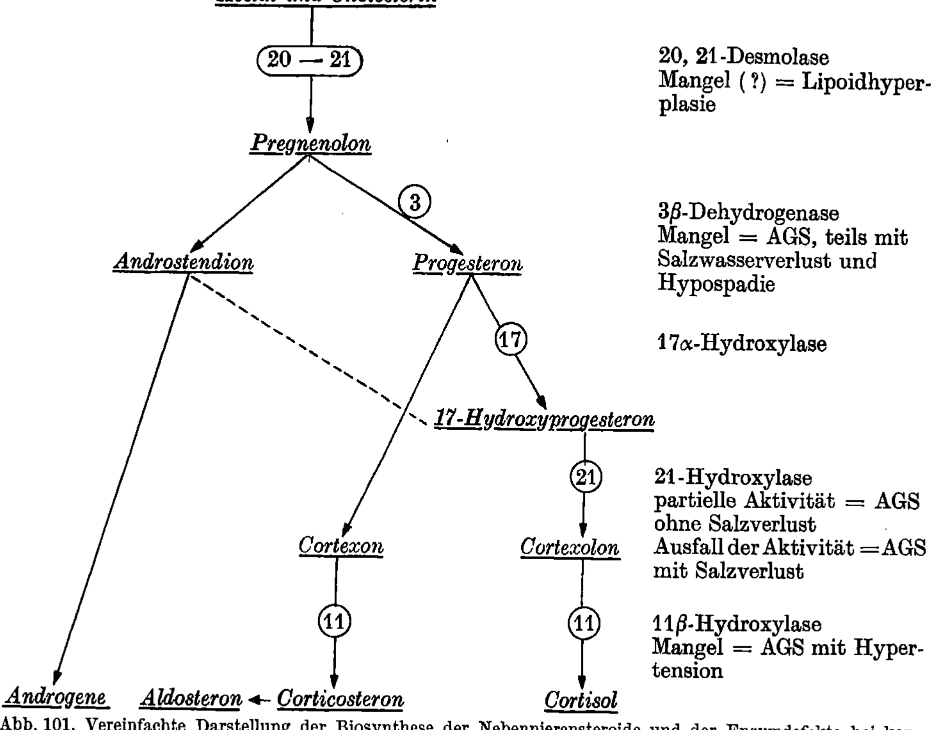

Abb. 101. Vereinfachte Darstellung der Biosynthese der Nebennierensteroide und der Enzymdefekte bei kongenitaler Nebennierenrindenhyperplasie (nach PRADER, ANDERS und HABICH 1962)

hervorgerufen wird. Den einzelnen Formen des AGS lassen sich dabei spezielle genetisch bedingte Enzymdefekte zuordnen, die an bestimmten Punkten den Steroidaufbau blockieren (Abb. 101). Ein direkter Nachweis dieser Enzymdefekte ist am menschlichen Nebenierengewebe in vitro in Einzelfällen gelungen (BONGIOVANNI 1958), indirekt ist der Enzymmangel durch den Nachweis charakteristischer Metaboliten im Harn zu erbringen. Schon normalerweise dürfte die Synthese androgener Steroide in der Nebennierenrinde auf mindestens zwei verschiedenen Wegen erfolgen: erstens direkt aus Dehydroepiandrosteron, einem Steroid mit 19 C-Atomen; zweitens aus Steroiden mit 21 C-Atomen, die zum Teil Vorstufen der Cortisolsynthese sind (KARL 1963). Im Falle des kongenitalen AGS sind die Metaboliten dieser Vorstufen in charakteristischer Weise im Harn erhöht zu finden: Bei der einfachen Form und beim Salzverlustsyndrom, die auf einem Mangel oder einem Fehlen der 21-Hydroxylase beruhen (BONGIOVANNI und EBERLEIN 1955, 1958, 1961), handelt es sich speziell um Metaboliten der Cortisolvorstufen 17-Hydroxyprogesteron und 21-Desoxycortisol. Beim AGS mit Hypertension besteht ein Defekt der 11-β-Hydroxylase (EBERLEIN und BONGIOVANNI 1955, 1956). Hier wird vermehrt 11-Desoxycortisol und Desoxycorticosteron gebildet, die letztere Verbindung ist für die Blutdrucksteigerung verantwortlich zu machen. Im Harn dieser Patienten ist vermehrt die Tetrahydroverbindung des Hormons zu finden. Das Hauptausscheidungsprodukt ist Ätiocholanolon. Der Umfang des Enzymmangels ist auch hier wie bei den anderen Typen des AGS offenbar verschieden. Der Grad der Hypertonie steht in Relation zur Menge der ausgeschiedenen Hormonmetaboliten (BONGIOVANNI, EBERLEIN, SMITH und McPADDEN 1959). Schließlich wurde von BONGIOVANNI und KELLENBENZ (1962) in bisher sechs Fällen ein 3-β-Dehydrogenasemangel entdeckt, ein Enzymdefekt in einem sehr frühen Stadium der Steroidbiosynthese. Fünf dieser Fälle hatten offenbar einen totalen Enzymblock und zeigten ein schweres Salzverlustsyndrom mit tödlichem Ausgang in vier Fällen. Die drei Mädchen zeigten Virilisierung, die drei Knaben aber bemerkenswerterweise eine Hypospadie, so daß vorher in zwei Fällen ein Pseudohermaphroditismus masculinus diagnostiziert worden war. Man kann sich fragen, ob hier eine Verwandtschaft zur Lipoidhyperplasie besteht, von der man annimmt, daß sie ebenfalls auf einer sehr frühen Synthesestörung der Nebennierenrindenhormone beruht. Beim 3-β-Dehydrogenasemangel finden BONGIOVANNI und KELLENBENZ bevorzugt Metaboliten mit der 5-3-β-ol-Struktur im Harn[1].

Für die *Pathogenese des Salzverlustes* werden zwei Möglichkeiten diskutiert:

1. Eine erhöhte Produktion des Na-diuretischen Faktors, die trotz normaler oder leicht erhöhter Aldosteronsekretion nicht kompensiert werden kann (PRADER, SPAHR und NEHER 1955).

2. Eine Insuffizienz der Aldosteronsekretion (BLIZZARD et al. 1959, BRYAN et al. 1962).

BLIZZARD et al. konnten zeigen, daß bei der einfachen Form des AGS ohne Elektrolytstörung die Aldosteronausscheidung im Normbereich liegt und nach Einschränkung der Salzzufuhr signifikant ansteigt, daß aber die Fälle mit Salzverlust auch unter salzarmer Diät Natrium nicht vermehrt retinieren können und nicht in der Lage sind, die insuffiziente Aldosteronproduktion zu steigern. Man darf daher annehmen, daß der totale Enzymblock, der der Salzverlustform zugrunde liegt, auch die Aldosteronsynthese blockiert.

Das allen Formen gemeinsame Cortisoldefizit führt zu einer erhöhten ACTH-Abgabe. Im Serum von AGS-Patienten ist daher auch ACTH nachweisbar (SYDNOR et al. 1953), gelegentlich kommt es zu Hyperpigmentierung durch vermehrte MSH-Produktion. Die erhöhte Stimulierung der Nebennierenrinde bewirkt ihrerseits wieder eine Erhöhung der — fehlerhaften — Steroidsynthese und einen Zuwachs an Nebennierenrindengewebe. Je schwerer der Enzymdefekt ist, desto schwerer wird der auf diese Weise entwickelte Circulus vitiosus sein. Hohe 17-KS-Ausscheidung und hohe Nebennierengewichte sind auch kennzeichnend für die älteren

---

[1] Neuerding konnten GOLDMANN et al. (J. clin. Endocrinol. and Metabol. 24, 894 [1964]) in einem solchen Fall den 3-β-Hydroxysteroid-Dehydrogenasemangel enzymhistochemisch nachweisen. Sie diskutieren für diese seltene Form eine Persistenz der Fetalzone bei Ausbleiben der Außenzonenentwicklung.

Kinder und Erwachsene mit AGS. Durch den Zuwachs an Rindengewebe kann schließlich ein partieller Enzymmangel wieder ausgeglichen werden.

Die Pathogenese des kongenitalen AGS ist mit dem Nachweis der verschiedenen Enzymdefekte und deren Folgen weitgehend geklärt. Dies gilt jedoch nur für das Erscheinungsbild der Krankheit nach der Geburt. Der Pseudohermaphroditismus der Mädchen zeigt aber. daß die Störung schon zu einem sehr viel früheren Zeitpunkt einsetzen kann, nämlich dann, wenn die äußeren Geschlechtsorgane differenziert werden, also etwa bis zum 60 bis 65 mm-Stadium. Welche Voraussetzungen für eine abnorme Steroidproduktion zu diesem Zeitpunkt bestehen, ist völlig ungewiß, zumal die frühfetale Nebennierenrinde physiologisch so gut wie ausschließlich C-19-Steroide produziert und andererseits C-21-Steroide von der Mutter und von der Placenta in größerem Umfang zur Verfügung stehen dürften.

Zugleich bleibt die Frage einer fetalen Rindenhyperplasie offen, da entsprechende Beobachtungen fehlen. Man kann nur vermuten, daß auch hier die Cortex fetalis hyperplastisch ist, wie wir das im Falle eines 20 Std alt gewordenen Neugeborenen mit kongenitaler Lipoidhyperplasie feststellen konnten. Welcher Art der Mechanismus ist, der die fetale Hyperplasie auslösen könnte, ist unbekannt.

12. Genetik des kongenitalen AGS

Der zum kongenitalen AGS führende Enzymdefekt ist genetisch verankert. Insgesamt wurden bisher von KNUDSON 1951, CHILDS et al. 1956 sowie von PRADER et al. 1962 zusammen 210 Fälle aus 162 Geschwisterschaften genetisch untersucht, wobei PRADER et al. mit 91 Fällen über das größte Material verfügen. Das Verhältnis kranker zu gesunden Geschwistern stimmt mit der errechneten Häufigkeit bei autosomaler recessiver Vererbung sehr gut überein, wenn das Gesamtmaterial zugrunde gelegt wird. Gewisse Unstimmigkeiten ergeben sich, wenn die einzelnen Formen des AGS getrennt berechnet werden, was offenbar mit Materialmängeln zusammenhängt (PRADER et al.). In der direkten Aszendenz findet man infolge der Sterilität der Patienten keine weiteren Fälle (49 Stammbäume bei PRADER et al.). Bei autosomaler Vererbung müßte das Geschlechtsverhältnis 1 : 1 sein, tatsächlich zeigen sich aber Abweichungen zugunsten der Mädchen, die sich nur zum Teil mit Schwierigkeiten der Diagnose bei den männlichen Patienten erklären lassen. Kranke Geschwister und nahe verwandte Patienten zeigen immer die gleiche AGS-Form, Mädchen auch die gleiche Ausprägung der Genitalveränderungen. Es bestehen also jeweils spezielle Genotypen, die getrennt vererbt werden. Da das AGS eine häufige Erbkrankheit ist, findet sich keine gehäufte Blutsverwandtschaft unter den Eltern. Seltene Einzelbeobachtungen von AGS bei eineiigen Zwillingen liegen von COLLIER (1948), WOLFF (1954), SCHNEEBERG et al. (1959) sowie von NAUJOCKS (1961) vor. Bei je zwei Vettern und Kusinen ersten Grades ohne Blutsverwandtschaft der Eltern konnten AINGER et al. (1960) gleichgeartete Formen von AGS feststellen, eine Beobachtung bei Halbschwestern teilen ROBINSON et al. (1961) mit. Wenn nach den Berechnungen von PRADER et al. auf etwa 5000 Neugeborene ein Fall von AGS trifft, so kann man annehmen, daß die Salzverlustform und die einfache Form mit je einem Fall auf 12500 Neugeborene vertreten sind, während die übrigen Typen wesentlich seltener sind. Sichere Angaben über die Gen- und Heterocygotenhäufigkeit sind noch nicht möglich. Die Eltern erkrankter Kinder zeigen im allgemeinen ein normales Harnsteroidspektrum, auch unter Metopiron. Ein Vater von drei Kindern mit AGS zeigte jedoch ein Steroidmuster, das dem bei AGS ähnlich war. Möglicherweise handelt es sich hier um einen homocygoten Merkmalsträger mit einer milden Form der Erkrankung (CLEVELAND et al. 1962).

13. Klinik des AGS

Klinik und Differentialdiagnose des AGS sind in mehreren ausführlichen Darstellungen behandelt worden (PRADER 1954, 1956, IVERSEN 1955, WILKINS 1957, BIERICH 1958, KARL 1963). Die klinischen Symptome leiten sich zunächst aus dem Androgenüberschuß ab.

Die Androgene entfalten

1. virilisierende,

2. anabole,

3. gonadotropinhemmende Wirkungen.

Die Virilisierung setzt bei den Mädchen gewöhnlich schon in der Embryonalzeit mit graduell abgestufter intersexueller Entwicklung (Schema siehe bei PRADER 1954) ein. Am häufigsten ist ein Sinus urogenitalis ausgebildet, der an der ventralen Basis der vergrößerten Clitoris zwischen den skrotumartig umgestalteten Labia majora mündet und bei jungen Säuglingen eben für eine dünne Sonde eingängig ist. Hier münden Vagina und Urethra gemeinsam, das innere Genitale ist — abgesehen von einer häufigen Prostataanlage — regelhaft gebildet. Neugeborene mit diesem intersexuellen Genitale sind häufig als Knaben getauft worden, so daß die wichtige Frühdiagnose verzögert werden kann. Seltener mündet der Sinus urogenitalis an der Spitze der penisartigen Clitoris, die auch noch von einem Präputium bedeckt sein kann, so daß der äußere Genitalaspekt rein männlich ist (Beobachtungen von AINGER et al. 1958, REILLY et al. 1958, ROCK et al. 1961).

Der Grad der Virilisierung hängt vom Zeitpunkt der embryonalen Entwicklungsstörung und vom Umfang der Androgen-Übersekretion ab. Fälle mit Salzverlustsyndrom zeigen meist eine ausgeprägte Vermännlichung. Im übrigen zeigt der Pseudohermaphroditismus femininus keine für das AGS pathognomonischen Verhältnisse, auch die seltenere nichtadrenale Form geht mit gleichartigen Umprägungen einher.

Bei Knaben ist die intrauterine Genitalentwicklung regelhaft, abgesehen von den pathogenetisch ungeklärten Hypospadien bei $3\text{-}\beta$-Dehydrogenasemangel. Im Laufe des 1. Lebensjahres kommt es zu einer Penisvergrößerung, die in den folgenden Jahren auffällig zunimmt und Erwachsenengröße erreichen kann. Die Hoden bleiben dagegen klein. Die Pubesbehaarung erscheint bei beiden Geschlechtern zwischen dem 2. bis 5. Jahr, die Axillarbehaarung zwischen dem 4. bis 7. Jahr (PRADER 1957).

Die anabole Wirkung der Androgene dokumentiert sich in der Beschleunigung des Körperwachstums und der Knochenentwicklung. Gegen Ende des 1. Lebensjahres zeigt das Röntgenbild eine Beschleunigung der Knochenentwicklung, die von einem raschen Längenwachstum gefolgt wird. Längen- und Knochenalter sind dem chronologischen Alter um mehrere Jahre voraus. Die Schulkinder sind die Größten ihrer Klasse und auch in ihrer Muskelentwicklung den Kameraden überlegen. Um das 10. Lebensjahr aber kommt es vorzeitig zum Epiphysenfugenschluß und damit zum Wachstumsstillstand. Der Stimmbruch setzt — auch bei Mädchen — ein, Pubes- und Körperbehaarung entspricht dem männlichen Typ, Mädchen und Knaben müssen sich rasieren. Die Pseudopubertas präcox der Knaben ist voll entwickelt. Im Längenwachstum werden sie jetzt von ihren Kameraden überholt und gehören schließlich zu den Kleinsten ihres Jahrgangs.

Die gonadotropinhemmende Wirkung der Androgene führt zu der schon beschriebenen Reifungshemmung der Gonaden, die — mit vereinzelten Ausnahmen — Sterilität bedingt.

Im Gegensatz zur körperlichen Entwicklung ist die intellektuelle, psychische und psychosexuelle Entwicklung nicht beschleunigt. Im übrigen brauchen Leistungskraft und Lebenserwartung beim unkomplizierten AGS nicht beeinträchtigt zu sein. Eine Bereitschaft zur Nebennierenkrise, besonders bei Stresssituationen, muß jedoch in Rechnung gesetzt werden.

Klinik des Salzverlustsyndroms. Während bei der einfachen Form des AGS allein der Androgenüberschuß das klinische Bild beherrscht, ist es beim Salzverlustsyndrom die schwere lebensbedrohliche Elektrolytstörung, die schon in den ersten Lebenswochen auftritt und dem Krankheitsbild den Stempel aufdrückt. Anorexie, fehlende Gewichtszunahme, Erbrechen und Durchfälle führen zur Dehydrierung und Dystrophie. Schwere Krisen können zu plötzlichen Gewichtsstürzen und zum Tod im Schock führen. Eine Addison-artige Hautpigmentierung kann auftreten. Im Serum findet sich eine ausgeprägte Hyponatriämie, Hyperkaliämie und eine—oft geringere—Hypochlorämie. Die Elektrolytstörung kann der klinischen Symptomatik vorausgehen und schon in den ersten Lebenstagen nachweisbar sein (HILL et al. 1963). Als wichtiges differentialdiagnostisches Kriterium gegenüber dem frühkindlichen Morbus Addison und der Pylorusstenose erweist sich die im Falle des AGS hohe 17-KS-Ausscheidung im Harn, die mit zunehmendem Alter noch weiter ansteigt. Der intersexuelle Genitalaspekt der Mädchen ist durch den Befund des Sexchromatins abzuklären. Der Kohlenhydratstoffwechsel ist trotz des Cortisoldefizits im allgemeinen nicht gestört, Hypoglykämien kommen aber vor (WHYTE und SUTTON 1951, WILKINS et al. 1952). Auch kann eine gesteigerte Insulinempfindlichkeit beobachtet werden (BIERICH 1953, 1955).

Die Prognose des schweren, unbehandelten Salzverlustsyndroms ist infaust. Werden jedoch die Kinder über das 1. Lebensjahr hinweggebracht, so nimmt später die Gefahr ab. Schließlich gibt es auch Beobachtungen, die auf Übergänge von der einfachen Form des AGS zum Salzverlustsyndrom hinweisen. In der Anamnese von Kindern mit einfachem AGS ergeben sich Symptome des Salzverlustes im Säuglingsalter oder es bestehen noch typische Elektrolytverschiebungen ohne entsprechende Erscheinungen, mit Ausnahme eines gesteigerten Salzhungers (Beobachtungen von WILKINS, FLEISCHMAN und HOWARD 1940, MASON und MORRIS 1953, BERGSTRAND et al. 1954, BIERICH 1958).

Das AGS mit Hypertension tritt in den bisher beobachteten Fällen erst jenseits der Säuglingsperiode in Erscheinung. (WILKINS et al. 1950, 1952, SHEPARD und CLAUSEN 1951, EBERLEIN und BONGIOVANNI 1955, CHILDS et al. 1956, BIERICH 1958, LOEWENTHAL et al. 1958, JUHASZ 1962, ODUNJO 1962). Die Blutdruckwerte variieren zwischen 150 und 210 mm Hg systolisch, es entwickelt sich eine Hypertrophie des linken Herzventrikels. Gleichzeitig können Ödeme bestehen. Hohe Cortisondosen und kochsalzarme Diät senken .den Blutdruck, schwemmen die Ödeme aus und normalisieren die 17-KS-Ausscheidung. Plötzliche Todesfälle können bei Stressbelastungen durch Infekte auftreten (JUHASZ, ODUNJO).

Literatur

Kongenitales adrenogenitales Syndrom

In der Kasuistik verwertete Fälle mit * gekennzeichnet
Obduktionsbefunde seit IVERSEN (1955)

AINGER, L. E., G. C. ZAPATA, R. S· ELY, and U. C. KELLEY: Female pseudohermaphrodism with penile urethra. Amer. J. Dis. Child. **95**, 410 (1958).
— — — — The occurence of congenital adrenal hyperplasia in first cousins. Amer. J. Dis. Child. **99**, 636 (1960).
ALLIBONE, E. C., H. S. BAAR, and W. H. P. CANT: The interrenal syndrome in childhood. Arch. Dis. Childh. **22**, 210 (1947).

BACHMANN, R.: Die Nebenniere. Handb. d. mikrosk. Anatomie VI. Band, 5. Teil. Berlin-Göttingen-Heidelberg: Springer 1954·

BERGSTRAND, C. G., G. BIRKE, L. O. PLANTIN, and R. ZETTERSTRÖM: The adrenogenital syndrome in children. Acta endocr. (Kbh.) 15, 210 (1954).

BIERICH, J. R.: Entstehung und Symptomatik des kongenitalen adrenogenitalen Syndroms. 3. Symposion dtsch. Ges. Endokrinol. Berlin-Göttingen-Heidelberg: Springer 1956.

— Das adrenogenitale Syndrom im Kindesalter. Ergebn. inn. Med. Kinderheilk. 9, 510 (1958).

—, E. BOHE, and K. D. VOIGT: New aspects of the pathogenesis of the adrenogenital syndrome. Acta endocr. (Kbh.) 18, 512 (1955).

BLACKMAN, S. S.: Concerning the function and origin of the reticular zone of the adrenal cortex. Bull. Johns Hopk. Hosp. 78, 180 (1946).

BLIZZARD, R. M., G. W. LIDDLE, C. J. MIGEON, and L. WILKINS: Aldosterone excretion in virilizing adrenal hyperplasia. J. clin. Invest. 38, 1442 (1959).

BONGIOVANNI, A· M·: In vitro hydroxylation of steroids by whole adrenal homogenates of beef, normal man, and patients with the adrenogenital syndrome. J. clin. Invest. 37, 1342 (1958).

— Unusual steroid pattern in congenital. adrenal hyperplasia: deficiency of 3 β-hydroxy-dehydrogenase. J. clin. Endocr. 21, 860 (1961).

—, and W. R. EBERLEIN: Clinical and metabolic variations in the adrenogenital syndrome. Pediatrics 16, 628 (1955).

— — Defective steroidal biogenesis in congenital adrenal hyperplasia. Pediatrics 21, 661 (1958).

— — Defects in steroidal metabolism of subjects with the adrenogenital syndrome. Metabolism 10, 917 (1961).

— —, J. D. SMITH, and A. J. McPADDEN: The urinary excretion of three C-21 methylcorticosteroids in the adrenogenital syndrome. J. clin. Endocr. 19, 1608 (1959).

—, and G. KELLENBENZ: The adrenogenital syndrome with deficiency of 3 β-hydroxysteroiddehydrogenase. J. clin. Invest. 41, 2086 (1962).

BOSSELMANN, H.: Nebennieren und Zwitterbildung. Beitr. path. Anat. 98, 65 (1936/37).

BRATRUD, T. E., and W. H. THOMSEN: Congenital hyperplasia of the adrenals. Staff Meet. Bull. Hosp. Univ. Minnesota 15, 25 (1943).

*BRÜNING, E. J.: Über Fremdkörpergranulome in den Lungenarterien eines weiblichen Scheinzwitters. Zbl. Path. 93, 100 (1955).

BRYAN, G. T., B. KLIMAN, and F. C. BARTTER: Impaired aldosterone production in „saltlosung" congenital adrenal hyperplasia. Presented at the 54 th Annual Meeting of the American Society for Clinical Investigation 1962, Clin. Res. 10, 223.

BUTLER, A. M., R. A. ROSS, and N. B. TALBOT: Probable adrenal insufficiency in an infant. J. Pediat. 15, 831 (1939).

CARA, J., and L. J. GARDNER: Two new subvariants of virilizing adrenal hyperplasia. J. Pediat. 57, 461 (1956).

CARLGREN, L. E.: Congenital hyperplasia of the adrenals with adrenal cortical insufficiency. Acta paediat. (Uppsala) 38, 71 (1949).

CHENOWETH, JR. B. M.: Dysfunction of adrenal gland in infancy. Sth. med. J. (Bgham. Ala.) 41, 307 (1948).

CHILDS, B., M. M. GRUMBACH, and J. J. v. WYK: Virilizing adrenal hyperplasia: a genetic and hormonal study J. clin. Invest. 35, 213 (1956).

CLEVELAND, W. W., O. C. GREEN, and L. WILKINS: Death in congenital adrenal Hyperplasia. Pediatrics 29, 3 (1962).

—, M. NIKEZIC, and C. J. MIGEON: Response to an 11 β-hydroxylase inhibitor (SU 4885) in males with adrenal hyperplasia and in their parents. J. clin. Endocr. 22, 281—286 (1962).

COHEN, H.: Hyperplasia of the adrenal cortex associated with bilateral testicular tumors. Amer. J. Path. 22, 157 (1946).

COLLIER, T. W.: Pseudohermaphroditism in twins. Amer. J. Dis. Child. 76, 208 (1948).

CRIGLER, J. F., S. H. SILVERMAN, and L. WILKINS: Further studies on the treatment of congenital adrenal hyperplasia with cortisone. IV: effect of cortisone and compound B in infants with disturbed electrolyte metabolism. Pediatrics 10, 397 (1952).

DARROW, D. C.: Congenital adrenal cortical insufficiency with virilism. Yale J. Biol. Med. 16, 579 (1944).

DHOM, G., u. H. FISCHER: Morphologische Grundlagen der Funktionsentwicklung des Hypophysenvorderlappens im Kindesalter. Beitr. path. Anat. 124, 57 (1961).

DIETRICH, A., u. H. SIEGMUND: Die Nebenniere und das chromaffine System. Handb. Spez. Path. Anat. Berlin 1926, 8. Band.

EBERLEIN, W. R., and A. M. BONGIOVANNI: Congenital adrenal hyperplasia with hypertension; unusual steroid pattern in blood and urine. J. clin. Endocr. 15, 1531 (1955).

— — Plasma and urinary corticosteroids in the hypertensive form of congenital adrenal hyperplasia. J. biol. Chem. 223, 85 (1956).

FASSBENDER, H.: Pseudopubertas präcox bei doppelseitiger diffuser Nebennierenrindenhyperplasie und ektopischen Nebennierenrindenknötchen im Hoden. Verh. dtsch. Ges. Path. **32**, 272 (1950).

FELDMANN, E.: Zur Kenntnis der suprarenalen Pseudarrhenie. Virchows Arch. path. Anat. **259**, 608 (1926).

FIBIGER, J.: Beiträge zur Kenntnis des weiblichen Scheinzwittertums. Virchows Arch. path. Anat. **181**, 1 (1905).

FRAENKEL, P.: Ein Fall von Pseudohermaphroditismus femininus externus. Virchows Arch. path. Anat. **215**, 378 (1914).

FRANCE, N. E., and C. A. NEILL: Two cases of adrenal hyperplasia with adrenal cortical insufficiency. Arch. Dis. Childh. **26**, 52 (1951).

GARDNER, L. I., R. C. SNIFFEN, A. S. ZYGMUNTOWICZ, and N. B. TALBOT: Follow-up studies in a boy with mixed adrenal cortical disease. Pediatrics **5**, 808 (1950).

GROLLMAN, A.: The adrenals. Baltimore: Williams and Wilkins 1936.

HARRIS, C. F., and E. F. SCOWEN: Foetal adrenal hyperplasia Arch. Dis. Childh. **26**, 423 (1951).

HEDINGER, C.: Beidseitige Hodentumoren und kongenitales adrenogenitalis Syndrom (Leydig-Zellen oder Nebennierenrindengewebe ?) Schweiz. Z. Path. **17**, 743 (1954).

* HIEKKALA, H., M. SULAMAA, and R. TAKKUNEN: Adrenogenital Syndrome in children. Ann. Paediat. Fenn. **7**, 189 (1961).

* HIENZ, A.: Zur Frage der zellmorphologischen Geschlechtsbestimmung unter besonderer Berücksichtigung beim Pseudohermaphroditismus. Frankf. Z. Path. **67**, 447 (1956).

HILL, L. L., C. M. JOHNSON, W. T. DOBBINS, and G. W. CLAYTON: Congenital adrenal hyperplasia with defect in electrolyte metabolism. J. Pediat. **62**, 69 (1963).

IVERSEN, T.: Congenital adrenocortical hyperplasia with disturbed electrolyte regulation. Pediatrics **16**, 875 (1955).

JONES, H. W., and G. E. S. JONES: The gynecological aspects of adrenal hyperplasia and allied disorders. Amer. J. Obstet. Gynec. **68**, 1330 (1954).

* JUHASZ, J.: Über das mit Hypertension einhergehende kongenitale adrenogenitale Syndrom. Münch. med. Wschr. **104**, 557 (1962).

KARL, H. J.: Das adrenogenitale Syndrom. Internist **4**, 14 (1963).

KNUDSON, A. G.: Mixed adrenal disease of infancy. J. Pediat. **39**, 408 (1951).

LANDING, B. H., and E. GOLD: The occurence and significance of Leydig-cell proliferation in familial adrenal cortical hyperplasia. J. clin. Endocr. **11**, 1436 (1951).

LEWIS, R. A., R. KLEIN, and L. WILKINS: Congenital adrenal hyperplasia with pseudohermaphroditism and symptoms of Addison's disease. J. clin. Endocr. **10**, 703 (1950).

* LOEWENTHAL, M., H. E. LESZYNSKY, M. MARCUS, and H. ZONDEK: Congenital adrenocortical hyperplasia with giant cells in a twelve year old child. J. Endocr. **16**, 429 (1958).

MARCHAND, F.: Beiträge zur Kenntnis der normalen und pathologischen Anatomie der Glandula carotica und der Nebennieren. Festschrift f. Virchow I, 537 (1891).

* MARIE, J., H. BRICAIRE, J. SOLET, A. BUISINE, S. HEBERT, et J. WATCHI: Forme familial de dysfonctionnement surrénal congenital syndrome d'insuffisance minéralocorticoide avec pseudohermaphrodisme féminin chez un nourisson. Macrogenitosomie précoce chez son frère. Sem. Hôp. Paris **1957**, 1581.

MASON, A, S., and C. J. O. R. MORRIS: Congenital adrenocortical hyperplasia. A metabolic study. Lancet **1953**, 116.

MELLGREN, J.: The anterior pituitary in hyperfunction of the adrenal cortex Acta path. micro-biol. scand. Suppl. **60**, 22 (1945).

* MOLNAR, J.: Fetales adrenogenitales Syndrom. Frankf. Z. Path. **66**, 390 (1955).

NAUJOKS, H.: Adrenogenitales Syndrom bei eineiigen Zwillingen. Geburtsh. u. Frauenheilk. **21**, 685 (1961).

NOWAKOWSKI, H., u. L. PÜSCHEL: Das isosexuelle adrenogenitale Syndrom mit Nebennierenrindenhyperplasie. Acta endocr. (Kbh.) **11**, 320 (1952).

* ODUNJO, F.: Knotige Zellwucherungen im und am Hoden bei adrenogenitalem Syndrom. Virchows Arch. path. Anat. **336**, 137 (1962).

PETZOLD, H. H.: Über Nebennierenhypertrophie. Inauguraldissertation Würzburg 1937.

POLZER, K., u. A. PRIESEL: Weibliches Scheinzwittertum bei Geschwistern. Frankf. Z. Path. **51**, 257 (1938).

PRADER, A.: Der Genitalbefund beim Pseudohermaphroditismus femininus des kongenitalen adrenogenitalen Syndroms. Helv. paediat. Acta **9**, 231 (1954).

— Adrenogenitales Syndrom, adrenogenitales Salzverlustsyndrom und Cushing-Syndrom im Kindesalter. Schweiz. med. Wschr. **1956**, 289.

— Die Häufigkeit des kongenitalen adrenogenitalen Syndroms. Helv. paediat. Acta **13**, 426 (1958).

—, G. J. P. A. ANDERS, und H. HABICH: Zur Genetik des kongenitalen adrenogenitalen Syndroms (virilisierende Nebennierenhyperplasie). Helv. paediat. Acta. **17**, 271 (1962).

PRADER A., A. SPAHR, und R. NEHER: Erhöhte Aldosteronausscheidung beim kongenitalen adrenogenitalen Syndrom. Schweiz. med. Wschr. 1955, 1085.
* PIYARATU, P., and P. D. ROSAHN: Congenital adrenocortical hyperplasia associated with hyperplasia of aberrant (intratesticular) adrenal tissue. J. clin. Endocr. 17, 1245 (1957).
PRIESEL, A.: Die Mißbildungen der männlichen Geschlechtsorgane. Handb. Spez. Anat. 6. Band, 3. Teil. Berlin 1931.
* REILLY, W. A., F. HINMAN, D. E. PICKERING, and J. T. CRANE: Phallic urethra in female pseudohermaphroditism. Amer. J. Dis. Child. 95, 9 (1958).
ROBINSON, G. C., X. MILLER JR., and H. W. McINTOSH: Occurence of congenital adrenal hyperplasia in half sisters. Pediatrics 28, 946 (1961).
* RÖSSLE, R.: Beiträge zur Pathologie der Nebennieren. Münch. med. Wschr. 57, 1380 (1910).
* ROOK, G. D., MARRIN GREEN, and J. T. SARD: Adrenogenital syndrome with phallic urethra. Amer. J. Dis. Child. 101, 645 (1961).
* ROUSSO, CHR., L. PANNIER, K. v. ARX, A. CALOZ et A. MEGEVAND: L'hyperplasie cortico-surrénale congenitale. Ann. paediat. (Basel) 199, 89 (1962).
* RÜHL, R.: Zur Kenntnis des genitosuprarenalen Syndroms. Frankf. Z. Path. 62, 486 (1951).
* SCHERZ, R. G., and L. J. GEPPERT: Recognition and treatment of adrenal crises in the new-born infant. J. Pediat. 53, 645 (1958).
SCHNEEBERG, N. G., A. STEINBERG, M. M. MALEN, B. CHERNOFF, and C. L. YAP: Congenital virilizing adrenal hyperplasia in identical twins. J. clin. Endocr. 19, 203 (1959).
SCHOEN, E. J., V. RAIMONDO, and O. V. DOMINGUEZ: Bilateral testicular tumors complicating adrenocortical hyperplasia. J. clin. Endocr. 21, 518 (1961).
SECKEL, H. P. G.: Six exemples of precocious sexual development. Amer. J. Did. Child. 79, 287 (1950).
SHEPARD, T. H., and S. W. CLAUSEN: Case of adrenogenital syndrome with hypertension treated with cortisone. Pediatrics 8, 805 (1951).
SIEBENMANN, R. E.: Zur Morphologie des Hypophysenvorderlappens beim kongenitalen adrenogenitalen Syndrom. Schweiz. med. Wschr. 86, 1256 (1956).
— In A. LABHART: Klinik der inneren Sekretion, S. 364 ff. Berlin-Göttingen-Heidelberg: Springer 1957.
SOBEL, E. H., R. C. SNIFFEN, and N. B. TALBOT: Pediatrics 8, 701 (1951).
SYDNOR, K. L., U. C. KELLEY, R. B. RAILE, ELY, R. S., and G. SAYERS: Blood adreno-corticotrophin in children with congenital adrenal hyperplasia. Proc. Soc. exp. Biol. (N.Y.) 82, 695 (1953).
SYMINGTON, T., A. R. CURRIE, V. J. O'DONNELL, J. K. GRANT, E. G. OASTLER, and W. G. WHYTE: Hyperplasia and tumours of the human adrenal cortex: histology, enzymic changes and corticoid production. Ciba Found. Coll. Endocrinol. 12, 102 (1958).
TÄHKÄ, A.: On the weight and structure of the adrenal glands and the factors affecting them in children 0—2 years. Acta paediat. (Uppsala) 40, Suppl. 81 (1951).
THELANDER, H. E. Congenital adrenal cortical insufficiency associated with macrogenitosomia. J. Pediat. 29, 213 (1946).
—, and M. CHOLFFIN: Neonatal cortical insufficiency (Addison's disease) associated with the adrenogenital syndrome. J. Pediat. 18, 779 (1941).
TONUTTI, E., J. M. BAYER, und W. SPIEGELHOFF: Beitrag zur Kenntnis der Struktur der Nebennierenrinde beim connatalen adrenogenitalen Syndrom. Endokrinologie 40, 310(1961).
VELTEN, C., u. R. NOETHE: Das weibliche Scheinzwittertum und seine Beziehungen zur Neben-niere. Frankf. Z. Pathol. 53 153 (1939).
WERNER, B.: Two cases of adrenal cortex insufficiency in infants. Acta paediat. (Uppsala) 40, 249 (1951).
* WERTHEMANN, A.: Intersexualität bei Säuglingen mit mißgebildeter Nebennierenrinden-hyperplasie. Schweiz. med. Wschr. 1935, 218.
WHITE, F. P., and L. E. SUTTON: Adrenogenital syndrome with associated episodes of hypo-glycemia. J. clin. Endocr. 11, 1395 (1951).
WILKINS, L.: The diagnosis and treatment of endocrine disorders in childhood and adoles-cence. Springfield: Thomas 1950.
— The diagnosis of the adrenogenital syndrome and its treatment with cortisone. J. Pediat. 41, 861 (1952).
—, J. F. CRIGLER, S. H. SILVERMAN, L. I. GARDNER, and C. J. MIGEON: Further studies on the treatment of congenital adrenal hyperplasia with cortisone III. the control of hyper-tension with cortisone with a discussion of variations in the type of congenital adrenal hyperplasia and report of a case with probable defect of carbohydrate-regulating hormones. J. clin. Endocr. 12, 1015 (1952).
—, W. FLEISCHMANN, and J. E. HOWARD: Macrogenitosomia praecox associated with hyper-plasia of the androgenic tissue of the adrenal and death from corticoadrenal insufficiency. Endocrinology 26, 385 (1940).

WILKINS, L., R. KLEIN, L. I. GARDNER, J. F. CRIGLER, E. ROSEMBERG, and C. J. MIGEON: Treatment of congenital adrenal hyperplasia with cortisone. J. clin. Endocr. 11, 1 (1951).
WOLFF, S.: Female pseudohermaphroditism with adrenocortical failure in identical twins. Arch. Dis. Childh. 29, 132 (1954).
ZUELZER, V. W., and A. BLUM: Adrenocortical insufficiency in infants with the adrenogenital syndrome. J. Pediat. 35, 344 (1949).

K. Die kongenitale Lipoidhyperplasie der Nebennierenrinde mit Nebennierenrindeninsuffizienz

1. Definition und Beobachtungsgut

Der Begriff der „Lipoidhyperplasie der Nebennieren" wurde zuerst von BRUTSCHY (1921) unter v. GIERKE geprägt. Das spezielle kongenitale Krankheitsbild wurde aber erst von SIEBENMANN (1957), sowie von PRADER und SIEBENMANN (1957) eindeutig vom kongenitalen adrenogenitalen Syndrom abgegrenzt. Während bei Mädchen keine Genitalstörung zu beobachten ist, zeigen die Knaben eine unterschiedlich ausgeprägte Verweiblichung, also einen Pseudohermaphroditismus masculinus. Klinisch bestehen die Erscheinungen eines Salzverlustsyndroms. Es sind bisher nur acht Fälle bekannt geworden (Tab. 7), je drei aus Deutschland und der Schweiz, sowie zwei Beobachtungen aus England.

Tabelle 7

L. Nr. Autor	Alter	Geschl.	Genitalbefund	NN. Gew.	Sonstiges
1. TILP 1913	2 Mon.	w	normal weibl.	12,5 g	—
2. BRUTSCHY 1921	1/2 Mon.	m	Hypospadia scrotalis	„erhöht"	Blutsverwandtschaft der Eltern
3. ZAHN 1948	1 Mon.	m	äußerlich rein weibl.	12 g	keine Blutsverwandtschaft der Eltern
4. PRADER und GURTNER 1955	1½ Mon.	m	äußerlich rein weibl.	12,5 g	Blutsverwandtschaft der Eltern
5. SANDISON 1955	3 Mon.	w	normal weibl.	6 g	—
6. PRADER und SIEBENMANN 1957	8 Mon.	w	normal weibl.	3,6 g	Blutsverwandtschaft der Eltern
7. DHOM 1958	20 Std	m	Hypospadia scrotalis.	30,7 g	unehel. 17jährige Mutter
8. O'DOHERTY 1964	7 Mon.	w	normal weibl.	11 g	Blutsverwandtschaft der Eltern

2. Morphologische Befunde an der Nebennierenrinde

Eine kongenitale Lipoidhyperplasie kann bisher erst autoptisch mit Sicherheit verifiziert werden.

Makroskopischer Befund der Nebennieren. Die Nebennieren sind bilateral hyperplastisch. Das Gewicht entspricht bei den bis zum 3. Lebensmonat verstorbenen Säuglingen etwa dem bei kongenitalem AGS, ist aber auffälligerweise bei den 3 und 8 Monate alt gewordenen Säuglingen von SANDISON und SIEBENMANN nur gering erhöht. Diese Werte fallen noch in den Streubereich der Normwerte von TÄHKÄ (1951). Das mit Abstand höchste Gewicht wiesen die Nebennieren der eigenen Beobachtung (DHOM 1958) auf. Es ist bemerkenswert, daß es sich hier um ein nur 20 Std alt gewordenes Neugeborenes handelt, nach unserer Kenntnis die jüngste Beobachtung einer Nebennierenrindenhyperplasie überhaupt.

Der makroskopische Befund ist bei kongenitaler Lipoidhyperplasie recht charakteristisch. Die Oberfläche der Nebennieren ist unregelmäßig gehöckert, hirnwindungsähnliche Falten sind weniger ausgeprägt. Die Farbe ist gelblich bis gelblich weiß, auch die Schnittfläche ist infolge des hohen Lipoidgehaltes hellgelb. Dieser Befund ist jedoch offenbar nur für die länger überlebenden Säuglinge charakteristisch, die hyperplastischen Nebennieren unseres Neugeborenen zeigen eine graue bis graugelbe Rinde, da es hier noch zu keiner entsprechenden Lipoidspeicherung gekommen ist.

Mikroskopischer Befund. Die hyperplastische Rinde weist plumpe Falten und knotige Wucherungen auf, Rindengewebe kann prolapsartig die Faserkapsel nach

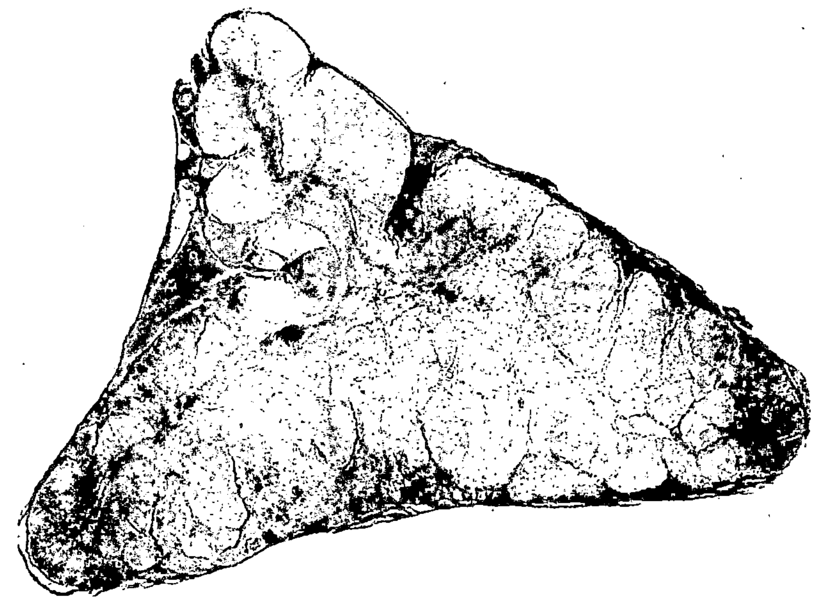

Abb. 102. Angeborene „Lipoidhyperplasie" der Nebennierenrinde. v. GIESON. Beobachtung von Priv.-Doz. SIEBENMANN, Zürich. — Vergr. 12fach —

außen vorstülpen, die zonale Gliederung ist aufgehoben. Die fetale Innenzone ist bei den jüngeren Säuglingen in Involution begriffen, das Neugeborene zeigt dagegen eine hyperplastische Rinde vom Typ der fetalen Innenzone, über der nur eine schmale und vielfach unterbrochene Außenzone liegt. Bei Silberimprägnation sieht man, daß von der Kapsel aus schmale bindegewebige Septen tief eingesenkt sind, die sich zentralwärts in feinere Fibrillen aufsplittern (GURTNER 1955). Das cytologische Bild der Nebennierenrinde wird vom lipoidüberladenen Spongiocyten beherrscht. Der kleine rundliche oder polyedrische Zellkern liegt vielfach randständig, das helle, wasserklare Cytoplasma, in dem sich nur feine „Protoplasmafäden" ausspannen, ist im Sudanschnitt mit wechselnd großen Lipoidtropfen dicht angefüllt. Daneben findet man in wechselnder Menge kleine polyedrische Rindenzellen (SIEBENMANN 1957), deren Cytoplasma dicht eosinophil granuliert ist und entweder keine oder nur sehr spärliche Lipoidtropfen enthält. Übergänge zu den lipoidreichen Spongiocyten scheinen vorzukommen. Die Spongiocyten können zu mehrkernigen Riesenzellen mit zwei bis über 30 Kernen zusammenfließen (GURTNER). Die Kerne sind manchmal rosettenförmig angeordnet, das Cytoplasma ist vielfach stark eosinophil, seltener vacuolisiert bis spongiös. Von großem Interesse sind Kristalle lipoidiger und nichtlipoidiger Art, die teils in den Spongiocyten, teils in mehrkernigen epithelialen Riesenzellen oder in Fremdkörperriesenzellen eingelagert sind. Die Kristalle sind lanzett- oder stäbchenförmig (SIEBENMANN), sie geben im polarisierten Licht meist Doppelbrechung und lösen sich in Alkohol, so daß es sich um Cholesterin handeln dürfte (SIEBENMANN). GURTNER fand jedoch auch große Kristalle, die keine Doppelbrechung geben. Mehr oder weniger ausgedehnte Kalkniederschläge im hyperplastischen Rindengewebe (BRUTSCHY 1921, ZAHN 1948, SIEBENMANN 1957) stellen offenbar eine Kalkseifenbildung beim Untergang einzelner lipoidbeladener Elemente dar, ZAHN konnte auch frische Nekrosen mit leukocytärer Reaktion nachweisen. Mitosen sind vereinzelt gefunden worden (TILP, BRUTSCHY, GURTNER).

Histochemische Befunde an den Nebennieren. Die Schultz-Reaktion und die Digitonin-Fällungsmethode zum Nachweis von Cholesterin sind positiv (SIEBENMANN), im Falle von GURTNER war die Schultz-Reaktion jedoch negativ. Die intensiv lipoidbeladenen Spongiocyten geben keine positive Ashbel-Seligman-Reaktion, wohl aber die plasmareichen, gering sudanophilen Zellen. Diese Elemente sind auch reich an basophilen Granula, die sich mit Ribonuclease lösen lassen. Bei chemischer Aufarbeitung einer Nebenniere seines Falles findet SANDISON eine Zunahme des Gesamtcholesterins gegenüber einem gleichaltrigen Kontrollfall von 5,9 auf 16,8%, des Trockengewichtes und eine

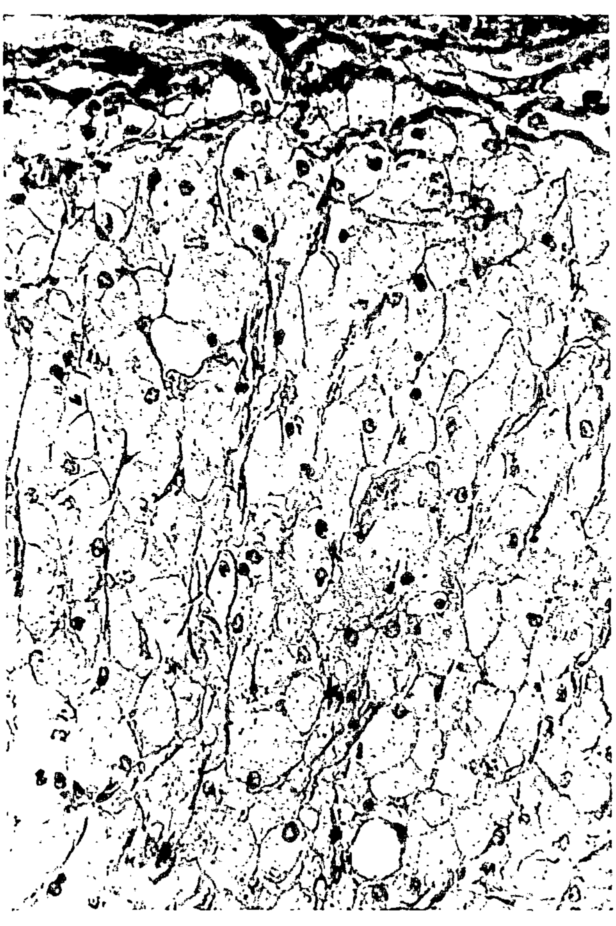

Abb. 103. Kongenitale „Lipoidhyperplasie der Nebennierenrinde" v. GIESON. — Vergr. 375fach. — Beobachtung von Priv.-Doz. Dr. SIEBENMANN, Zürich. Große, wabig umgewandelte Rindenzellen

Vermehrung des freien Cholesterins von 2,5 auf 5,3%. Die Phospholipoide waren gering von 0,014 auf 0,02 erhöht.

Die biologische Prüfung des Nebennierenrindenextraktes des Falles GURTNER ergab im Hahnenkammtest mit dem Allen-Doisy-Test weder androgene noch oestrogene Aktivität.

Das hier wiedergegebene Bild der Lipoidhyperplasie gilt für die im Säuglingsalter Verstorbenen. Bei dem Neugeborenen ist der kennzeichnende Befund der „Lipoidhyperplasie" noch nicht entwickelt (DHOM 1958). Entsprechend dem gewöhnlichen Bild der Neugeborenen-Nebenniere findet sich eine schmale Außenzone, die jedoch öfters unterbrochen erscheint, da sich die hyperplastische Rinde vom Typ der Cortex fetalis bis an die Kapsel heranschiebt. Die Zellen der Außenzone haben runde kleine Kerne und ein wenig entwickeltes helles Cytoplasma, das sudannegativ ist. Die peripheren Schichten der Innenzone bestehen aus großen, wabig umgewandelten Zellen mit kleinen Kernen, die dem lipoidhaltigen Spongiocyten des Säuglings ähnlich sind, aber hier mehr oder weniger vollständig lipoidfrei sind. Zwischen den wabigen Zellen findet man kleine kompakte, acidophile Zellen, die nach dem Zentrum zu eine zusammenhängende Masse bilden. Wie in jeder Neugeborenen-Nebenniere findet man schließlich in den innersten Rindenschichten fettbeladene Elemente der Innenzone. Eine wesentliche, vorzeitige Involution der

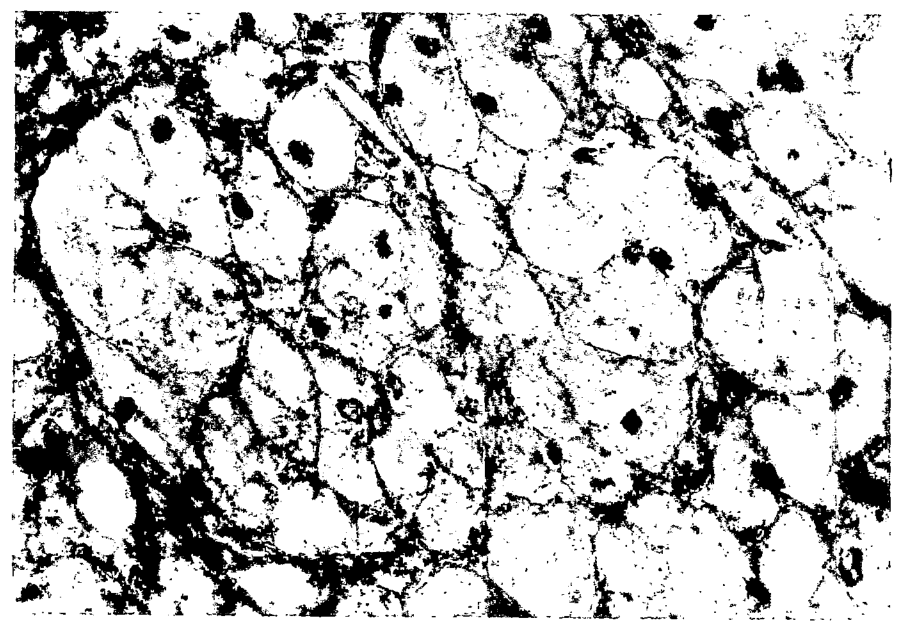

Abb. 104. Kongenitale Lipoidhyperplasie der Nebennierenrinde. Beobachtung von Priv.-Doz. Dr. SIEBENMANN, Zürich. Lipoidreiche, wabig umgewandelte Rindenzellen. — Vergr. 600fach, H. E. —

Cortex fetalis ist nicht zu beobachten. Abgesehen von der Gesamtvergrößerung des Organs weicht hier der histologische Nebennierenbefund vor allem durch das Auftreten von Wabenzellen vom regelrechten Bild der Cortex fetalis ab. Dagegen fehlt die Lipoidbeladung, die für die länger überlebenden Fälle so charakteristisch ist.

3. Genitalbefund

Das äußere und innere Genitale der Mädchen ist regelhaft entwickelt. Die histologische Untersuchung der Uterusschleimhaut und der Vagina zeigt keine Abweichungen von der Norm, insbesondere läßt sich kein Oestrogeneffekt nachweisen (PRADER und SIEBENMANN 1957). Das äußere Genitale der Knaben zeigt eine ausgeprägte Verweiblichung. Es sind teils vollständig getrennte Labia majora entwickelt, wobei die Clitoris nicht vergrößert ist (GURTNER, BRUTSCHY, ZAHN), teils ist die Spaltung nur unvollständig, so daß man von einer Hypospadia scrotalis sprechen muß (DHOM). Bei rein weiblichem äußeren Genitale münden Urethra und Vagina getrennt, im eigenen Fall ist ein kurzer Sinus urogenitalis darstellbar. Bei BRUTSCHY ist an Stelle der Vagina nur eine flache Grube entwickelt. Uterus und Tuben fehlen bei allen männlichen Säuglingen. Über der blind endigenden Vagina sitzt eine Gewebsplatte, von der aus über die Blasenrückseite in ventral offenem Bogen die Ductus deferentes in den Leistenkanal ziehen. An ihrem Ende hängen die Gonaden, schon an ihrer äußeren Form als Hoden erkennbar. Sie liegen teils in Ovarstellung, teils noch im Leistenkanal, teils in den labienartigen Scrotalwülsten. Eine Prostataanlage kann vorhanden sein.

Die Hoden zeigen histologisch bei den Säuglingen einen altersentsprechenden Entwicklungsstand, erscheinen jedoch etwas kleiner als der Norm entspricht. Die Leydig-Zellen sind zurückgebildet. Im Gegensatz hierzu zeigt der neugeborene Knabe noch ein breit entwickeltes Hodeninterstitium mit lipoidbeladenen Zwi-

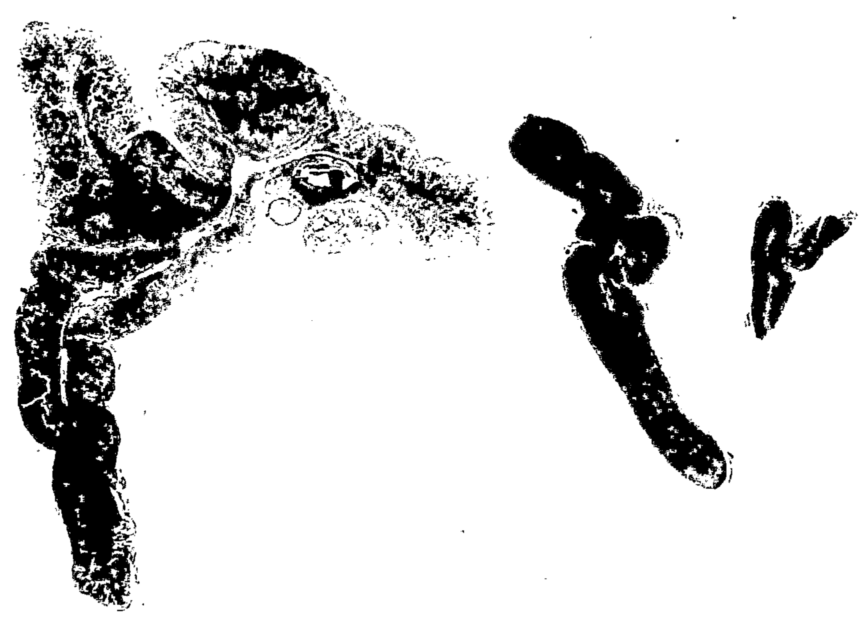

a   b   c

Abb. 105a—c. Hyper- und Hypoplasie der Nebenniere beim Neugeborenen. — Vergr. 3fach.— a Sog. Lipoidhyperplasie mit Pseudohermaphroditismus masculinus (DHOM 1958), b Normale Neugeborenen-NN, c Hypoplasie bei Anencephalie

schenzellen und einzelnen Reinkeschen Kristallen. Akzessorische Nebennierenrindenknötchen mit den gleichen morphologischen Merkmalen wie im Hauptorgan sind im Bereich des Urogenitaltrakts nachzuweisen (BRUTSCHY, TILP, SANDISON, DHOM), im eigenen Fall sind sie im Bereich der Nebenhoden entwickelt.

Hypophyse. Der Vorderlappen zeigt eine ausgesprochene Vermehrung der spärlich granulierten mucoiden Zellen. Die Acidophilen sind deutlich vermindert (PRADER und SIEBENMANN, DHOM). Die Veränderungen entsprechen den von SIEBENMANN (1956) beim kongenitalen AGS mit Salzverlustsyndrom erhobenen Befunden, sie sind als morphologisches Äquivalent gesteigerter ACTH-Sekretion anzusehen. Cortisontherapie kann diesen Befund normalisieren. Die übrigen endokrinen Drüsen zeigen keine auffälligen Befunde.

4. Zusätzliche Befunde

Weitere Mißbildungen gehören nicht zum charakteristischen Bild der kongenitalen Lipoidhyperplasie. Sie fehlten bei allen Mädchen und in der eigenen Beobachtung. BRUTSCHY fand eine gespaltene Uvula, GURTNER eine Hufeisenniere. Auf die Nebennierenrindeninsuffizienz kann eine gesteigerte Hautpigmentierung hinweisen (PRADER und SIEBENMANN). Im gleichen Sinn läßt sich der Befund einer erhöhten Eosinophilenzahl in der Milz und im Knochenmark verwerten. Im übrigen findet sich — entsprechend dem Salzverlustsyndrom — nur eine mehr oder weniger ausgeprägte Dystrophie mit geringer Verfettung von Myokard,

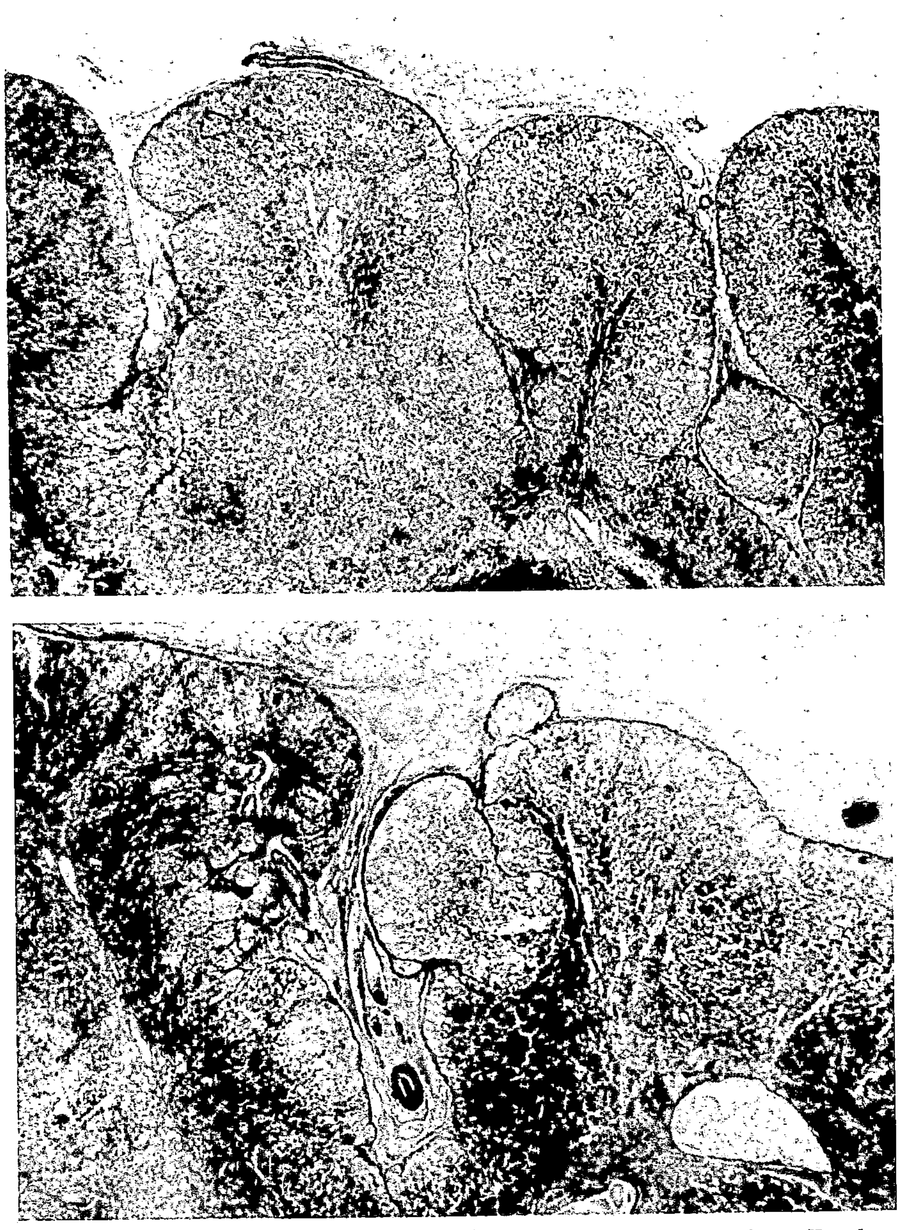

Abb. 106. Kongenitale Lipoidhyperplasie der Nebennierenrinde. 20 Std alt gewordenes Neugeborenes (DHOM 1958) Mächtige Rindenhyperplasie mit hirnwindungsartigen Falten und Knotenbildungen. GÖMÖRI. — Vergr. 15fach —

Leber und Nierenrinde (PRADER und SIEBENMANN). Der neugeborene Knabe ließ nur Zeichen einer Asphyxie erkennen.

5. Klinisches Bild der kongenitalen Lipoidhyperplasie

Das klinische Bild entspricht weitgehend dem Salzverlustsyndrom bei AGS. Schlechtes Gedeihen, Trinkschwierigkeiten und mangelnde Gewichtszunahme stehen im Vordergrund. Erbrechen und Durchfälle treten hinzu. Die Kinder werden dystrophisch und exsikkiert. Vom 2. Lebensmonat ab kann eine addisonartige Hautpigmentierung auftreten. Bei den Laboratoriumsuntersuchungen finden sich entsprechende Elektrolytverschiebungen. Die Ausscheidung der 17-

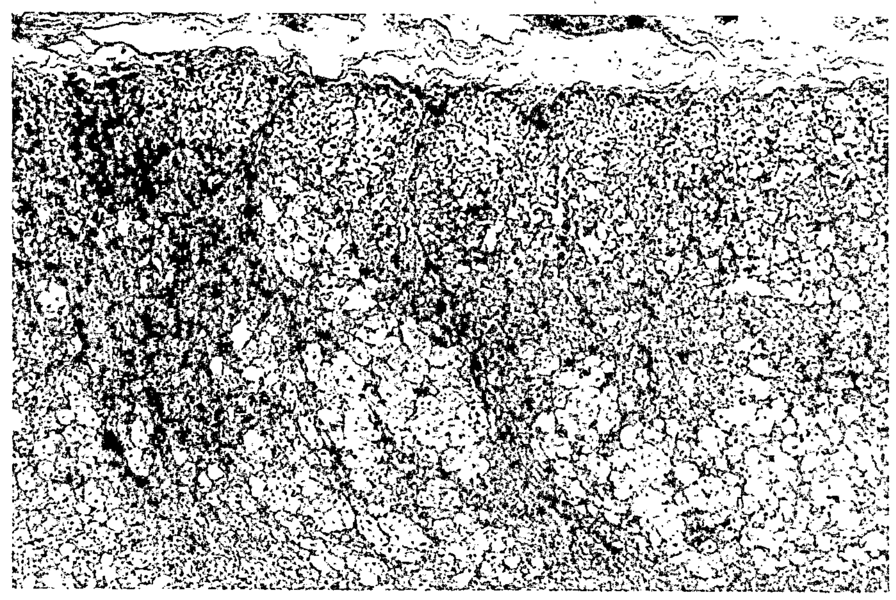

Abb. 107. Kongenitale Lipoidhyperplasie der Nebennierenrinde. 20 Std alt gewordenes Neugeborenes (DHOM 1958). Unter der kleinzelligen Außenzone eine hyperplastische Innenzone mit teils kompakten, teils wabig aufgetriebenen Zellen .— Vergr. 60fach, H. E. —

Ketosteroide und der 17-OH-Corticoide im Harn ist eher niedrig, keinesfalls erhöht, wie bei AGS. Auf ACTH kommt es zu keiner Steigerung der Steroidausscheidung. Bei Mädchen läßt schon der normale Genitalaspekt das AGS ausschließen. Da aber auch die Knaben ein rein weibliches äußeres Genitale aufweisen können — alle wurden als Mädchen getauft — ist die Bestimmung des Sex-Chromatins unerläßlich. Es entspricht jeweils dem Gonadengeschlecht. Die Verdachtsdiagnose Lipoidhyperplasie kann dann bei Pseudohermaphroditismus masculinus, niedriger Steroidausscheidung und Erscheinungen der Rindeninsuffizienz gestellt werden. Bei Mädchen ist die Abgrenzung gegenüber einer angeborenen Nebennierenhypoplasie klinisch nicht möglich, praktisch aber kaum von Interesse. Die Nebennierenrinden-Ersatztherapie bessert das schwere Krankheitsbild, die Kinder sind bisher jedoch alle ihrer schweren Rindeninsuffizienz erlegen.

6. Pathogenese und Genetik

Ähnlich dem kongenitalen AGS scheint auch bei der Lipoidhyperplasie eine enzymatisch bedingte Steroidsynthesestörung vorzuliegen. Der Enzymdefekt ist offenbar auf einer sehr frühen Stufe der Steroidsynthese wirksam, so daß zu wenig Nebennieren- (und -Hoden)-Steroide gebildet und große Mengen von Lipoiden in den Zellen angehäuft werden, die nicht verbraucht werden können (PRADER und ANDERS 1962). Die Ausfällung von Kristallen mit Riesenzellbildung ist als Folge dieser Überspeicherung anzusehen. Der Enzymdefekt konnte bisher

zwar noch nicht nachgewiesen werden, dürfte aber am ehesten auf der Stufe der
C 20,21-Desmolase zu vermuten sein. Amphenon B, das gleichfalls in einer frühen

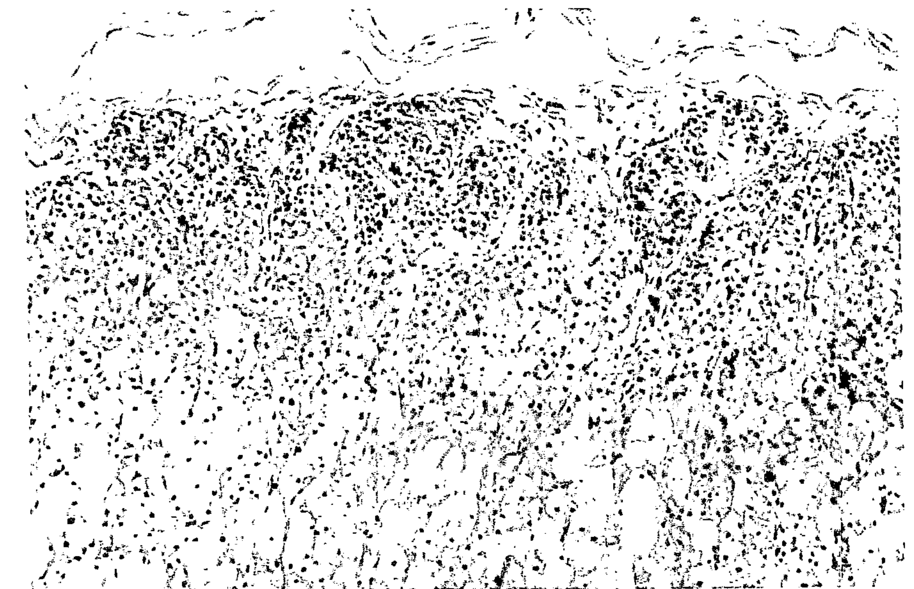

Abb. 108. Kongenitale Lipoidhyperplasie (DHOM 1958). Kleinzellige, unregelmäßig begrenzte Außenzone. Teils
kompakte, teils wabig umgewandelte Innenzone. — Vergr. 150fach, H. E. —

Stufe die Steroidsynthese hemmt, führt im Tierexperiment zu großen lipoidüber-
ladenen Nebennieren, also zu einem experimentellen Pendant der kongenitalen
Lipoidhyperplasie (KRACHT 1961). Elektronenmikroskopisch lassen sich unter
Amphenon B Veränderungen an den Mitochondrien, wie auch am endoplasmati-

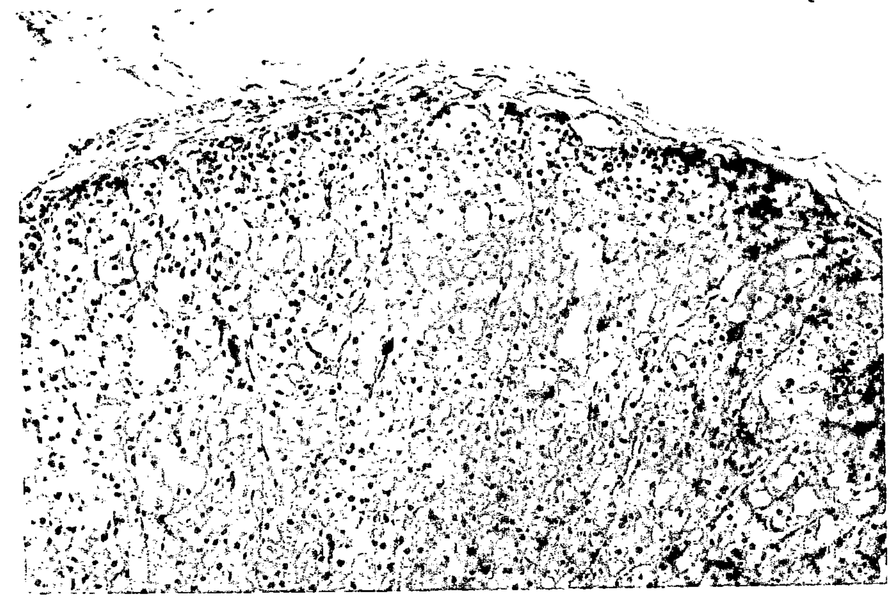

Abb. 109. Kongenitale Lipoidhyperplasie (DHOM 1958). Die hyperplastische, teilweise wabig umgewandelte
Innenzone reicht hier bis an die Kapsel, einer progressiven Transformation vergleichbar. — Vergr. 150fach, H. E. —

schen Reticulum darstellen. Die Vermehrung der gestörten intracellulären Membransysteme läßt darauf schließen, daß mehrere, membrangebundene Enzyme der Steroidbiosynthese unter Amphenon B blockiert sind (SCHWARZ und SUCHOWSKY 1963).

Eine genetische Studie konnte an den Schweizer Fällen von PRADER und ANDERS (1962) vorgenommen werden. Bei den Beobachtungen von BRUTSCHY, GURTNER, PRADER und SIEBENMANN sowie O'DOHERTY besteht mit Sicherheit

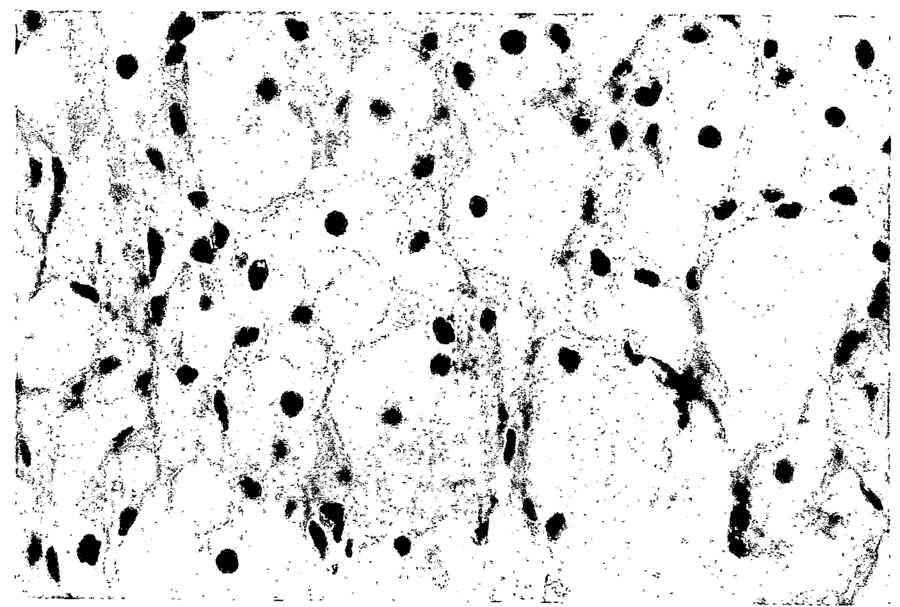

Abb. 110. Kongenitale Lipoidhyperplasie (DHOM 1958). Großwabig umgewandelte, hier lipoidfreie Elemente der Innenzone. — Vergr. 600fach, H. E. —

Blutsverwandtschaft der Eltern. Die Bemühungen, die drei Schweizer Beobachtungen auf ein gemeinsames Ahnenpaar zurückzuführen, sind fehlgeschlagen. Vier Fälle haben Geschwister, wobei in der Geschwisterreihe der Beobachtung von ZAHN wahrscheinlich ein weiterer, unter den Geschwistern der Beobachtung von PRADER und SIEBENMANN ein möglicher Fall vorkommen. Die Häufung der Blutsverwandtschaft der Eltern und die kongenitale Erkrankung deuten auf ein Erbleiden hin, wobei am ehesten ein autosomaler Letalfaktor in Betracht zu ziehen ist. Dabei wird von PRADER und ANDERS ein sehr seltenes autosomales recessives Gen angenommen.

Literatur

Kongenitale Lipoidhyperplasie der Nebennieren

BRUTSCHY, P.: Hochgradige Lipoidhyperplasie beider Nebennieren mit herdförmigen Kalkablagerungen bei einem Fall von Hypospadia peniscrotalis mit unechter akzessorischer Nebenniere am rechten Hoden (Pseudohermaphroditismus masculinus externus). Frankf. Z. Path. 24, 203 (1921).

DHOM, G.: Zur Morphologie und Genese der kongenitalen Nebennierenrindenhyperplasie beim männlichen Scheinzwitter. Zbl. allg. Path. path. Anat. 97, 346 (1958).

GURTNER, H. P.: Pseudohermaphroditismus masculinus und congenitale Nebennierenrindenhyperplasie. Virchows Arch. path. Anat. 326, 409 (1955).

KRACHT, J.: Die Nebennierenrinde bei chemischer Adrenostase. Allergie u. Asthma 7, 264 (1961).

O'DOHERTY, N. J.: Lipoid Adrenal Hyperplasia. Guy's Hosp. Rep. 113, 368 (1964).

PRADER, A., u. G. J. P. A. ANDERS: Zur Genetik der kongenitalen Lipoidhyperplasie der Nebennieren. Helv. paediat. Acta 17, 285 (1962).
—, u. H. P. GURTNER: Das Syndrom des Pseudohermaphroditismus masculinus bei kongenitaler Nebennierenrindenhyperplasie ohne Androgenüberproduktion (adrenaler Pseudohermaphroditismus masculinus). Helv. paediat. Acta 10, 397 (1955).
—, u. R. E. SIEBENMANN: Nebennierenfinsuffizienz bei kongenitaler Lipoidhyperplasie der Nebennieren. Helv. paediat. Acta 12, 569 (1957).
SANDISON, A. T.: A form of Lipoidosis of the adrenal cortex in an infant. Arch. Dis. Childh. 30, 538 (1955).
SCHWARZ, W., u. G. K. SUCHOWSKY: Die Wirkung von Metopiron und Amphenon B auf die Nebennierenrinde der Ratte. Virchows Arch. path. Anat. 337, 270 (1963).
SIEBENMANN, R. E.: Zur Morphologie des Hypophysenvorderlappens beim kongenitalen adrenogenitalen Syndrom. Schweiz. med. Wschr. 86, 1256 (1956).
— Die kongenitale Lipoidhyperplasie der Nebennierenrinde mit Nebennierenrindeninsuffizienz. Schweiz. Z. Path. 20, 77 (1957).
TILP: Hochgradige Verfettung der Nebennieren eines Säuglings. Verh. dtsch. path. Ges. 16, 305 (1913).
ZAHN, J.: Über Intersexualität und Nebennierenrindenhyperplasie Schweiz. med. Wschr. 78, 480 (1948).

L. Die Tumoren der Nebennierenrinde im Kindesalter

1. Häufigkeit und Beobachtungsgut

Unter den vielfältigen Störungen der Nebennierenrindenfunktion im Kindesalter nehmen die Geschwülste einen wichtigen Platz ein. Nahezu ausnahmslos endokrin aktiv, produzieren sie Androgene, Oestrogene und Glucocorticoide. Je nachdem, ob eine Stoffgruppe isoliert oder Steroide verschiedenen Typs gemeinsam gebildet werden, treten „reine" Krankheitsbilder (adrenogenitales Syndrom, Cushing-Syndrom) oder Kombinationsformen auf.

Der Nebennierenrindentumor ist selten. GARRET (1951) beobachtet unter 83000 pädiatrischen Patienten drei Kleinkinder mit Nebennierenrindengeschwülsten. Unter 178 gutartigen Geschwülsten im Kindesalter findet ANDERSON (1951) drei Rindenadenome, unter 49 malignen Tumoren jedoch immerhin auch drei Rindencarcinome. In der Sammelstatistik von RAPAPORT et al. (1952) sind 275 Rindentumoren zusammengestellt, 79 davon betreffen Kinder unter 15 Jahren. Die folgende Darstellung stützt sich auf eine Sammlung von 200 mitgeteilten Beobachtungen kindlicher Rindentumoren bis zum 15. Lebensjahr. Durch freundliche Überlassung der Präparate[1] konnten vier Fälle selbst histologisch untersucht werden.

2. Alters- und Geschlechtsverteilung

Die Übersicht über die Altersverteilung (Abb. 111) zeigt die Bevorzugung des 3. und 4. Lebensjahres, wenn man vom Zeitpunkt der klinischen Diagnosestellung, des Operationsdatums oder der Autopsie ausgeht. 22 Kinder, etwa 11% dieser Serie, erkrankten schon im 1. Lebensjahr. Die jüngsten Beobachtungen stammen von:

1. ALBERT (1941): Tod mit 2 Monaten an virilisierendem Rindencarcinom.

2. POWELL u. Mitarb. (1955): Tod mit 2 Monaten 25 Tagen an Cushing-Syndrom durch Nebennierenadenom.

3. GUIN et GILBERT (1956): Tod mit 3 Monaten an metastasierendem Rindencarcinom mit Cushing-Syndrom.

[1] Ich habe Herrn Prof. Dr. H. U. ZOLLINGER, Pathol. Institut Freiburg, für die Präparate der von KÜMMERLE et al. mitgeteilten Beobachtungen (1962) sehr zu danken sowie Herrn Prof. Dr. R· SCHAUTZ, Chir. Univ.-Klinik Würzburg für die Präparate der von STRÖDER und ZEISEL mitgeteilten Beobachtung.

4. GREENBLATT et al. (1957): Seit Geburt bestehendes verkalktes Nebennieren-adenom mit Cushing-Syndrom, im Alter von 5 Monaten erfolgreich operativ entfernt.

Man wird auf Grund dieser Beobachtungen mit der Möglichkeit angeborener endokrin aktiver Rindentumoren rechnen müssen. Möglicherweise gehört hierher auch die Beobachtung von LOWREY und BROWN (1951) (Fall 4), einen 4 Jahre alt gewordenen Knaben betreffend, bei dem schon bei der Geburt ein vergrößerter Penis als Zeichen der Virilisierung bestanden haben soll.

In unserer Statistik sind etwa 60% aller Geschwülste in den ersten 5 Lebensjahren diagnostiziert worden. Schlüsselt man die Tumoren nach ihrer endokrinen Funktion auf, so folgen die virilisierenden Geschwülste etwa der Gesamtverteilung. Von den Tumoren mit reinem Cushing-Syndrom tritt dagegen etwa $^1/_3$ (9 von 26) schon im 1. Lebensjahr auf. Die gemischten Typen mit Cushing-Syndrom und Virilisierung gleichen sich in ihrer Altersverteilung wieder der Gesamtverteilung an. Die kleine Zahl oestrogen-produzierender Tumoren läßt sich nicht weiter prozentual aufschlüsseln.

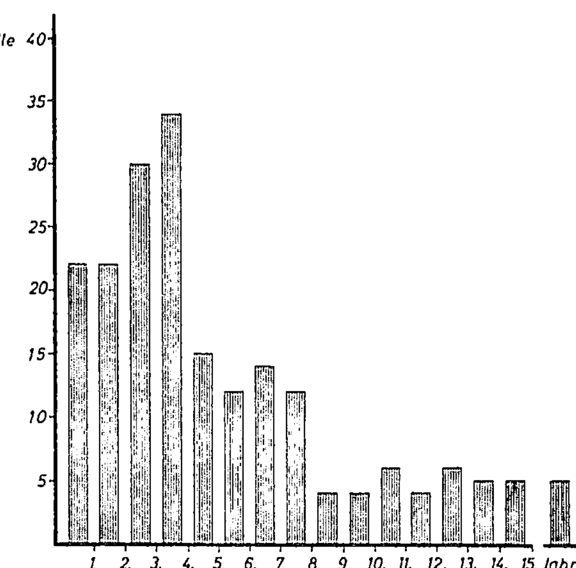

Abb. 111. 200 kindliche Nebennierenrindentumoren. Altersverteilung

Die Geschlechtsverteilung ergibt folgendes Bild:

Tabelle 8

	Gesamt	Virilisierung	Cushing	Virilisierung und Cushing	Oestrogen isoliert oder kombiniert	nicht aktiv oder nicht klassifizierbar
♀	135	60	21	35	16	3
♂	65	27	6	26	4	2
Summe	200	87	27	61	20	5

Mädchen leiden also etwa doppelt so häufig wie Knaben an Tumoren der Nebennierenrinde, das Übergewicht des weiblichen Geschlechts ist bei den Tumoren mit Cushing-Syndrom und bei den oestrogenproduzierenden Geschwülsten noch größer und entspricht etwa einem Verhältnis von 4:1.

3. Funktionelle Gliederung der Rindentumoren

Tab. 8 gibt gleichzeitig eine Übersicht über die funktionelle Gliederung der Rindentumoren. Abhängig vom Produktionstyp können bei den Kindern folgende klinische Krankheitsbilder entwickelt werden:

1. Androgen produzierende Tumoren.

a) bei Mädchen: (Erworbenes) Adrenogenitales Syndrom.

b) bei Knaben: Pseudopubertas praecox, ebenfalls dem Adrenogenitalen Syndrom entsprechend.

2. Glucocorticoide produzierende Tumoren: Reines Cushing-Syndrom.

3. Androgene und Glucocorticoide produzierende Tumoren: Mischtypen des adrenogenitalen und des Cushing-Syndroms.

4. Oestrogene produzierende Tumoren:

a) bei Mädchen: Isosexuelle Pseudopubertas praecox,

b) bei Knaben: Feminisierung, speziell Gynäkomastie.

c) Mischtypen von Femininisierung und Virilisierung, sowie mit Cushing-Syndrom.

Mit Abstand am häufigsten tritt beim kindlichen Rindentumor eine Virilisierung auf, teils rein, vielfach aber auch kombiniert mit einem Cushing-Syndrom oder doch mit Teilsymptomen eines solchen. Tumoren mit reinem Cushing-Syndrom oder mit klinisch hervortretender Oestrogenwirkung sind wesentlich seltener. Rindentumoren ohne hormonelle Aktivität sind im Kindesalter — im Gegensatz zum Erwachsenen (KNIGHT et al. 1960) offenbar eine große Seltenheit, in dieser Serie können wir nur zwei Fälle hierherrechnen (VANCOUVER GENERAL HOSP. 1949, BURKE 1934). Eine weitere Beobachtung von HEINBECKER et al. (1957) mit Fettsucht und Crooke-Zellen in der Hypophyse gehört offenbar zu den Cushing-Fällen.

4. Klinisches Bild und Prognose der virilisierenden Tumoren

Die von Rindengeschwülsten gebildeten und in oft großem Umfang ausgeschütteten androgenen Steroide entfalten virilisierende und anabole Eigenschaften. Bis zur vollen Entwicklung des Krankheitsbildes können Monate vergehen, bei Rindencarcinomen ist aber auch eine überstürzte sexuelle Umprägung innerhalb weniger Wochen möglich. Nach TALBOT (1941) produzieren Rindencarcinome bis zu 1000% mehr Wirkstoffe als benigne Rindentumoren. Bei beiden Geschlechtern wird häufig zuerst die Pubesbehaarung beobachtet. Der Penisvergrößerung bei den Knaben entspricht die Clitorishypertrophie bei den Mädchen. Die Hoden bleiben klein — einzelne Mitteilungen von Hodenvergrößerungen scheinen uns nicht genügend gesichert zu sein. Gelegentlich wird über Erektionen und Masturbation berichtet, Ejaculationen fehlen natürlich. Das histologische Hodenbild ist — dem jeweiligen Lebensalter entsprechend — unreif. Charakteristisch sind bei beiden Geschlechtern die Senkung der Stimmlage und der Bartwuchs, teilweise auch eine allgemeine Hypertrichose, die sonst nicht zum Bild des Adrenogenitalen Syndroms gehört und vermutlich auf der Bildung abartiger androgener Steroide beruht (BIERICH 1958).

Ein fast regelmäßig mitgeteiltes Symptom ist schließlich die Acne des Gesichts. Die anabole Wirkung der vom Tumor gebildeten Steroide kommt in der Wachstumsbeschleunigung und in dem — dem chronologischen Alter vorauseilenden — Knochenalter zum Ausdruck:

Beispiele:

LISSER und PLEYER (1952): Chronolog. Alter: 5 Jahre, Knochenalter: 12 Jahre.

REILLY 1942: Chronolog. Alter: 6,5 Jahre, Knochenalter: 15 Jahre.

HEINBECKER et al. (1957): Chronolog. Alter: 23 Monate, Knochenalter: 7 Jahre.

Die Knaben entsprechen mit ihrer kräftig entwickelten Muskulatur dem Typ des „kindlichen Herkules".

Im Harn scheiden die Kinder erhöht 17-Ketosteroide aus, die Werte liegen im allgemeinen wesentlich höher als beim kongenitalen AGS (detaillierte Darstellung siehe bei BIERICH 1958). Bei Carcinomen können extreme Werte bis 1600 mg täglich festgestellt werden (LELONG et al. 1955). Ein wesentlicher Teil der gesamten Steroide kann zu den sog. Beta-Steroiden gehören (3-β-Hydroxy-17-KS), deren Hauptanteil das Dehydroepiandrosteron ist. Möglicherweise ist dieses Steroid für den teilweise mitvorhandenen Hirsutismus verantwortlich (KINSELL und LISSER 1952, KELLER 1956, BIERICH 1958). Die Bildung abartiger Steroide geht vermutlich auch beim Rindentumor auf Defekte ihrer Biosynthese, speziell auf einen Mangel an 3-β-Dehydrogenase zurück (DORFMANN 1957).

Zu den Tumorsymptomen gehören schließlich noch die direkten örtlichen Beschwerden. Besonders beim Säugling und Kleinkind können größere Tumoren getastet werden, sie verursachen Leibschmerzen und Erbrechen. Im Pyelogramm läßt sich der Tiefstand der Niere unter dem Tumor erkennen. Einzelne Fälle zeigen Kalkeinlagerungen in der Tumorregion. Das retroperitoneale Pneumogramm kann schließlich — besonders für die Seitenlokalisation kleinerer Tumoren — von großem Wert sein. Die Abgrenzung des tumorbedingten Virilismus vom kongenitalen AGS ist bei Mädchen im allgemeinen durch den Genitalbefund gegeben. Beim kongenitalen AGS ist meist ein Sinus urogenitalis ausgebildet, während es beim Tumor nur zur Clitorishypertrophie kommt. Wesentlich ist dabei besonders auch die Festlegung des Zeitpunktes der ersten Veränderungen. Beim Tumor entwickelt sich das Vollbild im allgemeinen rascher als beim kongenitalen AGS. ACTH-Zufuhr erhöht beim Tumor die 17-KS-Ausscheidung (und die des Dehydroisoandrosterons) nicht (GARDNER und MIGEON 1952), Cortison inhibiert die 17-KS-Ausscheidung höchstens temporär (VENNING et al. 1952), im allgemeinen bleibt sie unverändert hoch (BIERICH 1958, hier auch ausführliche Angaben zur Differentialdiagnose).

Die Prognose des virilisierenden Rindentumors ist nicht mehr so ungünstig, wie sie es in früheren Jahren zweifellos war. Von den 87 Fällen dieser Sammelstatistik mit reinem Virilismus sind 56 im Zusammenhang mit dem Tumorleiden verstorben, 28 an Metastasen. Die lange Liste postoperativer Todesfälle bei Atrophie der kontralateralen Nebenniere geht jedoch überwiegend zu Lasten der älteren Literatur, da heute durch entsprechende Steroidtherapie die drohende Rindeninsuffizienz zu verhindern ist. Die große Zahl von Metastasen weist aber eindrücklich auf den recht großen Anteil maligner Tumoren hin. Eine Klassifizierung nach den histologischen Diagnosen ist dabei nicht angebracht, da die Abgrenzung von Adenom und Carcinom zu sehr von der subjektiven Einschätzung des einzelnen Autors abhängt (siehe S. 166).

5. Klinisches Bild und Prognose der oestrogen-produzierenden Tumoren

Unter den 200 Fällen unserer Sammelstatistik finden sich 20 Beobachtungen, bei denen eine Oestrogenproduktion des Tumors nachgewiesen oder aus dem klinischen Bild erschlossen werden kann. Bei Mädchen äußert sich diese vor allem im Auftreten von Vaginalblutungen. In einer Beobachtung von JOLLY (1955) traten sie schon im Alter von 5 Wochen auf, im Alter von 15 Monaten konnte der Rindentumor erfolgreich operativ entfernt werden. Im übrigen verteilen sich die feminisierenden Rindentumoren ziemlich gleichmäßig auf das 2. bis 15. Lebensjahr. Die Genitalblutungen stellen offenbar Schleimhautabbruchblutungen aus der proliferierten Schleimhaut dar. Zugleich kommt es bei der Vollentwicklung des Bildes zur Pubesbehaarung und zum Wachstum der Mammae, so daß die älteren Kinder das Aussehen einer reifen Frau haben können (BULLOCK und SEQUEIRA 1905). Klinisch muß die hier entwickelte isosexuelle Pubertas praecox pathogenetisch von anderen Formen abgeklärt werden. Die gleichzeitig erhöhte 17-Ketosteroidausscheidung bildet dabei einen wichtigen Anhaltspunkt für den Rindentumor. Rein oder überwiegend femininisierende Tumoren sind bei Mädchen offenbar erst in vier Fällen mitgeteilt worden (HARVEY 1922/23, BULLOCK und SEQUEIRA 1905, SNAITH 1958, GOLDBERG et al. 1963). In vier Fällen sind Knaben betroffen (HOLL 1930, WILKINS 1948, PICARD et al. 1952, MOSIER und GOODWIN 1961). In der Beobachtung von PICARD et al. ist das Bild der Femininisierung durch ein gleichzeitiges Cushing-Syndrom kompliziert. Die Penisvergrößerung unterbleibt im Gegensatz zu den virilisierenden Tumoren. Als Hauptfolge der Oestrogenausschüttung kommt es zur Gynäkomastie. Die Sexualbehaarung ist entwickelt, Bartwuchs fehlt. In der Beobachtung von MOSIER und GOODWIN (1961) bestand noch ein linksseitiger Kryptorchismus.

Die Oestrogenausscheidung zeigt große Schwankungen von 4 μg (MOSIER und GOODWIN) bis 275 μg (PICARD et al.). Meist ist auch die 17-KS-Ausscheidung mäßig erhöht.

Gegenüber den acht Fällen, in denen die Oestrogenwirkung das klinische Bild beherrschte (einmal mit Cushing kombiniert), finden wir zwölf Mitteilungen, in denen bei Mädchen gleichzeitig eine Virilisierung bestand (SCHMIDT 1924, KAYNE et al., KOLFF und TJOOK 1950, WALTERS, WILDER und KEPLER 1934, DE JAEGER 1962, MEYER und FRUMESS 1931, FRIEDGOOD und GARGILL 1938, BARTSOKAS 1947, WALTERS und SPRAGUE 1949, CSEH 1943, JOLLY 1955, VEENEKLAAS 1949). In all diesen Fällen steht die Virilisierung im Vordergrund, die Oestrogenwirkung kommt nur in temporären Vaginalblutungen oder in der Mammaentwicklung zum Ausdruck. Schließlich besteht auch die Möglichkeit, daß die Oestrogenwirkung durch die hohe Androgenproduktion unterdrückt wird. In vier Fällen entwickelte sich zusätzlich noch ein Cushing-Syndrom. Ein Rindentumor mit Virilisierung und Gynäkomastie beim Knaben ist bisher nicht beobachtet worden. Der femininisierende Tumor kommt insgesamt sehr viel häufiger beim erwachsenen Mann als beim Knaben zur Beobachtung (WALLACH et al.: 39 Beobachtungen bis 1957) und ist dann stets maligne.

Die Prognose des femininisierenden, kindlichen Rindentumors ist ebenso wie die der anderen Rindentumoren zweifelhaft. Von 28 Beobachtungen verstarben zehn im Zusammenhang mit dem Tumorleiden, sechs an Metastasen (in einem Fall konnten wir den Verlauf nicht eruieren).

6. Die Pathologie des hormonell aktiven Nebennierenrindentumors im Kindesalter

a) **Die Lokalisation** der Geschwülste zeigt Tab. 9.:

Tabelle 9

Lage	Zahl der Fälle
Rechte Nebenniere	89
Linke Nebenniere	87
Doppelseitige Tumoren (einschl. kleinknotige Adenomatose)	9
akzessorisches Rindengewebe (ohne Genitaltumoren)	2
Ohne Seitenangabe	13
Summe	200

In jeder der beiden Nebennieren treten die Tumoren offenbar gleich häufig auf. Doppelseitige Rindencarcinome wurden bei Kindern von BALDWIN (1914) und von GARRET (1951, Fall 1) beschrieben. Ein Rindenadenom auf der einen und ein Carcinom auf der anderen Seite sahen SCHMIDT (1914) sowie MEYER und FRUMESS (1934). Zu den doppelseitigen Geschwülsten sind auch die fünf Fälle kleinknotiger

Rindenadenomatose zu zählen. Daß ein funktionell aktiver Rindentumor selten (ELIASON 1938, WILKINS und RAVITCH 1952) auch von verlagertem Rindengewebe seinen Ausgang nehmen kann, dokumentiert besonders eindrucksvoll die Beobachtung von WILKINS und RAVITCH:

Der $2^1/_2$jährige Knabe entwickelt ein Adrenogenitales Syndrom mit beschleunigtem Wachstum, Pubesbehaarung und Penisvergrößerung. Röntgenologisch findet sich ein Kalkschatten im rechten Oberbauch unter dem Zwerchfell von 6,5 cm Durchmesser. Die 17-Ketosteroide sind auf 11,2 mg/24 Std erhöht. Bei einer ersten Operation läßt sich die rechte Nebenniere nicht darstellen, dafür findet sich in der Leber ein Tumor von 8 cm Durchmesser. Im Alter von $3^{10}/_{12}$ Jahren wird bei einer zweiten Operation eine steinharte, fast den ganzen rechten Leberlappen einnehmende Masse entfernt. Der auf dem Schnitt gelbe Tumor ist fast ganz in Lebergewebe eingebettet und erreicht nur an einer Stelle die Kapsel. Er ist von Kalkherden und nekrotischen Bezirken durchsetzt und entspricht histologisch einem lipoidarmen, polymorphzelligen Rindenadenom, das offenbar von verlagertem Rindengewebe unter der Leberkapsel seinen Ausgang genommen hat. Die linke Nebenniere war bei der Operation palpabel. Postoperativ sinken die 17-Ketosteroide ab, es kommt zur Heilung.

b) Die Größe der einseitigen Nebennierenrindentumoren ist sehr variabel. Die Gewichtsangaben schwanken von 10 g (COLETT 1924) bis 3900 g (ADAMS 1905), die Angaben über die Durchmesser von 1,5 (MELICOW und CAHILL 1950) bis 31,7 cm (BALDWIN 1914). Tab. 10 gibt eine Übersicht über die 18 kleinsten hormonell aktiven Rindentumoren, die ein Gewicht unter 30 g oder einen Durchmesser von unter 5 cm hatten. Dabei zeigt sich, daß alle Steroidproduktionstypen vertreten sind. Von 55 Fällen, bei denen wir über Gewichtsangaben verfügen, sind 23 unter 100 g schwer, 18 wiegen über 500 g. Dabei fällt auf, daß der weit über-

Tabelle 10. *Hormonell aktive, kleine (unter 5 cm Durchmesser, unter 30 g Gewicht)*
Rindentumoren im Kindesalter

Autor	Geschl.	Alter	Klin. Bild	Gewicht des Tumors	Größe
COLETT 1924...........	♀	2 Jahre	AGS	10 g	3,5:2,5:2,2 cm
SNAITH 1958	♀	5 Jahre	Femininisierung	10,6 g	3:2,5:2,5 cm
GREENBLATT et al· 1957	♀	5 Mon.	Cushing	11 g	3,5:3,0:2,5 cm
MARKS et al. 1940	♀	12 Mon.	Cushing	12 g	3 cm
TALBOT et al. 1954.....	♂	6 Jahre	AGS und Cushing	14 g	—
STEIN 1955	♀	9 Jahre	AGS und Cushing	15 g	pflaumengroß
SOBEL et al. 1953	♂	8 Jahre	AGS und Cushing	28,5 g	4:3,5
VENNING et al. 1952 ...	♀	5 Jahre	AGS	25 g	4,3:4:3,0 cm
GOLDSTEIN 1949	♀	11 Mon.	AGS und Cushing	30 g	4,5:4,0:3 cm
MOSIER und GOODWIN 1961	♂	7 Jahre	Femininisierung	—	2 cm
GROSS 1940	♀	3 Jahre	Cushing	—	3,5:2:1 8 cm
MELICOW und CAHILL 1950 Fall 9 ..	♀	7 Jahre	AGS	—	1,5:1 cm!
WILKINS 1948	♂	4 Jahre	Femininisierung	—	3:2 cm
RIEDEL 1952	♂	11 Mon.	AGS	—	3,6:3:2,5 cm
GLANZMANN 1948......	♂	3 Jahre	AGS und Cushing	—	4:4:2 cm
VILLEE et al. 1962	♂	6 Jahre	AGS und Cushing	—	4:3 cm
GOLDBERG et al. 1963 .	♀	3 Jahre	Femininisierung	—	4,7:1,8 cm
WILKINS 1948	♀	5 Jahre	AGS	—	4:3 cm

wiegende Teil der schweren, bis kopfgroß beschriebenen Tumoren der älteren Literatur entstammt, offenbar weil damals ein operatives Vorgehen erst spät oder gar nicht erfolgte. Diese großen Tumoren gehen überwiegend mit einem AGS einher oder stellen Mischtypen von AGS mit Cushing dar, während ein reines Cushing-Syndrom bei einem 900 g bzw. 1000 g schweren, metastasierenden Tumor nur zweimal (v. D. LEEUW 1945, STAEMMLER 1949) beschrieben wurde. Die mittleren Tumorgrößen liegen zwischen 5 und 20 cm Durchmesser, bzw. zwischen 30 und 500 g Gewicht, sie werden am häufigsten als ei- bis mandarinen- oder apfelgroß beschrieben. Zwischen der Größe eines Tumors und seiner aktiven sekretorischen Leistung besteht offenbar keine Beziehung.

c) Makroskopischer Befund. Die Nebennierenrindentumoren sind knollige Gewächse, die — gleichgültig ob benigne oder maligne — zum allergrößten Teil bindegewebig umkapselt sind. Nur ein Teil der Rindencarcinome zeigt schon makroskopisch einen Durchbruch durch die Kapsel, wobei am häufigsten der Einbruch in die Nebennieren- oder -Nierenvene zu beobachten ist. Tumorzapfen können dann bis in die Hohlvene und selten bis in das rechte Herz (HEINBECKER et al. 1957) verfolgt werden. Durch infiltrierendes Wachstum kann es weiter zum Einbruch in die Leberkapsel (DA ROCHE), in das Diaphragma (ALBERT 1941) oder in die Niere (BIRELL 1932, CROOKE und CALLOW 1939,) ja selbst in den Magen (SCABELL 1924) kommen. Größere Tumoren führen zu einem Tiefstand der Niere, was einen wichtigen Hinweis für die Röntgendiagnostik darstellen kann. Der Nierenpol wird abgeflacht oder eingedrückt. Rechtsseitige Tumoren drängen die Leber nach ventral, so daß der vordere Leberrand tiefer tritt und eine Lebervergrößerung vorgetäuscht wird. Die Mehrheit der kleineren und mittelgroßen Tumoren macht jedoch überhaupt keine Verdrängungserscheinungen. Die Schnittfläche der Tumoren ist oft ausgesprochen bunt, wobei hellgelbe lipoidreiche Bezirke mit braunroten, aber auch markig grauweißen Feldern abwechseln können. Kleinere Adenome können einheitlich orange-bräunlich (MOSIER and GOODWIN 1961) oder bei starkem Pigmentgehalt der Tumorzellen dunkelbraun sein (WILKINS 1948). Mehrfach wurden Verkalkungen gesehen (DE JAEGER 1942, HEINBECKER et al. 1957, GREENBLATT et al. 1957).

d) Mikroskopischer Befund: Prinzipiell müssen gutartige Rindenadenome und Nebennierenrindencarcinome voneinander unterschieden werden. In der Praxis erweist sich jedoch die histologische Einordnung einer Geschwulst oft als recht schwierig und ein Versuch, die Tumoren unserer Sammelstatistik nach den Angaben der Autoren in Adenome und Carcinome zu klassifizieren, ist für alle nicht metastasierenden Tumoren aussichtslos, da die Kriterien für ihre Eingruppierung seitens der Autoren zu sehr differieren. Dies hängt vor allem mit der Pleomorphie auch gutartiger Rindenadenome zusammen, wobei die bizarren Strukturen polyploider Zellkerne vielfach — aber unberechtigt — als Kennzeichen der Malignität gewertet wurden. Mit ZOLLINGER (GROB et al. 1953) ist zu fordern, daß nur sichere Kernteilungsfiguren, Einbrüche in die Tumorkapsel und in Venen als Hinweis auf malignes Wachstum angesehen werden dürfen.

In jeder Rindengeschwulst können die Strukturen und Zellformen der normalen Rinde nachgeahmt werden. Glomerulosaartige Zellballen und fasciculataartige Zellstränge sind regellos nebeneinander zu beobachten, in weiten Abschnitten ist aber nur noch eine solide Zellmasse erkennbar, die durch zarte bindegewebige Septen mit reichlichen Capillaren unterteilt ist. Die cytologischen Bilder variieren stark. Lipoidreiche Elemente vom Typ der Spongiocyten treten oft ganz in den Hintergrund oder sind nur in Form einzelner Nester erkennbar. Dafür überwiegt in vielen Tumoren ein plasmareicher „granulärer" lipoidarmer oder lipoidfreier Zelltyp, der der „dunklen" Rindenzelle entspricht. Diese Tumorformationen geben auch bevorzugt eine positive Ponceau-Fuchsin-Färbung (VINES), ohne daß hieraus Schlüsse auf eine bestimmte sekretorische Funktion erlaubt sind.

Zweifellos handelt es sich jedoch bei diesen granulären, lipoidarmen Zelltypen um sekretorisch aktive Elemente, die in der normalen Rinde unter ACTH vermehrt auftreten (SYMINGTON et al. 1958, SCHWARZ et al. 1962, NISHIKAWA et al. 1963). Nach HAMPERL (1962) entsprechen diese plasmareichen granulären Ele-

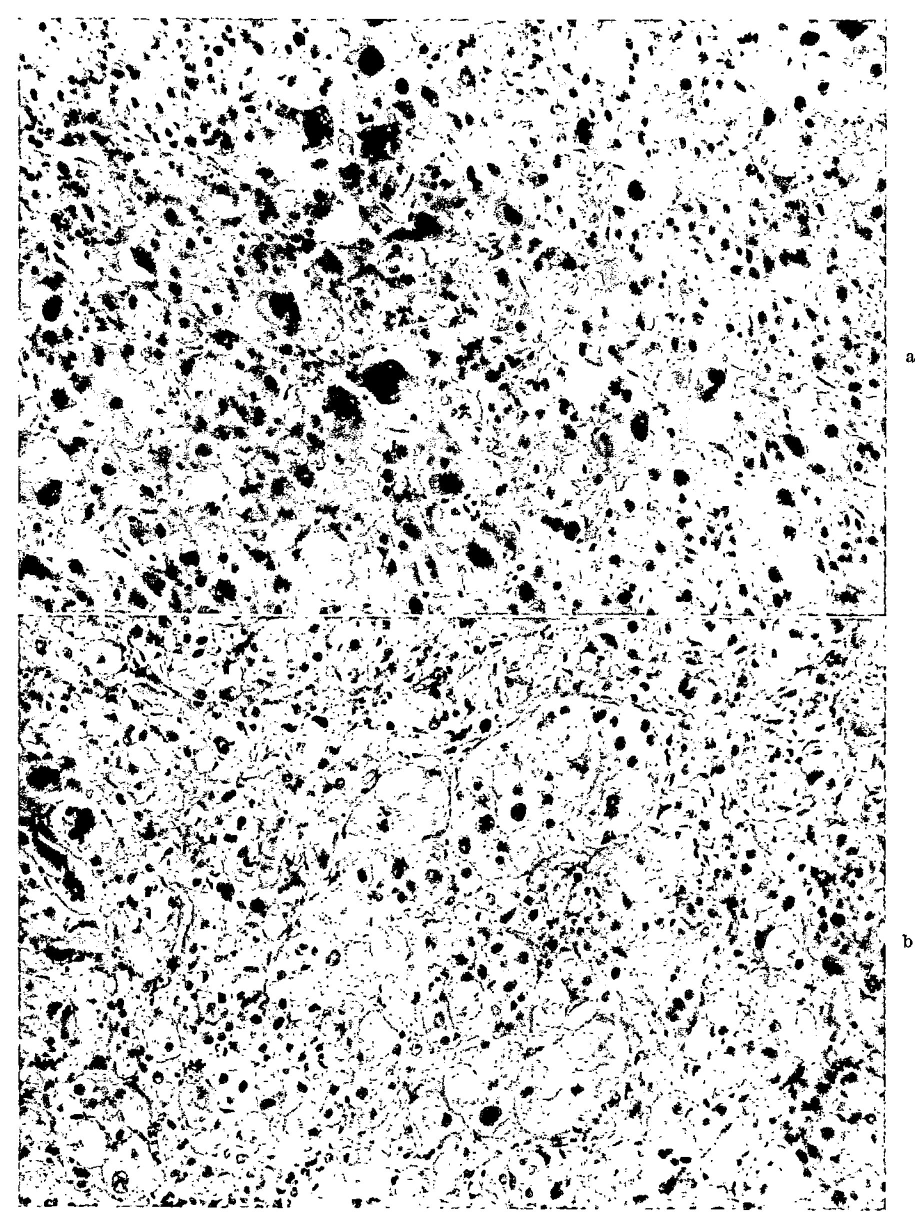

Abb. 112a u. b. Polymorphkerniger Nebennierenrindentumor bei 15 Monate altem Mädchen mit Mischtyp von Cushing- und adrenogenitalem Syndrom. Beobachtung von KÜMMERLE et al. 1962. E. Nr. 7140/60 Pathol. Institut Freiburg. a Zahlreiche bizarre polyploide Riesenkerne. Keine Mitosen. Überwiegend kompaktes Cytoplasma. b Kleine Insel mit lipoidreicheren Zellen. — Vergr. 150fach, H. E. —

mente den Onkocyten, sie können ein beherrschender Bestandteil von Nebennierenrindentumoren sein.

Der auffälligste Befund in Adenomen und Carcinomen der Nebennierenrinde ist die Neigung der Tumorzellen zur Polyploidie. Es können riesige, bizarr geformte und dicht anfärbbare Kerne auftreten, die vielfach Vacuolen bzw.Plasmainklusionen aufweisen. Häufig sind große Nucleolen enthalten. Mehrkernige

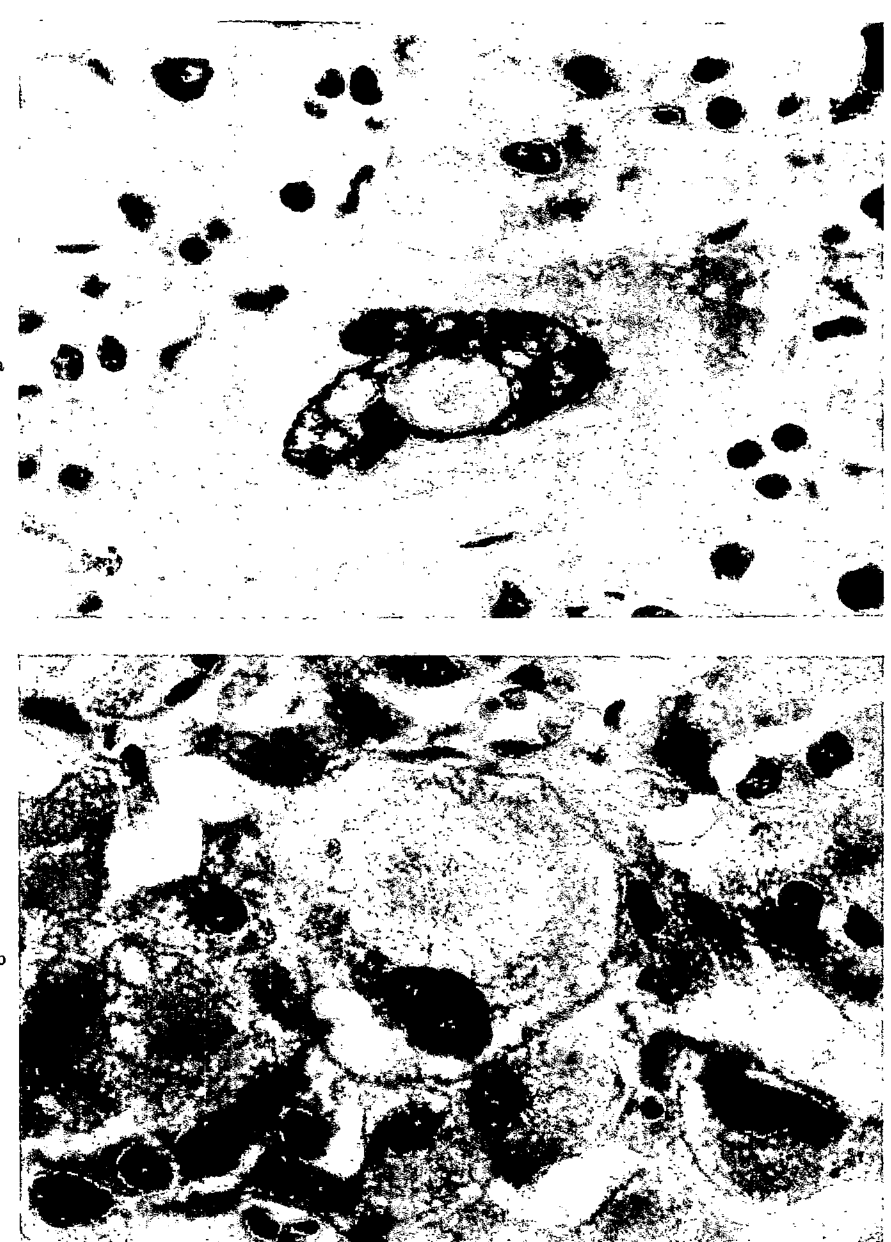

Abb. 113a u. b. Nebennierenrindentumor bei 15 Monate altem Mädchen. Beobachtung von KÜMMERLE et al. 1962. a Riesenkern mit großen Plasmainklusionen.   b Riesensphäre und Riesennucleolus (unten). — Vergr. 600fach, H. E. —

Zellen sind seltener zu sehen, Mitosen fehlen in gutartigen Adenomen regelmäßig. Ein charakteristischer Befund ist das Auftreten von Riesensphären, oft mit zahlreichen Centriolen, die als eine frustrane Aktivierung des Zentralapparates anzusprechen sind, dem keine entsprechenden karyokinetischen Vorgänge folgen (ALT-MANN 1961). Die Pleomeorphie des Nebennierenrindentumors ist daher zunächst nur als Substrat einer Wachstumshemmung mit Störung der Karyokinese zu verstehen und darf nicht zum Kriterium der Malignität erhoben werden.

Die unterschiedliche Funktion der Rindentumoren kommt im morphologischen Substrat nicht zum Ausdruck. Es gelingt nicht, eine bestimmte sekretorische Leistung mit einem bestimmten cytologischen Befund zu korrelieren. Die cytochemische Ausstattung der Tumorzellen kann aber als Grundlage einer Funktionsbereitschaft verstanden werden. So sind auch in den Rindentumoren „Karbonyllipoide", Substanzen mit aktiver Ketogruppe, zu demonstrieren (SELIGMAN und ASHBEL 1952). Fermenthistochemisch zeigen aktiv sezernierende Adenome stark wechselnde Aktivitäten, speziell der unspezifischen Esterase und der Phosphatasen. Die gegenseitige Abhängigkeit von Lipoidgehalt und Enzymmuster, wie sie für die normale Rinde und auch für knotige Rindenhyperplasien gilt, ist hier zugunsten einer ganz unregelmäßigen Verteilung der Enzymreaktionen und der Sudanophilie aufgehoben (EDER und BERNHARD 1963).

Die histochemische Darstellung der 3-β-ol-Dehydrogenaseaktivität in einem überwiegend Oestrogen produzierenden Tumor (GOLDBERG et al. 1963) erbrachte im Tumorgewebe ein negatives, im restlichen Rindengewebe dagegen ein deutlich positives Ergebnis. In menschlichen steroidproduzierenden Geweben ist nach den Erfahrungen der Autoren das Enzym vorwiegend dort lokalisiert, wo Progesteron gebildet wird, am stärksten also im Corpus luteum. Der Aufbau des Oestradiols kann dagegen ohne Mitwirkung der 3-β-ol-Dehydrogenase erfolgen.

Ein besonderes Kennzeichen der Rindenadenome kann der reichliche Pigmentgehalt sein, wobei das meist feinkörnige, gelbbräunliche Pigment gemeinhin als Lipofuscin angesprochen wird. Aber auch Siderin kann auftreten (STEIN 1954). Glykogen wird vermißt. Regressive Veränderungen kommen speziell in den malignen Rindentumoren häufig vor. In den soliden Zellsträngen können durch zentralen Zerfall drüsenartige Lichtungen auftreten. Bei ausgeprägteren Zerfallsprozessen bleiben nur noch die capillarständigen Zellreihen erhalten, so daß ein zottig-papillärer Bau vorgetäuscht werden kann. Umfangreichere Nekrosen führen zu Verkalkungen. Die bindegewebigen Septen können hyalin umgewandelt werden, so daß breitere weißliche Züge schon makroskopisch zwischen den gelbbräunlichen Knoten erkannt werden.

Die ungewöhnliche Beobachtung eines metastasierenden Carcinoms der Cortex fetalis machten SHERMAN et al. (1958). Bei dem 5 Tage alt gewordenen Mädchen, das keine Zeichen der Virilisierung erkennen ließ, wogen die Nebennieren zusammen nur 5,5 g. Die Cortex fetalis zeigte eine ausgeprägte Entwicklung von Riesenkernen (sog. Cytomegalie) und der gleiche Befund war in einem Adenom von 7 mm Durchmesser und in kleineren Knoten der gleichen Nebenniere zu erkennen. Metastasen aus dem gleichen Gewebe mit Riesenkernbildung fanden sich in den Lungen und im Pankreas. Eine endokrine Funktion ließ sich nicht erkennen.

Eine hormonchemische Aufarbeitung eines Rindentumors wurde von KAISER et al. (1962) durchgeführt. Das ein Mischbild von AGS und Cushing erzeugende Adenom bei einem 2jährigen Mädchen enthielt als Hauptfraktionen Pregnenolon, Dehydroepiandrosteron und Ätiocholanolon, die für die Virilisierungserscheinungen verantwortlich sind. Der Steroidmetabolismus in einem Rindenadenom nach Inkubation von Tumorgewebe zusammen mit C^{14}-markiertem Progesteron wurde von VILLEE et al. (1962) verfolgt.

e) Die Metastasierung von Nebennierenrindentumoren. Die Neigung der Nebennierenrindencarcinome, Metastasen zu bilden ist groß. Es erscheint gerechtfertigt, alle metastasierenden Rindentumoren als Carcinome zu bezeichnen. In unserer Sammelstatistik, die 200 gut- und bösartige Tumoren des Kindesalters umfaßt, sind in 55 Fällen Metastasen beobachtet worden. Die Lokalisation der Metastasen zeigt Tab. 11.

Tabelle 11. *Die Lokalisation von Metastasen beim kindlichen Nebennierenrindencarcinom (55 Fälle)*

Sitz der Metastase	Zahl der Fälle
Lunge	31
Leber	24
Regionäre Lymphknoten	9
Gehirn	2
Peritoneum	2
Pankreas	1
Milz	1
Mediastinum	1
unbekannte Lokalisation	6

Entsprechend der Tendenz, in Venen einzubrechen, überwiegt die hämatogene Metastasierung deutlich, wobei Lunge und Leber weitaus am häufigsten Sitz der Metastasen sind, entweder isoliert, vielfach aber auch gemeinsam befallen. Die Metastasen können hormonell aktiv sein, so daß ein postoperativ gebessertes klinisches Syndrom (Virilismus oder Cushing) durch Auftreten von Metastasen wieder verschlechtert wird.

f) Das Verhalten der kontralateralen Nebenniere bei einseitigem Rindentumor. Die Steroidüberproduktion des Rindentumors führt entsprechend dem Rückkoppelungsmechanismus zur Hypophysenblockade. Während die Androgene speziell die Ausschüttung der Gonadotropine hemmen können und so die Gonadenreifung verhindern, bremsen die Glucocorticoide die ACTH-Abgabe. Virilisierende Tumoren führen daher nur zum Teil zur Atrophie der kontralateralen Nebennierenrinde. In der Zusammenstellung von RAPAPORT et al. (1952) ist sie nur in 29% der Fälle vermerkt. Da ein größerer Teil der virilisierenden Tumoren gleichzeitig mit Zügen eines Cushing-Syndroms einhergeht, wird man in diesen Fällen stets mit einer Atrophie der tumorfreien Nebenniere zu rechnen haben. Noch deutlicher wird dies bei den Geschwülsten mit reinem Cushing-Syndrom sein, bei denen in der Statistik von RAPAPORT et al. in 72% der Literaturfälle die Nebennierenatrophie ausdrücklich vermerkt ist. Das morphologische Bild der Rindenatrophie entspricht einer regressiven Transformation, mit Verschmälerung der Fasciculata, wie man es auch nach lang dauernder Cortisonbehandlung findet.

Von besonderem Interesse sind jene Fälle, bei denen die Nebenniere der Gegenseite fehlt. Es liegen uns sieben entsprechende Beobachtungen mit einseitigem hormonell aktivem Rindentumor vor (GUTHRIE und EMERY 1907, GORDON und BROWDER 1927, FEINBLATT 1926, LUKENS et al. 1937, GOLDZIEHER 1945, SPENCE und THOMPSON 1947, MARIE et al. 1955), davon drei im Kindesalter (GUTHRIE und EMERY 1907, GORDON und BROWDER 1927, MARIE et al. 1955). Die Kinder sind $2^1/_2$, 3 und 4 Jahre alt, bei zweien liegt ein Mischbild von AGS und Cushing, einmal reine Virilisierung vor. Die Rindentumoren werden als Carcinome bezeichnet, zwei liegen links, ein Tumor rechts und jeweils die Nebenniere der Gegenseite wird bei der Obduktion nicht gefunden. GORDON und BROWDER weisen ausdrücklich darauf hin, daß auch die zugehörige Nebennierenvene fehlt. Die vier Erwachsenenfälle verhalten sich ähnlich.

Bei anlagebedingtem einseitigem Nebennierenmangel ist die eine vorhandene Nebenniere offenbar einer erhöhten Stimulation ausgesetzt, so daß es zur Hyperplasie kommen kann (siehe hierzu im Kapitel Entwicklungsstörungen). Die Bildung eines hormonell aktiven Rindentumors könnte dann als Entgleisung des überstimulierten Gewebes verstanden werden. Andererseits treffen aber auch erworbene Schädigungen bevorzugt die einzige Nebenniere, so daß allein neun von insgesamt 32 Beobachtungen mit einem Morbus Addison einhergehen, der sich teils auf dem Boden einer primären Rindenatrophie, teils infolge einer Nebennierenvenenthrombose und einer verkäsenden Tuberkulose entwickelt hatte.

Literatur

Nebennierenrindentumoren im Kindesalter

(Literaturzusammenstellung der älteren Kasuistik siehe auch bei GOLDSTEIN et al. 1946 sowie bei RAPAPORT et al. 1952)

ALLIBONE, E. C., H. S. BAAR, and W. H. P. CANT: The interrenal syndrome in childhood. Arch. Dis. Childh. 22, 210 (1947).

ALTMANN, H.-W.: Ein Beitrag zur Pathologie des cellulären Zentralapparates Nach Beobachtungen an einem Hirntumor. Virchows Arch. path. Anat. 334, 132 (1961).

AMBROZIC, u. BAAR: Ein Fall von Macrogenitosomia präcox und Nebennierentumor bei einem 3jähr. Mädchen. Z. Kinderheilk. 27 (1920).

BERADINELLI, W., F. PAULINO, M. D. CORDEIRO, and D. ALBUQUERCE: Sexual and somatic precocity with some features of Cushing's syndrome in a 2 year old male J. clin. Endocr. 16, 674 (1956).

BERNHEIM, M., et R. FRANÇOIS: Les syndromes corticosurrenaux acquis de l'enfance. Pédiatrie 8, 359 (1953)

BIERICH, J. R.: Über das adrenogenitale Syndrom im Kindesalter. Ann. paediat. (Basel) 177, 241 (1951).

BIRELL, J. A.: Suprarenal virilism. Bristol. med.-chir. J. 49, 119 (1932).

BOGERT, F. v. D.: Virilism and hypertension in infancy associated with adrenal tumor. J. Pediat. 3, 629 (1933).

BROSTER, L. R., CL. ALLEN, H. W. C. VINES, J. PATTERSON, and C. G. BUTLER: The adrenal cortex and intersexuality. London 1938.

BULLOCK, W., u. J. H. SEQUEIRA: On the relation of the suprarenal capsules to the sexual organs. Trans. path. Soc. Lond. 56, 189 (1905).

BURKE, E. M.: Tumors of the adrenals. Amer. J. Cancer 20, 338 (1934).

CAHILL, G. F., M. M. MELICOW, and H. S. DARBY: Adrenal cortical tumors: types of nonhormonal and hormonal tumors. Surg. Gynec. Obstet. 74, 281 (1942).

CERVINO, J. M., A. NAVARRO y J. A. FOLLE: Am. Fac. Med. Montevideo 44, 36 (1959); Excerpta med. (Amst.) 15, 111 (1961).

CHUTE, A. L., G. C. ROBINSON, and W. L. DONOHUE: Cushing's syndrome in children J. Pediat. 34, 20 (1949).

COLETT, A.: Genitosuprarenal syndrome in a girl 1½ years old with successfull operation. Amer. J. Dis. Child. 27, 204 (1924).

CROOKE, A. C., and R. K. CALLOW: Differential diagnosis of forms of basophilism (Cushing's syndrome), particularly by estimation of urinary androgens. Quart. J. Med. 8, 233 (1939).

CSEH, J.: Fall einer Nebennierenrindengeschwulst mit geschlechtlicher Frühreifung und erbpathologischen Beziehungen. Zbl. Path. 80, 241 (1943).

DAVIES, D. M.: Cushing's syndrome in a child of 2½ years. Proc. Roy. Soc. Med. 46, 307 (1953).

DOBBERTIN: Beitrag zur Kasuistik der Geschwülste. Beitr. path. Anat. 28, 42 (1900).

DORFMAN, R. J.: Biosynthesis of adrenocortical steroids. Cancer 10, 741 (1957).

— Biosynthesis of steroids in hyperactive and tumour-bearing human glands. Ciba Found. Coll. Endocrin. 12, 62 (1958).

EDER, M., u. J. BERNHARD: Histochemische Untersuchungen an menschlichen Nebennieren, knotigen Nebennierenrindenhyperplasien und Nebennierenrindenadenomen. Virchows Arch. path. Anat. 337, 1 (1963).

FALK, W.: Klinische Beiträge zum Cushing-Syndrom im Kindesalter. Helv. paediat. Acta 8, 216 (1953).

FARBER, J. E., F. J. GUSTINA, and A. V. POSTOLOFF: Cushing's syndrome in children: review of the literature and report of a case. Amer. J. Dis. Child. 65, 593 (1943).

FEINBLATT, H. M.: Carcinoma of cortex of suprarenal gland with virilism. Necropsy. Arch. intern. Med. 38, 469 (1926).

FORBES, A. P., and F. ALBRIGHT: A comparison of 17-KS-excretion in Cushings-Syndrome associated with adrenal tumor and with adrenal hyperplasia J. clin. Endocr. 11, 926 (1951).

FRASER, K. B.: Adrenocortical tumors. Aust. N. Z. J. Surg. **23**, 81 (1953).

FRIEDGOOD, H. B., and S. L. GARGILL: Biochemical and clinical studies of virilism before and after removal of adrenal cortical tumor. J. clin. Invest. **17**, 504 (1938).

GARDNER, L. J., and CL. MIGEON: Urinary dehydroisoandrosterone in hyperadrenocorticism: Influence of cortisone, hydrocortisone and ACTH. J. clin. Endocr. **12**, 1117 (1952).

GARRETT, R. A.: Adrenal cortical carcinoma in children. J. Urol. (Baltimore) **66**, 477 (1951).

GELLI, G., e L. DELLA SANTA: La sindrome di Cushing nella prima infanzia. Minerva pediat. **1959**, 1389.

GLANZMANN, E.: Interrenale Syndrome im Kindesalter. Ann. paediat. (Basel) **171**, 335 (1948).

GOLDBERG, B., G. E. SEEGAR JONES, and J. D. WOODRUFF: A histochemical study of steroid 3 β-ol dehydrogenaseactivity in some steroidproducing tumors. Amer. J. Obst. Gynek. **86**, 1003 (1963).

GOLDBERG, M. B., G. S. GORDON, W. C. DEAMER, and F. HINMAN: Mortality in surgically treated adrenocortical tumors. Report of three cases of Cushing's syndrome due to adrenocortical tumors. Postgrad. Med. **11**, 313 (1952).

GOLDBLATT, E., and A. H. SNAITH: A case of Cushing's syndrome in an infant. Arch. Dis. Childh. **33**, 540 (1958).

GOLDSTEIN, A. E.: Cushing's syndrome due to tumor of adrenal cortex. Amer. J. Dis. Child. **78**, 260 (1949).

—, S. W. RUBIN, and J. A. ASKIN: Carcinoma of adrenal cortex with adrenogenital syndrome in children. Amer. J. Dis. Child. **72**, 563 (1946).

GOLDZIEHER, M. A.: The adrenal gland in health and diseases. Philadelphia 1945.

GOORMATHIGH, N.: The cytology of functioning adrenal cortex tumors. Amer. J. Cancer **38**, 32 (1940).

GORDON, M. B., and E. J. BROWDER: Suprarenal carcinoma with pupertas präcox in a boy three years of age. Endocrinology **11**, 265 (1927).

GREENBLATT, R. B., J. M. MANAUTOU, A. M. ZIMMERMANN, and W. T. LUCAS: Cushing's syndrome in infancy Amer. J. Dis. Child. **94**, 691 (1957).

GROB, M., A. PRADER, und H. U. ZOLLINGER: Klassisches Cushing-Syndrom bei einem 4jährigen Mädchen. Heilung nach Entfernung eines Nebennierencarcinoms. Helv. paediat. Acta **8**, 202 (1953).

GROSS, R. E.: Neoplasms producing endocrine disturbances in childhood. Amer. J. Dis. Child. **59**, 579 (1940).

GUIN, G. H., and E. F. GILBERT: Cushing's syndrome in children associated with adrenal cortical carcinoma. Amer. J. Dis. Child. **92**, 297 (1956).

GUTHRIE, L., and W. DE E. EMERY: Precocius obesity, premature sexual and physical development and hirsuties in relation to hypernephroma and other morbid conditions. Trans. clin. Soc. Lond. **40**, 175 (1907).

HAIN, A. M.: Adrenal tumors and pseudohermaphroditism: a hormone study of cases. J. Path. Bact. **59**, 267 (1947).

HAMPERL, H.: Benign and malignant oncocytoma. Cancer **15**, 1019 (1962).

HARRISON, R. J., and D. ABELSON: Carcinoma of the adrenal cortex with endocrine manifestations. Report of a case. Brit. med. J. **1**, 303 (1952).

HARVEY, W. G.: A case of precocious sexual development. Irish J. med. Sci. Ser. **5**, 550 (1922/23).

HEINBECKER, P.: The pathogenesis of Cushing's syndrome. Medicine (Baltimore) **23**, 225 (1944).

—, W. O. NEAL, and L. V. ACKERMAN: Functioning and nonfunctioning adrenal cortical tumors. Surg. Gynec. Obstet. **105**, 21 (1957).

HIRSCHMANN, H.: Steroid excretion in a case of adreno-cortical carcinoma. J. Chem. **150**, 363 (1943).

HORNECK, K.: Die Klinik und Diagnose des Morbus Cushing. Klin. Wschr. **1936**, I, 806.

JACKSON, W. P. U., B. ZILBERG, B. LEWIS, and D. McKENZIE: Cushing's syndrome in childhood: report of case of adrenocortical carcinoma with excessive aldosterone produqtion. Brit. med. J. **1958**, II, 130.

JOLLY, H.: Sexual precocity. Charles C. Thomas Publisher: Springfield Illinois 1955.

KAISER, E., R. TH. RIEDER, und G. W. OERTEL: Ergebnis hormonchemischer Untersuchungen bei kindlichem Nebennierenrindentumor. Med. Klin. **57**, 1367 (1962).

KENNEDY, C. M., and W. A. LISTER: Case of suprarenal hypernephroma. Lancet **1927**, II, 749.

KEPLER, E. J., W. WALTERS, and R. K. DIXON: Menstruation in a child aged 19 month as a result of tumor of the left adrenal cortex: successful surgical treatment. Proc. Mayo Clin. **13**, 362 (1938).

KIRK ROSE, E., H. T. ENTERLINE, J. E. RHOADS, and E. ROSE: Adrenal cortical hyperfunction in childhood: report of a case with adrenocortical hyperplasia and testicular adrenal rests. Pediatrics **9**, 475 (1952).

KNIGHT, C. D., B. E. TRICHEL, and W. R. MATHEWS: Non functioning carcinoma of the adrenal cortex. Ann. Surg. **151**, 349 (1960).

Kolff, W. J., and K. B. Tjook: Hirsutism and virilism in a 5 year old girl. Remission followigh removal of adrenal carcinoma. Recurrence after three and a half years. J. clin. Endocr. 10, 270 (1950).

Kracht, J., u. J. Tamm: Bilaterale kleinknotige Adenomatose der Nebennierenrinde bei Cushing-Syndrom. Virchows Arch. path. Anat. 333, 1 (1960).

Kümmerle, X., P. M. Reisert, H. G. Krainick, und W. Horstmann: Endokrinologie und Chirurgie des Hypercorticismus im Kindesalter. Dtsch. med. Wschr. 87, 784 (1962).

Kup, J. v.: Ein neuer Beitrag zur Frage des Zusammenhanges zwischen Zirbel und Nebennierenrinde. Beitr. path. Anat. 100, 137 (1937).

Lawrence, C. H.: Adrenal cortical tumor: a report of four cases. Ann. intern. Med. 11, 936 (1937).

Lelong, M., R. Joseph, P. Canlorbe, P. Borniche, J. Rivron et R. Scholler: Le diagnostic clinique et biologique de l'hyperfonctionnement androgénique de la corticosurrénale chez l'enfant. Sem. Hôp. (Paris) 31, 1038 (1955).

Lightwood, R.: Tumor of the suprarenal cortex in an infant of 18 weeks. Arch. Dis. Childh. 7, 35 (1932).

Linser: Über Beziehungen zwischen Nebennieren und Körperwachstum besonders Riesenwuchs. Brun's Beitr. klin. Chir. 36, 282 (1903).

Lisser, H., and L. Player: Follow up report of a 5 year old sexually precocious boy. 20 years after removal of a malignant adrenal cortical tumor. Postgrad. Med. 11, 267 (1952).

Little, A. A.: Carcinoma of the adrenal cortex. J. Pediat. 9, 62 (1936).

Lloyd, C. W., J. Lobotsky, J. Jones, J. Fredericks, and T. C. Wyatt: Hormone studies in a case of adrenogenitalism due to neoplasm of the adrenal cortex. J. clin. Endocr. 11, 857 (1951).

Lowry, G. H., and T. G. Brown: Precocious sexual development J. Pediat. 38, 325 (1951).

Lukens, F. D., H. F. Flippen, and F. M. Thipgen: Adrenal cortical adenoma with absence of opposite adrenal. Report of a case with operation and autopsy. Amer. J. med. Sci. 193, 812 (1937).

Lundh, G.: Case of hypernephroma malignum with virilism in a girl of $3^{1}/_{2}$ years. Acta paediat. (Uppsala) 9, 118 (1929).

Lynch, J.: Functional tumor of adrenal cortex in male child. J. Amer. med. Ass. 144, 921 (1950).

Marie, J., M. J. Fevre, G. H. See, S. Hebert et M. J. Watche: Syndrome d'Apert-Cushing par tumeur maligne surrènale avec absence de la glande surrénale opposee. Sem Hôp. Paris 31, 282 (1955).

Marks, T. M., J. M. Thomas, and J. Warkany: Adrenocortical obesity in children. Amer. J. Dis. Child. 60, 923 (1940).

Mathias, E.: Über Geschwülste der Nebennierenrinde mit morphokinetischen Wirkungen. Virchows Arch. path. Anat. 236, 446 (1922).

Melicow, M. M., and G. F. Cahill: The role of the adrenal cortex in somato-sexual disturbances in infants and children; a clinicopathologic analysis. J. clin. Endocr. 10, 24 (1950).

Mellgren, J.: The anterior pituitary in hyperfunction of the adrenal cortex. Acta path. microbiol. scand. 60, 1 (1945).

Migeon, Cl., and L. J. Gardner: Urinary estrogens in hyperadrenocorticism: influence of cortisone, compound F, compound B and ACTH. J. clin. Endocr. 12, 1513 (1952).

Mosier, H. D., and W. E. Goodwin: Feminizing adrenal adenoma in a 7 year old boy. Pediatrics 27, 1016 (1961).

Neef, F. C., G. A. Walker, G. Tice, and N. F. Okerblad: Adrenal androgenic tumor in a female infant. Amer. J. Dis. Child. 62, 422 (1941).

Neurath, R.: Vorzeitige Geschlechtsentwicklung (Menstruatio präcox). Wien. med. Wschr. 59, 1301 (1909).

Nischikawa, M., J. Murone, and T. Sato: Electron microscopic investigations of the adrenal cortex. Endocrinology 72, 197 (1963).

Picard, R., J. Horeau, J. Kerneis, M. Hardy, U. Gainot et J. Ranger: Tumeur corticosurrènale chèz un garcon de 14 ans avec hyperfolliculinisme: confrontations cliniques et biologuiques. Bul. mem. Soc. med. Hôpit. 68, 72 (1952).

Pitman: General melasma and short hair over the entire body of a child of 3 years with conversion of the left suprarenal capsule into a large malignant tumor. Lancet 1865, I, 875.

Pitrolffy-Szabo, B.: Über die mit den Veränderungen der sekundären Geschlechtsmerkmale zusammenhängenden Nebennierenrindengeschwülste. Arch. klin. Chir. 181, 548 (1935).

Player, L. P., and H. Lisser: Adrenal sexual precocity, caused by tumor of adrenal cortex; case report of a boy five years of age. Urol. cutan. Rev. 37, 758 (1933).

Plotz, C. M., A. J. Knowlton, and Ch. Ragan: The natural history of Cushings's syndrome. Amer. J. Med. 13, 597 (1952).

Poore, J. B., A. C. Merman, and J. S. Yu: Adrenal cortical carcinoma and melanocarcinoma in a 5-year old negro child. Cancer 7, 1235 (1954).

Powell, L. W., S. Newman, and J. W. Hooker: Cushing's syndrome; Report of a case in an infant twelve weeks old. Amer. J. Dis. Child. 90, 417 (1955).

Pratt, J. P., and R. L. Schaefer: Sex precocity, virilism, adrenal cortical tumor. Amer. J. Obst. Gynec. 49, 623 (1945).

Puzynski, D. L., and F. C. Biehusen: Adrenocortical adenoma with Cushing's syndrome and virilism in a 5 year old child. J. Pediat. 60, 836 (1962).

Quinby, W. C.: A case of pseudohermaphroditism with remarks on abnormal function of the endocrine glands. Bull. Johns Hopk. Hosp. 27, 50 (1916).

Rapaport, E., M. B. Goldberg, G. S. Gordon, and F. Hinman jr.: Mortality in surgically treated adrenocortical tumors II. Review of cases reported for the 20 year-period 1930—1949 inclusive. Postgrad. Med. 11, 325 (1952).

Rasmussen, A. T.: The relation of the basophilic cells of the human hypophysis to blood pressure. Endocrinology 20, 673 (1936).

Reilly, W. A., H. Lisser, and F. Hinman: Pseudosexuelle Frühreife. Das Nebennieren-rindensyndrom bei heranwachsenden Mädchen. Endocrinology 24, 91 (1939).

Riedel, A. A.: Adrenogenital syndrome in a male child due to adrenocortical tumor. Pediatrics 10, 19 (1952).

Scabell, A.: Über den suprarenalen Virilismus und Pseudohermaphroditismus, ein Beitrag zur Konstitutionspathologie. Dtsch. Z. Chir. 185, 1 (1923).

Schiff, K.: Frühzeitige Entwicklung der sekundären Geschlechtscharaktere bei einem 2jährigen Mädchen infolge eines Hypernephroms der rechten Nebenniere. Jb. Kinderheilk. 1918.

Schmidt, H.: Das suprarenal-genitale Syndrom (Kraus). Über Zusammenhänge zwischen Nebennieren und Geschlechtsentwicklung. Virchows Arch. path. Anat. 251, 8 (1924).

Schneider, P.: Pubertas praecox bei Hypernephrom. Verh. dtsch. path. Ges. 19, 277 (1923).

Schwarz, W., H. J. Merker, und G. Suchowsky: Elektronenmikroskopische Untersuchungen über die Wirkung von ACTH und Stress auf die Nebennierenrinde der Ratte. Virchows Arch. path. Anat. 335, 165 (1962).

Schweizer, F., O. Senet, et A. Llambias: Un caso de hirsutismo. Arch. argent. Pediat. 1, 550 (1930).

Seligman, A. M., and R. Ashbel: Histochemical demonstration of ketosteroids in adrenal cortical tumors with or without an associated Cushing's syndrome. Endocrinology 50, 338 (1952).

Sherman, F. E., L. W. Bass, and G. H. Fetterman: Congenital metastazing adrenal cortical carcinoma associated with cytomegaly of the fetal adrenal cortex. Amer. J. clin. Path. 30, 439 (1958).

Siegmund, H.: Tödliche Varizelleninfektion bei Interrenalismus. Virchows Arch. path. Anat. 307, 626 (1941).

Snaith, A. H.: A case of feminizing adrenal tumor in a girl. J. clin. Endocr. 18, 318 (1958).

Sobel, E. H., C. Marschall Lee, M. v. Esselborn, and L. L. Clark: Functioning adrenal tumors in childhood. Amer. J. Dis. Child. 86, 733 (1953).

Soffer, L. Y.: Diseases of the adrenals. Philadelphia: Lea & Fibiger 1946.

Sprague, R. G., W. F. Kvale, and J. T. Priestley: Management of certain hyperfunctioning lesions of the adrenal cortex and medulla. J. Amer. med. Ass. 151, 629 (1953).

Staemmler, M.: Nebennierenrinde und männliche Genitalorgane. Virchows Arch. path. Anat. 316, 476 (1949).

Stein, F.: Über hormonale und morphologische Malignität bei Nebennierengeschwülsten. Veröff. aus der morph. Pathologie 13, 59 (1954).

Symington, T., A. R. Currie, V. J. O'Donell, J. K. Grant, E. G. Oastler, and W. G. Whyte: Hyperplasia and tumors of the human adrenal cortex: histology, enzymic changes and corticoid production. Ciba Found. Coll. on Endocrinology 12, 102 (1958).

Talbot, N. B., A. M. Butler, and E. A. Mac Lachlan: Alpha and Beta neutral ketosteroids (Androgens). New Engl. J. Med. 223, 369 (1940).

—, E. H. Sobel, J. W. McArthur, and J. D. Crawford: Functional Endocrinology from birth through adolescence. Harvard: Univ. Press 1952.

Veeneklaas, G. M. H.: Pseudopubertas präcox door adenoom von de Bignierschors. Ned. T. Geneesk. 93, 3569 (1949).

Venning, E. H., C. J. Pattee, F. McGall, and J. S. L. Browne: Effect of cortisone on the excretion of 17-Ketosteroids in adrenal tumor. J. clin. Endocr. 12, 1409 (1952).

Villee, D. B., C. A. Villee, L. Engel, and N. B. Talbot: Desoxycorticosterone synthesis by human adrenal adenoma. J. clin. Endocr. 22, 481 (1962).

Wallach, S., H. Brown, E. Englert, and K. Eik-Nes: Adrenocortical carcinoma with gynecomastia: case report and review of literature J. clin. Endocr. 17, 945 (1957).

Walters, W., and E. J. Kepler: Adrenal cortical tumors and their treatment. A study of seven operated cases. Ann. Surg. 107, 881 (1938).

—, and R. G. Sprague: Hyperfunctioning tumors of the adrenal cortex: study of 9 cases. J. Amer. med. Ass. 141, 653 (1949).

WALTERS, W., R. M. WILDER, and E. J. KEPLER: The suprarenal cortical syndrome with presentation of ten cases. Ann. Surg. 100, 670 (1934).
WEBER, E. J., and M. L. MENTEN: Histologic studies on a virilizing tumor of the adrenal cortex. Amer. J. Path. 24, 293 (1948).
WEISSE, K.: Ein Cushing-Syndrom bei einem 20 Monate alten Mädchen. Z. Kinderheilk. 65, 9 (1947).
WILKINS, L.: A feminizing adrenal tumor causing gynecomastia in a boy of five years contrasted with a virilizing tumor in a five year old girl. Classification of seventy cases of adrenal tumor in children according to their hormonal manifestations and a review of eleven cases of feminizing adrenal tumor in adults. J. clin. Endocr. 8, 111 (1948).
— The diagnosis and treatment of endocrine disorders in childhood and adolescence. Springfield, Ill. 1950.
—, and M. M. RAVITCH: Adrenocortical tumor arising in the liver of a 3 year old boy with signs of virilism and Cushing's syndrome: report of a case with cure after partial resection of right lobe of liver, Pediatrics 9, 671 (1952).

M. Das Cushing-Syndrom im Kindesalter

1. Definition

Das Cushing-Syndrom beruht auf einer Überproduktion von Nebennierenrindenhormonen, und zwar der Glucocorticoide, es stellt also einen „Hypercortisolismus" dar. Die Wege, auf denen es zur Rindenüberfunktion kommt, sind verschieden, dementsprechend liegen auch ganz unterschiedliche morphologische Befunde an der Nebennierenrinde und am Hypothalamus-Adenohypophysensystem vor. Weitgehend einheitlich ist dagegen das klinische Bild und schon äußerlich gleichen sich die erkrankten Kinder wie Geschwister. Langdauernde Cortisonzufuhr führt zur gleichen klinischen Symptomatik, wie die Spontanerkrankung.

2. Häufigkeit

Das Cushing-Syndrom ist eine seltene Krankheit (LABHART). Am Kinderspital Zürich kamen unter 70000 Patienten sechs Fälle zur Beobachtung, in der Med. Universitätsklinik Zürich unter 66841 Patienten nur drei Fälle von Erwachsenen. WILKINS beobachtete unter 73000 pädiatrischen Patienten ein Kleinkind mit Nebennierenrindentumor und Cushing-Syndrom, sowie vier ältere Kinder mit Nebennierenrindenhyperplasie. Bei der Seltenheit des Krankheitsbildes speziell in den ersten Lebensjahren sind bisher im wesentlichen Einzelfälle mitgeteilt worden. Die vorliegende Darstellung stützt sich auf eine Sammlung von 140 Berichten über Kinder mit spontanem Cushing-Syndrom[1]. Diese nach pathogenetischen Gesichtspunkten zweifellos heterogene Sammlung ist in Tab. 12 aufgegliedert.

Tabelle 12. *Das Cushing-Syndrom im Kindesalter*
(140 Beobachtungen)

	Zahl der Fälle	
	♂	♀
Einseitige Rindentumoren		
a) mit reinem Cushing-Syndrom	17	6
b) Cushing-Syndrom und Virilisierung	35	26
c) Cushing-Syndrom und Femininisierung	4	1
Doppelseitiges Rindencarcinom	1	—
Bilaterale Rindenadenomatose	4	1
Cushing-Syndrom ohne Rindentumor		
a) ohne morphologischen Befund	6	5
b) mit morphologischem Befund	17	17
Gesamt	84	56

[1] In der Zwischenzeit sind uns noch drei weitere Beobachtungen von kindlichem Cushing-Syndrom bekannt geworden:
1. BITTEL-DOBRZYNSKA (1960): 12jähriger Knabe mit bilateraler Rindenhyperplasie.
2. KUCSKO et al. (1964): 13 Wochen alter Knabe mit einseitigem Nebennierenrindenadenom.
3. STEINBACH et al. (1964): $13^1/_2$jähriger Knabe mit Nebennierenrindenadenom.

3. Lebensalter

Die Tumoren des Kindesalters, welche ein reines Cushing-Syndrom produzieren, kommen am häufigsten in den ersten 5 Lebensjahren (66%), vor, 35% dieser Sammlung sind im 1. Lebensjahr beobachtet worden (siehe Abb. 114). Auf einer Rindenhyperplasie beruhende Cushing-Syndrome treten dagegen überwiegend erst nach dem 7. Lebensjahr auf (36 von 41 Beobachtungen). Der einzige Fall im 1. Lebensjahr stammt von PERLMUTTER et al. (1962). Vier weitere Fälle kamen im 2. Lebensjahr zur Beobachtung (SOBEL und TAFT 1959, FOLLIS 1951, NEFF et al. 1941, KOGUT und DONELL 1961).

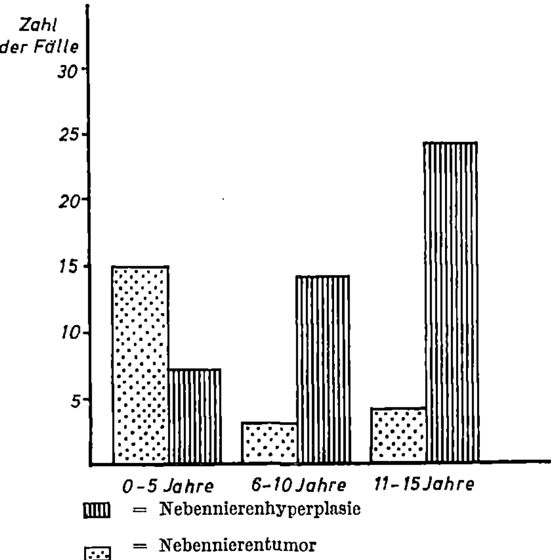

Abb. 114. 67 Kindliche Cushing-Fälle, Altersverteilung bei Krankheitsbeginn

4. Geschlechtsverteilung

Das Cushing-Syndrom gilt als eine Erkrankung mit deutlicher Bevorzugung des weiblichen Geschlechts. In der Sammelstatistik von PLOTZ et al. (1952) beträgt das Geschlechtsverhältnis 3:1 zugunsten der Frauen. In unserer Zusammenstellung von 140 kindlichen Cushing-Fällen ist das Überwiegen der Mädchen wesentlich geringer ausgeprägt (84:56). Innerhalb der einzelnen Gruppen liegen dabei ganz verschiedene Relationen vor, die trotz kleiner Zahlen von gewissem Interesse sind. Bei den Rindentumoren mit reinem Cushing-Syndrom beträgt das Geschlechtsverhältnis 3:1 zugunsten der Mädchen, unter den Fällen mit Rindenhyperplasie dagegen finden sich 23 Mädchen und 22 Knaben! Die seltene kleinknotige Rindenadenomatose, die stets mit reinem Cushing-Syndrom einhergeht, betrifft vier Mädchen und einen Knaben. Es muß heute völlig offen bleiben, ob dem Überwiegen des weiblichen Geschlechts in pathogenetischer Hinsicht irgendeine Bedeutung zukommt. Wenn die Gravidität in der Auslösung eines Cushing-Syndroms eine Rolle spielt, so ist es jedenfalls interessant, daß gerade bei der Rindenhyperplasie im Kindesalter noch keine Prädominanz des weiblichen Geschlechts vorliegt.

5. Pathogenese des kindlichen Cushing-Syndroms

a) Bei Tumoren der Nebennierenrinde. In der Pathogenese des spontanen kindlichen Cushing-Syndroms spielt der Glucocorticoide produzierende Rindentumor die Hauptrolle. Dies gilt besonders für die ersten Lebensjahre, in denen bisher nur in Einzelfällen diffuse Rindenhyperplasien beobachtet wurden. Zu den Tumoren ist auch die bilaterale kleinknotige Rindenadenomatose zu rechnen, da es sich hier um autonome Wachstumsprozesse handelt (GOLDBLATT und SNAITH 1958, KRACHT und TAMM 1960). Während diese bilaterale Adenomatose stets nur reine Cushing-Syndrome produziert, geht das Gros der einseitigen Tumoren gleichzeitig mit Virilisierung oder—seltener—mit Femininisierung einher. Je nach dem Anteil der Glucocorticoide an der Gesamtsteroidproduktion des Tumors treten im klinischen Bild mehr oder weniger ausgeprägte Symptome des Cushing-

Bildes hervor. Die kontralaterale Rindenatrophie ist beim Tumor mit Cushing-Syndrom ausgeprägter und daher in der Literatur offenbar auch häufiger registriert worden, als bei reiner Virilisierung. In der Sammelstatistik von Rapaport et al. findet sie sich beim Rindentumor mit Virilisierung nur in 29% der Fälle, beim Tumor mit Cushing-Syndrom aber in 72% vermerkt. Man wird mit Sicherheit damit zu rechnen haben, daß bei subtiler histologischer Untersuchung in praktisch 100% der Fälle eine Atrophie der kontralateralen Rinde eintritt, abhängig von der Potenz der Glucocorticoide, die ACTH-Abgabe zu blockieren.

In der Pathogenese des kindlichen Cushing-Syndroms spielt die bilaterale kleinknotige Adenomatose offenbar eine besondere Rolle. Folgende fünf zweifelsfreie Beobachtungen des Kindesalters konnten wir ausfindig machen:

1. Chute et al. (1949)	4½jährig	Tod p. op. mit 8 Jahren
2. Mosier et al. (1960)	14jährig	Operation mit 15 Jahren, Heilung
3. Kirk Rose et al. (1952)	3jährig	Tod mit 5 Jahren
4. Goldblatt und Snaith (1958)	14 Monate	Heilung nach Adrenalektomie
5. Kümmerle et al. (1962)	7 Jahre	Operation mit 10 Jahren, Heilung

Eine fragliche sechste Beobachtung wurde von O'Bryan et al. (1964) als „kongenitale Rindenhyperplasie" mit Morbus Cushing bei einer 8 Wochen alten, weiblichen Frühgeburt veröffentlicht.

Der einzige uns bekannt gewordene Fall einer Erwachsenen (19jährigen) wurde 1960 von Kracht und Tamm mitgeteilt[1]. Die Einordnung der Beobachtung von Kümmerle et al. ergab sich an Hand der uns überlassenen Präparate (siehe Fußnote S. 160), die der übrigen Fälle an Hand der publizierten Befunde. Nach diesen liegt in allen bisherigen Beobachtungen ein völlig identisches morphologisches Substrat vor. Kennzeichnend ist hierfür die Entwicklung großzelliger, lipoidreicher Adenome bei Atrophie der Restrinde (siehe S. 182). Der Befund spricht für eine funktionelle Autonomie der multiplen kleinen Adenome. Die von den Knoten gebildeten Glucocorticoide bremsen die endogene ACTH-Abgabe und führen zur Atrophie der Restrinde. Im ACTH-Test läßt sich diese Autonomie ebenfalls demonstrieren: Nach ACTH-Zufuhr bleibt — wie auch beim einseitigen Rindentumor — ein signifikanter Anstieg der Plasma-17-OHCS aus (Kracht und Tamm), desgleichen fehlt ein entsprechender Anstieg der Harnsteroide (Goldblatt und Snaith, Mosier et al., Kracht und Tamm, Kümmerle et al.). Während die Adenome also vom ACTH nicht stimuliert werden, gelingt es der atrophischen Restrinde gleichfalls nicht, in entsprechender Weise auf ACTH-Zufuhr zu reagieren. Von der diffusen Rindenhyperplasie bei Cushing-Syndrom ist dagegen die übersteigerte Reaktion auf exogene ACTH-Zufuhr bekannt. Therapeutisch kommt bei dieser Situation nur die bilaterale Adrenalektomie in Frage, die im Kindesalter erstmals von Goldblatt und Snaith (1958) mit Erfolg durchgeführt wurde und in drei Fällen Heilung brachte. Die Hypophyse zeigt bei der bilateralen Adenomatose reichliche Crooke-Zellen (Kracht und Tamm), Kirk Rose et al. haben sie in ihrem Fall vermißt. Sie fanden zusätzlich akzessorisches Rindengewebe im Rete testis.

b) Pathogenese des Cushing-Syndroms bei diffuser Nebennierenrindenhyperplasie im Kindesalter. Seit der klassischen Beschreibung Cushings 1932 gilt die

---

[1] Neue Beobachtungen: Silverman et al. (J. Clin. Endocrinol. and Metabol. 23, 167 [1963]): 30 J. ♂ Kirchner et al. (J. Clin. Endocrinol. and Metabol. 24 947 [1964]) 40 J. ♀. Beide Fälle zeigen einen stark positiven ACTH-Test, aber einen negativen Dexamethason-Suppressionstest.

diffuse Rindenhyperplasie bei basophilem Adenom oder „Basophilismus" der Hypophyse als der Haupttyp des Syndroms, als der Morbus Cushing im engeren Sinne (KESSEL 1936). In der viel zitierten Zusammenstellung von PLOTZ et al. (1952) finden sich unter 97 Cushingfällen mit bekanntem Hypophysen- und Nebennierenbefund

58 Nebennierenhyperplasien,
16 Rindencarcinome,
11 Rindenadenome,
 9 „normale" Nebennieren,
 2 Nebennierenblutungen,
 1 „Nebennierenhypoplasie" ohne anderswo gelegenen Tumor!

Sehr wahrscheinlich gehören von den „normalen" Nebennieren der größere Teil gleichfalls in die Gruppe der Hyperplasien, da im allgemeinen das „normale" Nebennierengewicht zu hoch angesetzt wird und eine subtile histologische Untersuchung die Zeichen der progressiven Transformation aufzudecken vermag, die der Cushing-Rindenhyperplasie zugrunde liegt (TONUTTI et al., KRACHT 1962).

Den 58 Rindenhyperplasien stehen bei PLOTZ et al.

31 Basophile Adenome, davon 24 mit gleichzeitiger Rindenhyperplasie,
 8 Fälle von „Basophilismus", davon vier mit Nebennierenhyperplasie,
 3 Mischtyp-Adenome bei Nebennierenhyperplasie,
 7 chromophobe Adenome, davon fünf mit Nebennierenhyperplasie

gegenüber. Der Rest der Hypophysenbefunde verteilt sich auf 32 Fälle, bei denen nur die Entwicklung von Croockezellen registriert werden konnte, eine „normale" Hypophyse und zwei Beobachtungen von Atrophie bzw. Zerstörung der Hypophyse, deren Verknüpfung mit einem Cushing-Syndrom zweifelhaft erscheinen muß. Lassen wir diese Beobachtungen außer Betracht, so dokumentiert sich beim

Tabelle 13

Fall-Nr.	Autor	Geschl.	Alter z. Zeitp. des Todes	Nebennieren	Hypophyse	Sonstiges
1	BAUER u. WASSING 1913	♂	16 Jahre	nicht auffällig	Kirschkerngr. Adenom	voll entw. Cushing
2	BISHOP u. CLOSE 1932	♀	22 Jahre	?	kleines bas. Adenom	voll entw. Cushing
3	RUTISHAUSER 1933	♀	23 Jahre	NN 20, 15 g	Knötchenförmige Hyperplasie basophile Zellen	voll entw. Cushing
4	WRIGHT 1935	♂	11 Jahre	nicht auffällig	Bas. Adenom, $^2/_3$ der Drüse einnehmend	voll entw. Cushing
5	FREYBERG et al. 1936	♂	19 Jahre	dünne NNR	in Entwickl. begriffenes Bas. Adenom	voll entw. Cushing
6	LAWRENCE 1937, Fall 4	♂	14 Jahre	Hyperplasie, NN 15 g	Adenom	voll entw. Cushing
7	FOLLIS 1951, Fall 1	♂	$15^1/_2$ Mon.	stark vergrößert	Basophilen-Hyperplasie	voll entw. Cushing
8	WILKINS 1962	♀	Krankheitsbeg. mit 10 Jahren Heilung	Hyperplasie, später NN-Regenerat	ACTH-prod. Hypoph. Tumor nach Adrenalektomie	voll entw. Cushing

Cushing-Syndrom des Erwachsenen das Überwiegen der diffusen Rindenhyperplasie einerseits, des endokrin aktiven Hypophysentumors andererseits, wie es der klassischen Konstellation der Cushingschen Krankheit entspricht. Dabei soll zunächst offen bleiben, inwieweit man es bei den Hypophysentumoren mit autonomen Wachstumsprozessen oder mit hypothalamisch kontrollierten Anpassungshyperplasien im Sinne BÜNGELERS zu tun hat.

Unsere Tabelle zeigt, daß im Kindesalter bis zum 15. Lebensjahr auf 140 Cushing-Fälle nur 45 Beobachtungen entfallen, denen kein Rindentumor entspricht. Davon sind in 34 Fällen morphologische Befunde vorhanden, die überwiegend die diffuse Rindenhyperplasie erkennen lassen. Elf Beobachtungen betreffen nur klinische Mitteilungen.

Eine Übersicht über die Beobachtungen von kindlichen Hypophysentumoren oder „Basophilismus" vermittelt Tab. 13. Die Cushing-Krankheit begann stets vor dem 15. Lebensjahr.

Tabelle 14

Die 34 morphologisch ausgewiesenen Cushing-Fälle zeigen folgendes Bild:

Hypophysen-Adenome	5
„Basophilismus"	2
Extracorticale Tumoren mit Cushing-Syndrom	5
ohne weiteren Befund, speziell ohne Hypophysenbefund	22
Gesamt	34

Die Mehrzahl dieser Beobachtungen fügt sich in das Bild ein, das man auch von der Cushingschen Krankheit des Erwachsenen kennt. Der mit Abstand jüngste Patient wurde von FOLLIS (1951) beobachtet. Besonders bemerkenswert ist der Krankheitsverlauf der Patientin von WILKINS (1962): Durch eine doppelseitige Nebennierenresektion wird bei dem 10jährigen Mädchen das Cushing-Syndrom zunächst beherrscht, ein Rezidiv mit 15 Jahren beruht auf einem golfballgroßen Nebennierenregenerat, das wiederum operativ entfernt wird. Im Anschluß daran tritt ein Addison-artiges Bild mit starker Pigmentierung der Haut ein. Es werden hohe

Tabelle 15

Fall -Nr.	Autor	Geschl.	Alter	Tumor	NN-Befund	Sonstiges
1	LEYTON et al. 1931	♂	11 Jahre	Thymus-ca	20,6 g	voll entwck. Cushing Hautpigmentierung
2	NEFF et al. 1941	♀	16 Mon.	Chromaffinom 96 g	?	Mischbild von Cushing und Virilisierung (Clitorisvergrößerung). Heilung nach Entfernung des Tumors
3	KAPLAN 1949	♂	14 Jahre	Sympathicoblastom	Hyperplasie	voll entw. Cushing. plötzl. Tod
4	BURGSTEDT 1956	♀	10 Jahre	Thymus-Ca	Hyperplasie	voll entw. Cushing, Tod an Apoplexie
5	KOGUT u. DONNELL 1961	♀	13 Mon.	Ganglioneuroblastom	bei operativer Freilegung normaler Aspekt	voll entw. Cushing. Erhöhte Vanillinmandelsäure-Ausscheidung im Harn. Heilung nach Entfernung des Tumors

Plasma-ACTH-Werte (144 i.U./100 ml) und eine Sellavergrößerung festgestellt. Der somit offenkundige ACTH-sezernierende Hypophysentumor wird mit Radiogold-Implantation behandelt. Die Plasma-ACTH-Werte fallen auf 5 i.U./100 ml ab, die Menses treten wieder ein, Anhaltspunkte für eine HVL-Insuffizienz bestehen nicht.

Eine zunehmend stärker beachtete Rolle spielen im Rahmen des Cushing-Syndroms außerhalb der Hypophyse gelegene Tumoren, die mit Rindenhyperplasie verknüpft sind. In dieser Zusammenstellung handelt es sich um fünf Beobachtungen vorstehender Tabelle.

Es entfallen von den fünf Beobachtungen drei auf Tumoren, die dem Nebennierenmarkgewebe zugeordnet werden müssen, bei den beiden anderen handelt es sich um Thymuscarcinome.

Die in ihrer kausalen Verknüpfung heute noch unklaren Syntropien von Geschwülsten außerhalb des Hypophysen-Nebennierenrindensystems mit einem Cushing-Syndrom machen im Gesamtkomplex der Krankheit nur einen kleinen Prozentsatz aus. KRACHT und HANTSCHMANN (1961) konnten 49 Tumorsyntropien einschließlich einer eigenen Beobachtung zusammenstellen. Der Häufigkeit nach gliedern sich die dabei auftretenden Tumoren in drei Hauptgruppen:

1. Thymus- bzw. Mediastinaltumoren,
2. bös- und gutartige Geschwülste des Bronchialstammes,
3. Carcinome des in- und exkretorischen Pankreas.

Die Koinzidenz dieser Tumorgruppen mit einem Cushing-Syndrom ist für die Thymustumoren mit Sicherheit, für die Bronchial- und Pankreastumoren mit großer Wahrscheinlichkeit als positive Syntropie zu werten. Dabei bleibt es völlig offen, in welcher Weise Geschwulstleiden und Cushing-Syndrom miteinander verknüpft sind. Teils entwickelt sich die Cushing-Symptomatik vor der Entdeckung des Tumors, teils ist die Reihenfolge eindeutig umgekehrt. In unseren kindlichen Fällen wurde das Tumorleiden bei voll entwickeltem Cushing-Bild jeweils erst zum Zeitpunkt der Operation bzw. Autopsie festgestellt. Die Gruppe neurogener Tumoren ist bei den Tumor-Syntropien mit Cushing-Syndrom nur sehr klein. Hier wird die Frage des Zusammenwirkens von Rinden- und Markfunktion unmittelbar berührt, während bei den Thymus- und Bronchialtumoren eine ACTH-ähnliche, sekretorische Aktivität in Rechnung gestellt wird. Beim Phäochromocytom kann gleichzeitig eine Rindenhyperplasie mit erhöhter 17-OHCS-Ausscheidung bestehen (WILLIAMS et al. 1960). Im Fall von KOGUT und DONNELL (13 Monate altes Mädchen) lag bei ausgeprägtem Cushing-Bild ein 5 cm großer Tumor am unteren Pol der rechten Niere vor, der sich als Ganglioneuroblastom erwies. Die Ausscheidung der Vanillin-Mandelsäure war auf 34 mg erhöht, die 17 ketogenen Steroide auf 15,4 mg und Aldosteron auf 61 μg. Die operative Entfernung des Tumors hatte eine Normalisierung der Befunde zur Folge. Die Nebennieren haben bei der Operation „normal" ausgesehen. Die Verfasser nehmen an, daß der Tumor einer — sehr ungewöhnlichen — Versprengung von Markgewebe in die Niere seine Entstehung verdankt und Markhormone sezerniert hat. Die Stimulierung der Rinde durch Markhormone soll teils direkt (VOGT 1944, 1945), teils über die Hypophyse (LONG and FRY 1945, GERSHBERG et al. 1950) erfolgen. Andere Untersuchungen lassen jedoch keinen Markhormoneffekt auf die Rindenfunktion erkennen (CONTINHO et al. 1953, THORN et al. 1953, SANDBERG et al. 1953, TYLER et al. 1955).

Es bleibt also auch für diese Beobachtungen die Frage nach der ursächlichen Verknüpfung von Tumor und Cushing-Syndrom offen. Bei der Seltenheit des Cushing-Syndroms im Kindesalter einerseits und der relativen Seltenheit von Marktumoren andererseits wird man jedoch nicht fehlgehen, im Zusammentreffen der beiden Krankheitsprozesse mehr als einen Zufall zu sehen.

Pathogenese des Cushing-Syndroms ohne autonomen Tumor. Liegt in der Hypophyse ein autonomer ACTH-produzierender Tumor oder in der Nebennierenrinde ein autonomer Glucocorticoide bildender Tumor vor, so bieten sich dem Verständnis des Cushing-Syndroms keine Schwierigkeiten. Im ersten Fall ist der Hypophysentumor unempfindlich gegen einen Hemmeffekt des im Überschuß gebildeten Cortisols, im zweiten Fall ist der Rindentumor von der hypophysären Stimulation unabhängig. Fehlt jedoch eine funktionell autonome Geschwulst in diesem System, so ist die anhaltende Überfunktion der bilateral hyperplastischen Nebennierenrinde nur unter der Voraussetzung einer Störung des Rückkoppelungsmechanismus denkbar.

Für diese Störung sind *zwei Angriffspunkte* zu diskutieren:

a) eine erhöhte Sensibilität der Nebennierenrinde auch bei nur minimaler ACTH-Stimulation,

b) eine herabgesetzte Empfindlichkeit des Hypothalamo-Hypophysenvorderlappensystems auf die inhibierende Wirkung des Cortisols und damit erhöhte

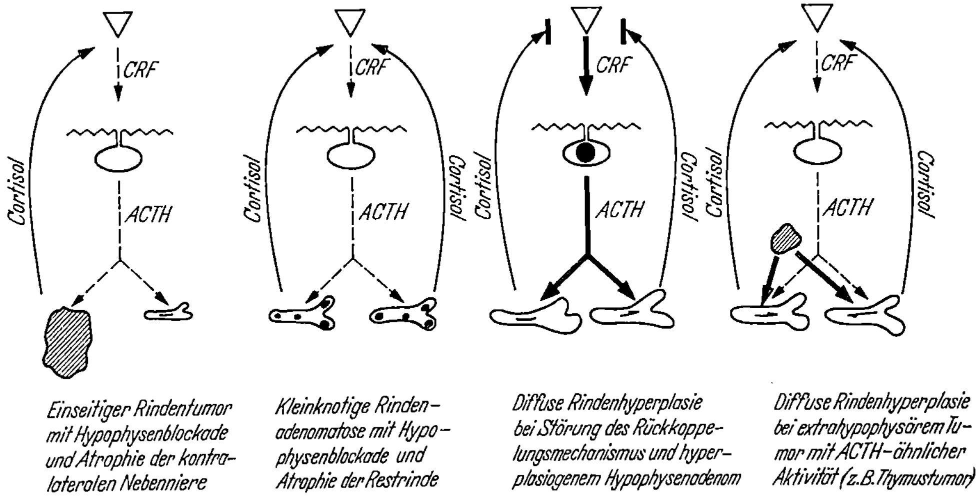

Abb. 115. Ursachen des Cushing-Syndroms (in Anlehnung an HEDINGER, 1957 und KRACHT 1960)

hypothalamische Stimulation des Vorderlappens durch vermehrte Sekretion des Corticotropin-Releasing-Faktors.

Zu a). Auf eine erhöhte Sensibilität der Nebennierenrinde auf ACTH wurde indirekt geschlossen, da bei Cushing-Kranken die intravenöse Zufuhr von ACTH zu einem exzessiven Anstieg der Plasma-17-OHCS führt, der das Ausmaß einer Reaktion der „gesunden" Nebenniere übersteigt. Auch zeigt das Rindengewebe von Cushing-Kranken eine ungewöhnlich hohe 11-β-Hydroxylierungsaktivität (SKELTON 1961). Ein Beweis für eine erhöhte Nebennierenrindensensibilität bei normaler oder sogar verminderter ACTH-Stimulation ist damit aber nicht erbracht, es bleibt speziell immer noch die Frage nach der fehlenden Bremswirkung des Cortisols auf das Hypothalamus-Adenohypophysensystem offen.

Zu b). Nach LIDDLE et al. (1960) weisen Cushing-Kranke bei beliebigem Cortisolspiegel mehr ACTH im Blut auf, als Normalpersonen. DAVIES (1964) konnte schließlich zeigen, daß Cushing-Kranke einen drei- bis vierfach höheren ACTH-Blutspiegel haben als gesunde Kontrollpersonen. Diese zeigen einen mittleren ACTH-Spiegel von 0,7 mU/100 ml Blut, während die Cushing-Fälle vor der Adrenalektomie 6,7, 1,1, 0,9, 2,2, 2,3, 1,8, 3,3, 4,5 mU/100 ml Blut enthielten. NAKAMURA et al. (1963) stellten eine erhöhte ACTH-Ausscheidung im Harn einer Cushing-Kranken fest (gemessen im Ascorbinsäuretest der hypophysektomierten Ratte). Die physiologische Tagesrhythmik der Steroidsekretion ist beim Cushing-Kranken verloren gegangen. Der Cortisolspiegel im Plasma bleibt während des ganzen Tages mäßig erhöht, während er beim Gesunden starken Schwankungen unterliegt und seinen Gipfel morgens zwischen 6 und 8 Uhr hat. NUGENT et al. (1960) konnten zeigen, daß über 4 Tage fortgesetzte, kleine ACTH-Gaben auch beim Gesunden die Tagesrhythmik aufheben und die Tageskurven denen von Cushing-Patienten ähnlich werden, obwohl bei der gewählten Dosis ACTH noch nicht meßbar im Blut vorhanden ist. Diese Ergebnisse lassen darauf schließen, daß das Cushing-Syndrom durch eine gering erhöhte ACTH-Abgabe hervorgerufen wird. NUGENT et al. sprechen in diesem Zusammenhang von einem „ACTH-Dribbling". Die primäre Störung liegt also im Hypothalamus-Adeno-hypophysensystem, dessen Empfindlichkeit für die Hemmwirkung der Nebennierenrindensteroide herabgesetzt sind. Es sind daher bei Cushing-Kranken auch hohe Dosen stark ACTH-hemmender Steroide notwendig, um die 17-OHCS-Ausscheidung im Harn zu senken. Auch sind nach Adrenalektomie bei Cushing-Kranken große Dosen Cortisol erforderlich, um die erhöhte ACTH-Sekretion zu unterdrücken, höhere Dosen, als sie sonst nach Adrenalektomie oder bei Morbus Addison notwendig sind.

Diffuse oder knotige Hyperplasien ACTH-bildender Vorderlappenzellen sind dann regulierte Wachstumsprozesse im Sinne BÜNGELERS (Übersicht bei TAMM 1961, KRACHT und TAMM 1963). Eine gute Illustration für die regulative Abhängigkeit eines Teiles der ACTH-bildenden Vorderlappentumoren sind jene Fälle, bei denen es erst nach subtotaler oder totaler Adrenalektomie wegen eines Cushing-Syndroms zur Geschwulstbildung in der Hypophyse kommt. Die Hemmwirkung des Cortisols auf das primär dysregulierte hypothalamische Zentrum entfällt dann, die erhöhte Stimulation des Vorderlappens führt zur Geschwulstbildung. Bei intakter hypothalamischer Steuerung, aber erhöhter ACTH-Sekretion nach Zerstörung der Nebennieren etwa im Rahmen des Morbus Addison bildet sich hingegen kein sekundärer Hypophysentumor (KRACHT und TAMM 1963).

Funktionell autonome ACTH-bildende Tumoren und regulativ hypothalamisch gesteuerte Wachstumsprozesse lassen sich bisher nicht voneinander unterscheiden. Die Ätiologie der Krankheit bleibt bei der Annahme einer primären hypothalamischen Dysregulation zwar weiterhin offen, doch könnte das Auftreten eines Cushing-Syndroms nach schwerem Schädeltrauma oder nach einer Schwangerschaft vielleicht plausibler erscheinen (TAMM 1961).

6. Die Morphologie der Nebennierenrinde bei kindlichem Cushing-Syndrom

Das Bild des einseitigen, zum Cushing-Syndrom führenden Rindentumors weicht nicht von dem der übrigen Rindentumoren ab (siehe Kapitel NNR-Tumor). Das Vollbild eines Cushing-Syndroms kann dabei schon von sehr kleinen, einseitigen Geschwülsten erzeugt werden.

a) Morphologie der bilateralen kleinknotigen Rindenadenomatose. Bei der bilateralen Rindenadenomatose sind die Nebennieren wenig oder gar nicht vergrößert, im Falle von KRACHT und TAMM (1960) sogar gegenüber der Norm etwas verkleinert. Das Gesamtgewicht beträgt bei dieser 19jährigen nur 6,3 g, in unseren kindlichen Fällen betragen die Gewichte 10,0 g (CHUTE et al. 1949), 10,3 g (KIRK ROSE et al. 1952), sowie 16,2 g (MOSIER et al. 1960). In zwei Fällen fehlen uns die Gewichtsangaben.

Das makroskopische Bild der Nebennieren ist charakteristisch. Die grobe äußere Form des Organs ist erhalten, die Oberfläche ist aber durch zahlreiche Knoten von 1 bis 5 mm Durchmesser vorgebuckelt. Die Knoten wechseln in der

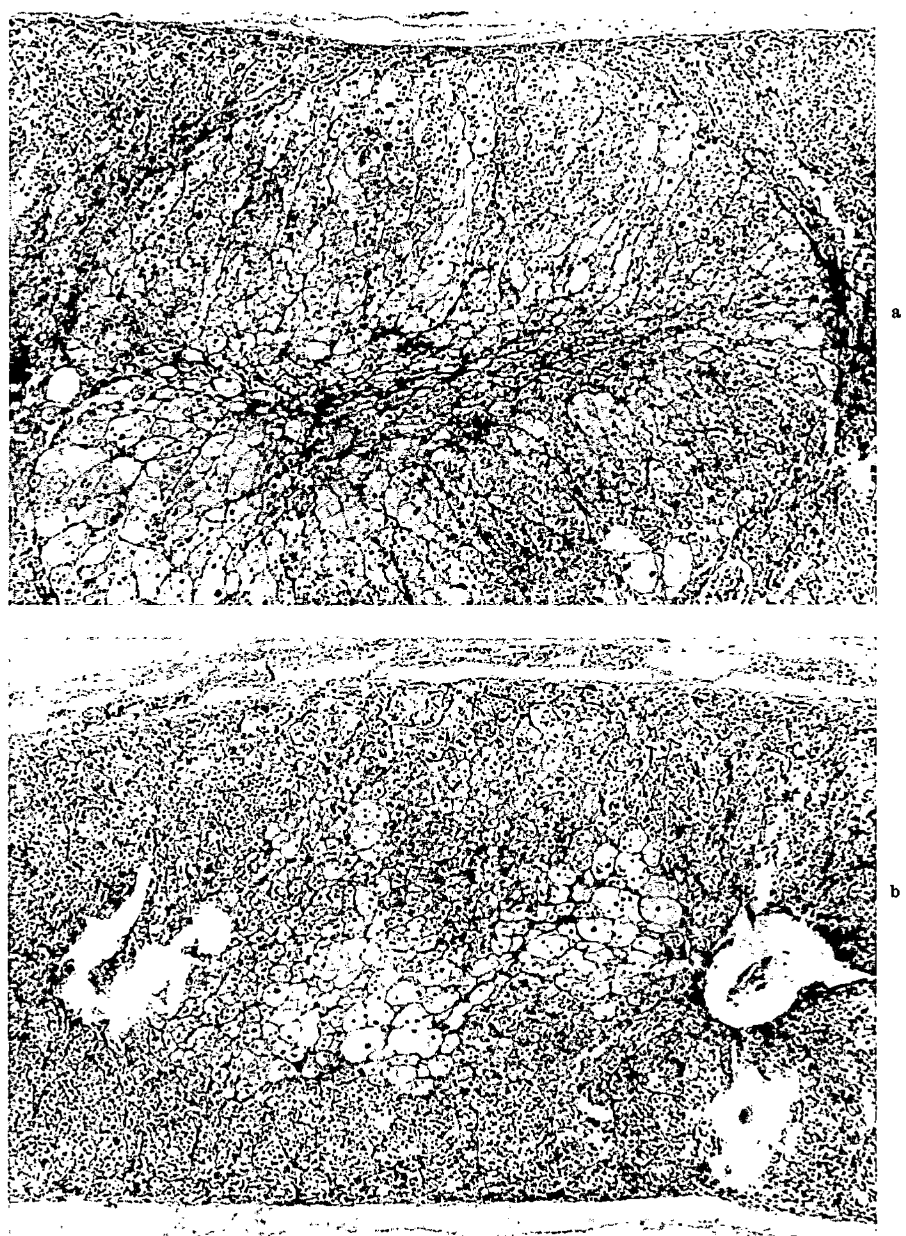

Abb. 116a u. b. Bilaterale kleinknotige Rindenadenomatose bei Cushing-Syndrom. 10jähr. Mädchen. Beobachtung von KÜMMERLE et al. 1962. E. Nr. 3978/60 Pathol. Institut Freiburg. a Adenomknoten mit vorwiegend großen lipoidreichen Zellen in atrophischem Rindengewebe. b Unregelmäßig begrenzte adenomatöse Zellhaufen in atrophischer Rinde. — Vgr. 60fach, H. E. —

Farbe von gelb bis dunkelbraunrot. Auf dem Schnitt liegen sie intracortical, dringen aber auch in das Mark vor. Die Restrinde ist verschmälert, ja „papierdünn" (KRACHT und TAMM 1960).

Das mikroskopische Bild der Adenome unterscheidet sich in auffälliger Weise von dem der Restrinde. Die Knoten bestehen aus übergroßen, schaumigen Zellen, die reich an Lipoiden und teilweise auch an braunem Pigment sind. Die groß-

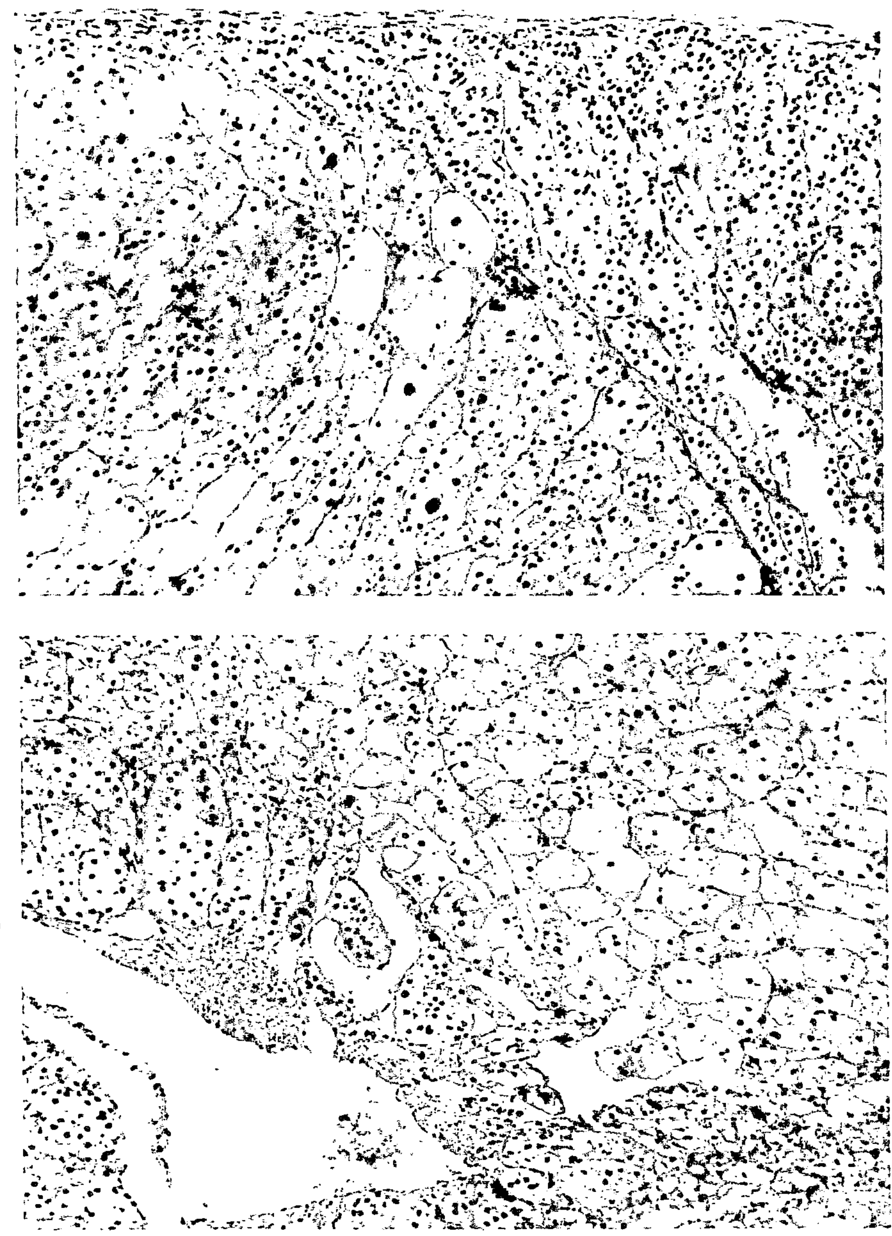

Abb. 117a u. b. Bilaterale kleinknotige Rindenadenomatose bei Cushing-Syndrom. Beobachtung KÜMMERLE et al. 1962. a Randpartie eines großzelligen Adenoms. b Marknaher Abschnitt eines großzelligen Adenomknotens. Weite sinusoidale Abflüsse in die Nebennierenvene. — Vergr. 150fach, H. E. —

zelligen Areale liegen — zwar ohne bindegewebige Abkapselung — aber doch scharf demarkiert im kleinzelligen Rindengewebe. Die Kerne der Adenomzellen sind groß und oft deutlich polyploid. Kernteilungsfiguren haben wir nicht gesehen. Plasmareiche, dunkler getönte Rindenzellen kommen vor. In den marknahen Bezirken der Adenome grenzen die Zellkomplexe an weite sinusoide Gefäßräume an. Neben den größeren rundlichen Knoten haben wir auch unregelmäßig begrenzte Zellhaufen in der Rinde gesehen, die sich ebenso scharf aus der Nachbarschaft der Rinde herausheben. Die Restrinde ist atropisch. Die den Knoten angelagerten Partien sind verdrängt, die Säulen der Fasciculata erscheinen ausgebogen und dichtzellig. Aber auch die nicht durch Druck alterierten Bezirke zeigen eine Verschmälerung der Fasciculata, wobei das Ausmaß der regressiven Transformation den nach längerer Cortisontherapie üblichen Rückbildungsgrad noch weit übertreffen kann (KRACHT und TAMM). Histometrisch läßt sich denn auch die Differenz der Zell- und Kernflächenwerte von Adenom und Restrinde eindeutig belegen (Tab. 16).

Tabelle 16

	Zellzahl pro Flächeneinheit	Kerngröße Planimeterwert
Adenom	4,4	76,7
Restliche Rinde ...	30,9	35,5

Histometrische Meßwerte an der Nebennierenrinde bei bilateraler kleinknotiger Adenomatose (aus: KRACHT u. TAMM 1960)

Der Lipoidgehalt der atrophischen Rinde ist deutlich geringer als der der Adenome.

b) Morphologie der diffus-hyperplastischen Nebennierenrinde bei Cushing-Syndrom.

Das Nebennierengewicht. Nach Angabe verschiedener Autoren soll das Nebennierengewicht bei Cushing-Syndrom in einem Teil der Fälle nicht erhöht sein. SYMINGTON et al. (1958) geben auf Grund einer Sammelstatistik von 141 Beobachtungen — Nebennierenrindentumoren eingeschlossen — in 36% normale Nebennierengewichte an. Sie gehen jedoch von einer oberen Normgrenze von 8 g für das Einzelorgan aus, was entschieden zu hoch gegriffen ist (TONUTTI und BAYER 1961) Bei gesunden Erwachsenen liegen nach QUINAM und BERGER (1933) die Gewichte für beide Nebennieren zusammen zwischen 5,8 und 11,3 g, das Einzelorgan dürfte daher höchstens zwischen 5 und 6 g wiegen.

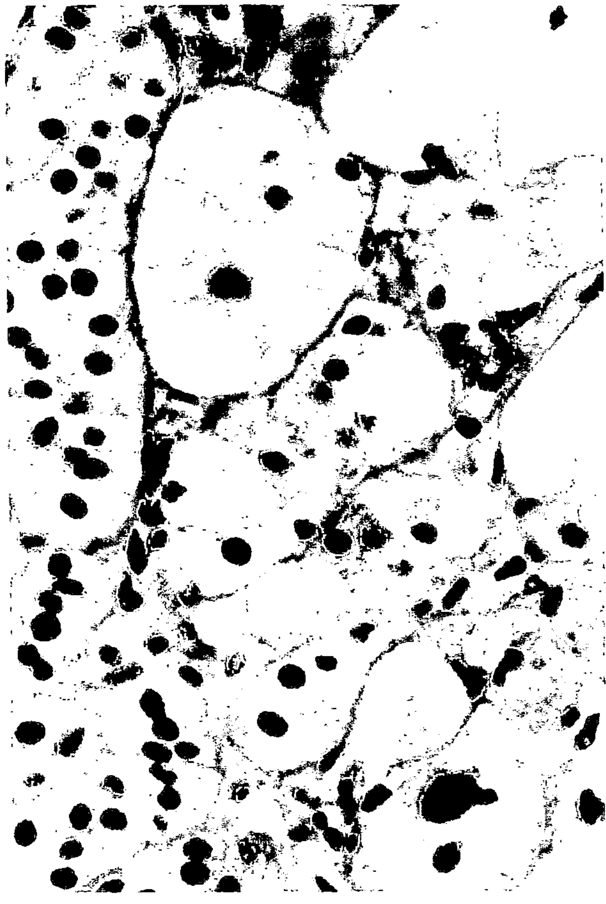

Abb. 118. Bilaterale kleinknotige Rindenadenomatose bei Cushing-Syndrom. Beobachtung von KÜMMERLE et al 1962. Randbezirk eines großzelligen Adenoms. Lipoidreiche, wabig umgewandelte Zellen. Kleinzelliges dichtkerniges Gewebe in der Nachbarschaft. — Vergr. 600fach —

Die von TONUTTI und BAYER untersuchten Nebennieren erwachsener Cushing-Patienten wiesen Gewichte zwischen 6,4 und 16,4 g pro Drüse auf. Die hyperplastische kindliche Nebenniere bei Cushing-Syndrom fügt sich diesem Bild ein. Wir verfügen über acht Werte, teils einzelner, teils beider Drüsen. Die Einzeldrüse wiegt bei dem $8^1/_2$jährigen Jungen von HUBBLE und ILLINGWORTH (1957) 6 g, bei dem 15jährigen Jungen von VENNING et al. (1952) 10 g.

Das Gewicht beider Nebennieren zeigt folgende Werte:

PERLMUTTER et al. (1962) .	$4^1/_2$ Monate	6,2 g
GRUMBACH et al. (1955) ...	10 Jahre	18,7 g
LEYTON et al. (1031)	11 Jahre	20,6 g
KÜMMERLE et al. (1962) ..	13 Jahre	18 g
LAWRENCE (1937)	14 Jahre	15 g
RUTISHAUSER (1933)	23 Jahre	20,15 g*

* (Patient ist schon in der Kindheit erkrankt).

Diese präpuberalen Nebennieren (ausschließlich des Falles RUTISHAUSER) zeigen also eindeutige Gewichtserhöhungen, die über den Durchschnittsgewichten normaler Erwachsenen-Nebennieren liegen. Auch die 6,2 g schweren Nebennieren des $4^1/_2$ Monate alten Säuglings von PERLMUTTER et al. (1962) liegen über dem durchschnittlichen normalen Vergleichsgewicht von 4 g in dieser Altersstufe (TÄHKÄ 1951). Die hohen Nebennierengewichte bei kongenitalem AGS werden dagegen bei kindlichem Cushing-Syndrom bei weitem nicht erreicht.

Histologischer Befund. Die Untersuchungen von TONUTTI und BAYER (1961) an operativ gewonnenen Nebennieren bei Cushing-Syndrom haben gezeigt, daß das Strukturbild der Nebennierenrinde weitgehend durch ein Vorherrschen der Zona fasciculata gekennzeichnet ist. Glomerulosa und Reticularis sind dagegen nur spärlich ausgebildet oder fehlen vollständig, so daß insgesamt das Bild der progressiven Transformation vorliegt. Dementsprechend findet sich eine klare Säulenarchitektur ausgebildet, wobei die Einzelsäulen bis unmittelbar an die Kapsel reichen können, ohne daß Glomerulosaballen abgeschnürt sind. Andererseits erstrecken sich die Säulen weit in die zentralen Rindenbezirke auf Kosten der verschmälerten Zona reticularis. Dieses Bild ist auch beim kindlichen Cushing-Syndrom mit bilateraler Hyperplasie verwirklicht, wie uns die Beobachtung von KÜMMERLE et al. (1962) lehrt (Abb. 119). Eine lipoidreiche, stark verbreiterte Fasciculata zeigen auch die operativ gewonnenen Nebennieren des 10 Jahre alten Jungen von RUTENFRANZ und STEHR (1960, Befund von DONTENWILL), sowie von VENNING et al. (1952).

Neben der diffusen Verbreiterung der Nebennierenrinde findet man beim Cushing-Syndrom meistens auch knotige Hyperplasien, die ohne scharfe Abgrenzung inmitten des Rindenparenchyms liegen (TONUTTI und BAYER 1961). Bei gleichzeitiger diffuser Rindenhyperplasie kommt den Knoten kein autonomer Charakter zu, sie finden sich in gleicher Weise auch in normalen Nebennieren bzw. bei Rindenhyperplasie ohne endokrines Krankheitsbild. Eine solche teils diffuse, teils knotige Hyperplasie ließ auch schon der Säugling von PERLMUTTER et al. (1962) erkennen. Das cytologische Bild der Fasciculata-Hyperplasie ist vom lipoidreichen Spongiocyten bestimmt, dazwischen sind jedoch in wechselnder Menge kleinere feingranulierte „dunkle" Rindenzellen eingestreut. In den inneren Rindenschichten überwiegt dieser dunkle Zelltyp. Auch die knotigen Hyperplasien sind von den beiden Zelltypen in wechselnden Anteilen aufgebaut. Gewöhnliche und doppelbrechende Lipoide sind überwiegend in feintropfiger Form vorhanden, oft gleichmäßig über die ganze Rindenbreite verteilt, stets sind jedoch die äußeren Rindenzonen bevorzugt. Die Pigmentbeladung der inneren Rindenzonen ist bei den Erwachsenenfällen spärlich, bei den kindlichen Nebennieren dürfte sie überhaupt fehlen. Planimetrisch zeigt die überwiegende Zahl von Cushing-Nebennieren eine Zunahme der Kerngrößen, speziell in der Zona fasciculata und Reticularis, geringer und nur teilweise auch in der Glomerulosa, was als morphologisches Kriterium vermehrter corticotroper Stimulierung der Rinde zu werten ist (KRACHT 1962).

Vielfach ist das Bild der progressiven Transformation nicht gleichmäßig im ganzen Organ entwickelt, an manchen Stellen kann noch eine durchaus normale Struktur der Rinde hervortreten. Eine der Operation vorausgehende Cortisonbehandlung kann durch Bremsung der ACTH-Sekretion das Strukturbild der hyperplastischen Rinde beeinflussen, so daß die Zonierung durch Abgliederung der Glomerulosa und Reticularis wieder deutlicher hervortritt. Insgesamt entspricht die Struktur der hyperplastischen Nebennierenrinde bei Cushing-Syndrom dem Bild, wie es sich auch sonst bei anhaltender ACTH-Stimulierung einstellt, sei es im Experiment, sei es in der menschlichen Pathologie. So entspricht die Struktur der Nebennierenrinde (nicht aber der Lipoidgehalt!) bei kongenitalem AGS auch der Cushing-Nebenniere, ohne daß sich die unterschiedliche Sekretionsleistung widerspiegelt.

Eine hiervon abweichende Auffassung vertreten SYMINGTON et al. (1958). Die Zone, in der bevorzugt dunkle, RNS- und enzymreiche Rindenzellen auftreten, wird — unabhängig von ihrer Struktur — als Zona reticularis bezeichnet, die äußeren Bezirke, in denen die Spongiocyten überwiegen, als Zona fasciculata.

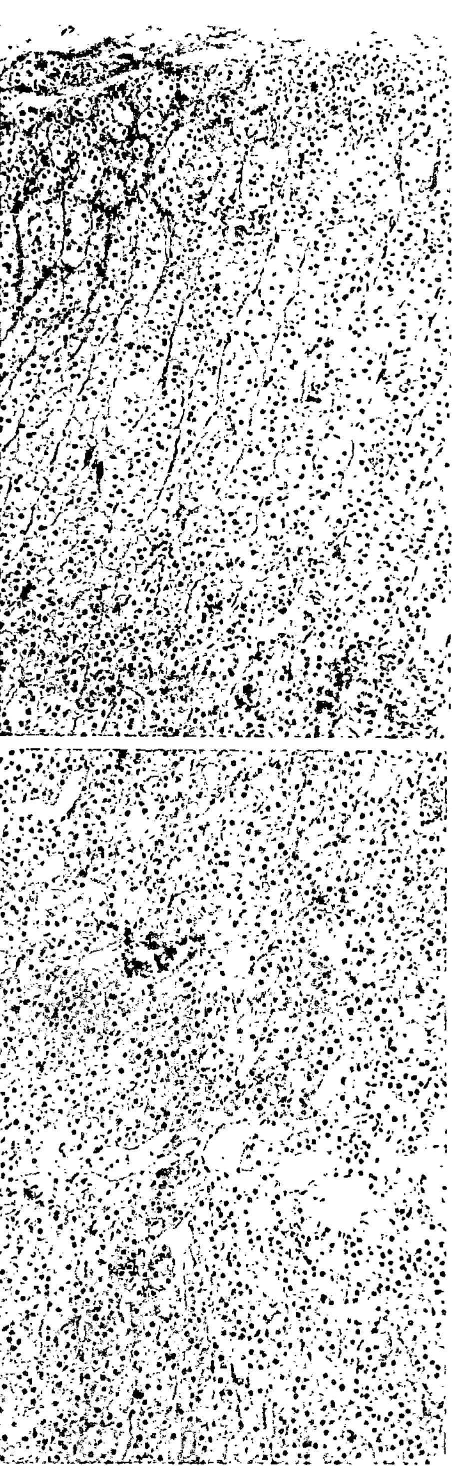

Abb. 119. Nebennierenrindenhyperplasie bei Cushing-Syndrom. 13jähr. Junge. Beobachtung von KÜMMERLE et al. 1962. (E. Nr. 11028/60 Pathol. Inst. Freiburg). Progressive Transformation mit breiter Fasciculata und schmaler Glomerulosa. Spongiocyten überwiegend in der äußeren Fasciculata, dunkle Rindenzellen in den inneren Rinden zonen. — Vergr. 150fach —

Unter dieser Voraussetzung sehen SYMINGTON et al. eine breit entwickelte Zona reticularis bei Cushing-Nebennieren ebenso wie bei kongenitalem AGS. Mit TONUTTI und BAYER sollte man jedoch — wie schon bei der Besprechung der Histologie des kongenitalen AGS ausgeführt — die Zonierungsbegriffe wie bisher an die Strukturentfaltung der Nebennierenrinde knüpfen und nicht von cytologischen Kriterien abhängig machen, die für keine der Zonen allein spezifisch sind.

7. Klinik des kindlichen Cushing-Syndroms

Das reine Cushing-Syndrom des Kindesalters weicht in seinen wesentlichen Zügen nicht von der entsprechenden Erkrankung des Erwachsenen ab, ein wichtiges zusätzliches Merkmal ist jedoch der Wachstumsstillstand. Werden gleichzeitig androgene Hormone vermehrt gebildet, so kann die katabole Wirkung der Glucocorticoide mehr oder weniger kompensiert werden, so daß nur Einzelzüge des Krankheitsbildes in Erscheinung treten. Meist ist es die rasche Gewichtszunahme, die den Eltern zuerst auffällt. Der Fettansatz zeigt die charakteristische Verteilung am Stamm, oft mit deutlichem „Büffelhöcker". Das ausgeprägte Vollmondgesicht führt dazu, daß sich die erkrankten Kinder wie Geschwister ähnlich sehen. Hinter den blaurötlichen Pausbacken können die Ohren „verschwinden' (WEIDNER und TOWERY 1956). Die Augenbrauen und Kopfhaare sind buschig und struppig, sehr häufig ist eine vermehrte Körperbehaarung (Hirsutismus) vorhanden. Die körperliche Leistungsfähigkeit der Kinder sinkt stark ab, beim Spielen ermüden sie rasch, aber auch geistig stumpfen sie ab. Häufig wird über Kopfschmerzen geklagt. Meist sind stark vermehrter Durst und Enuresis zu beobachten. Je nach dem Tempo der Krankheitsentwicklung — die sich manchmal über Jahre hinzieht — tritt der Wachstumsrückstand gegen-

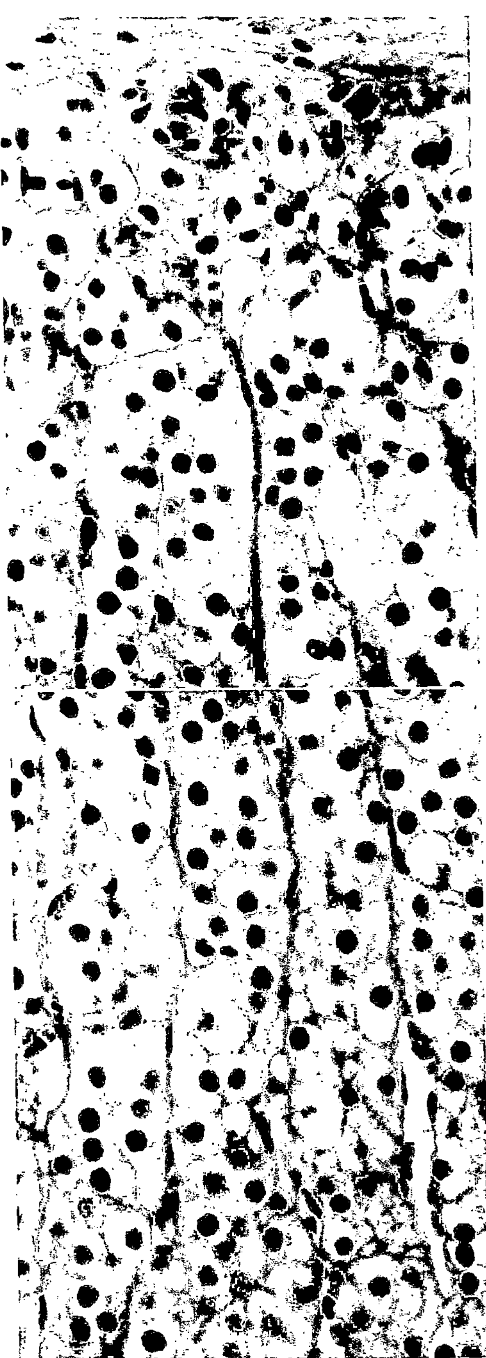

Abb. 120.   Nebennierenrindenhyperplasie bei Cushing-Syndrom. 13jähr. Junge. Beobachtung von KÜMMERLE ef al. 1962. (E. Nr. 11028/60, Pathol. Institut Freiburg). Schmale Glomerulosa und äußere Fasciculata mit überwiegend spongiocytären Formen. — Vergr. 600fach —

über gesunden gleichaltrigen Kindern deutlich hervor. Mit dem Längenwachstum ist auch die Knochenentwicklung deutlich verzögert (GROB et al. 1953). Die Osteoporose kann im kindlichen Skelet ebenso ausgeprägt sein wie beim Erwachsenen. Bei gleichzeitig vermehrter Androgenproduktion fehlt sie (z. B. bei RUTENFRANZ und STEHR 1960). Fakultative Veränderungen betreffen die Serumelektrolyte (hypochlorämische Alkalosis und Hypokaliämie), sowie die diabetische Stoffwechsellage. Häufig findet man eine diabetische Glucosebelastungskurve.

Praktisch immer ist eine Hypertonie vorhanden, die unter Umständen exzessive Werte erreicht (GALLI und SANTA 1959: 165/105 mm Hg bei 10 Monate altem Mädchen; MARKS et al. 1940: 245/145 mm Hg bei 12 Monate altem Mädchen, STEIN 1955: 300/270 mm Hg bei 9jährigem Mädchen). Eosinopenie und Poly-

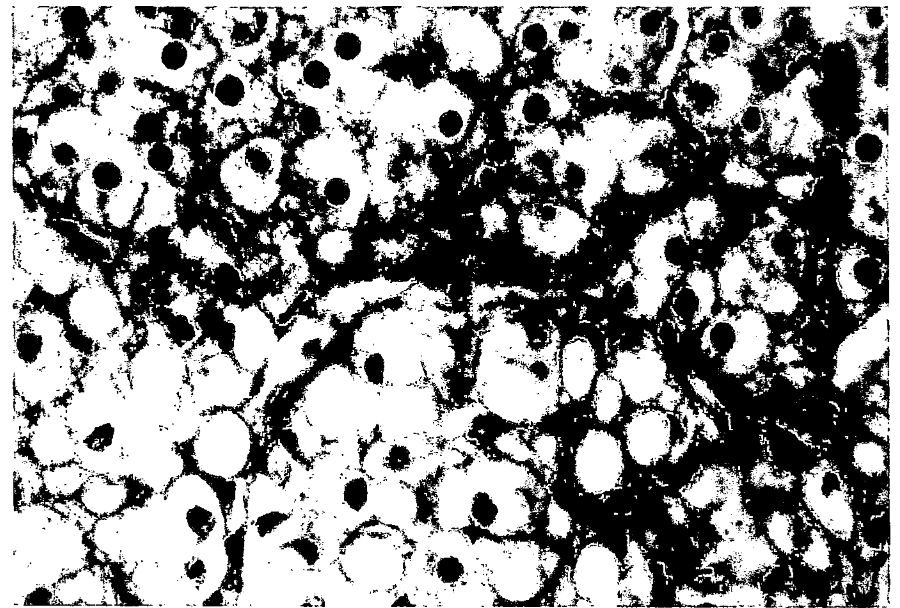

Abb. 121. Rinden-Markgrenze bei einem 13jähr. Jungen mit Cushing-Syndrom. Operationspräparat von KÜMMERLE et al. 1962. E. Nr. 11028/60, Pathol. Institut Freiburg. Beachte den unmittelbaren Kontakt der Markzellen (unten) mit dem Rindenparenchym (oben), der teilweise nur durch eine dazwischen geschaltete Capillare unterbrochen wird. — Vergr. 600fach —

globulie, sowie Hypercholesterinämie sind zusätzliche kennzeichnende Befunde bei Cushing-Syndrom. Die Ausscheidung von 17-Ketosteroiden und von 17-Hydroxycorticosteroiden im Harn ist deutlich erhöht, jedoch variieren die Werte stark. Eine Unterscheidung zwischen Tumor und Hyperplasie nur an Hand der Ausscheidungswerte ist nicht möglich (SOFFER et al. 1955). Der Genitalbefund ist bei reinem Cushing-Syndrom normal, teilweise werden jedoch auch bei der Rindenhyperplasie eine vergrößerte Clitoris (PERLMUTTER et al. 1962) bzw. ein leicht vergrößerter Penis (RUTENFRANZ und STEHR 1960) beobachtet.

Für die Therapie des Cushing-Syndroms ist die klinische Differentialdiagnose zwischen Rindentumor und Hyperplasie von großer Bedeutung. Das intravenöse Pyelogramm, die retroperitoneale Luftinsufflation zur Röntgendarstellung dss Nebennierenschattens sind dazu wichtige Hilfsmittel. Bei der Rindenhyperplasie kommt es nach Gabe hypophysenblockierender Steroide zum Abfall der Steroidausscheidung im Harn, nach ACTH-Zufuhr umgekehrt zu einem steilen Anstieg der Steroidexkretion, während der autonome Rindentumor dadurch nicht zu beeinflussen ist.

8. Prognose des kindlichen Cushing-Syndroms

Der Nebennierenrindentumor mit reinem Cushing-Syndrom ist prognostisch ungünstig. Von 21 Beobachtungen einseitiger Tumoren konnten nur vier durch Operation geheilt werden (GROB et al. 1953, WEIDNER und TOWERY 1956, GREEN-BLATT et al. 1957, HEINBECKER et al. 1957). Dabei hat es sich um zwei Adenome und zwei Carcinome gehandelt. Hinzu kommen drei operativ geheilte Fälle bilateraler kleinknotiger Rindenadenomatose (GOLDBLATT und SNAITH 1958, MOSIER et al. 1960, KÜMMERLE et al. 1962). Die primäre Operationsmortalität ist beim Rindentumor mit Cushing-Syndrom am höchsten, sie beträgt in der Sammelstatistik von RAPAPORT et al. (1952) 53%, virilisierende Tumoren oder Geschwülste ohne endokrine Symptomatik haben eine wesentlich günstigere Prognose. Zweifellos hängen die schlechten Ergebnisse solcher Sammelstatistiken mit dem Anteil älterer Literaturfälle zusammen, da früher die Stoffwechselsituation und die drohende Rindeninsuffizienz nach dem operativen Eingriff nicht beherrscht werden konnten. Es ist zu erwarten, daß die Ergebnisse der Tumorexstirpation in Zukunft besser werden.

Die Prognose des Cushing-Syndroms mit Rindenhyperplasie ist demgegenüber nach unserer Kasuistik günstiger. Von 35 Fällen, bei denen wir über das weitere Schicksal orientiert sind, sind 13 verstorben, während 22 in der Berichtszeit gebessert bzw. geheilt waren. Therapeutisch waren ein- oder doppelseitige Adrenalektomie oder die Röntgenbestrahlung der Hypophyse angewandt worden. Nach nur einseitiger Nebennierenexstirpation oder nach Hypophysenbestrahlung kommen jedoch Rezidive vor, die dann zur subtotalen oder totalen Adrenalektomie zwingen (KUPPERMAN et al. 1953, TALBOT et al. 1954, GRUMBACH et al. 1955, RUTENFRANZ und STEHR 1960, SILVER und GINSBERG 1960).

9. Todesursachen bei Cushing-Syndrom

Sieht man von der primären Operationsmortalität ab, so lassen sich drei Ursachengruppen für den Tod bei Cushing-Syndrom zusammenfassen:

1. Tod durch den metastasierenden, malignen Rindentumor selbst (auch Thymuscarcinom und Sympathicoblastom);

2. Tod im Gefolge der Hypertonie;

3. Tod durch interkurrente Infekte.

Punkt 1 bedarf keiner weiteren Diskussion. Der Hochdruck führt zur Herzhypertrophie und Arteriosklerose der Nieren, arteriosklerotische Gefäßveränderungen sind hier bereits im Kindesalter entwickelt. So kann es zur Herzinsuffizienz (RUTISHAUSER 1933) oder auch zum apoplektischen Insult (CLEMENT 1942, KIRK ROSE et al. 1952, POWELL et al. 1955, KÜMMERLE et al. 1962) kommen.

Die Anfälligkeit des Cushing-Kranken gegenüber Infekten ist bekannt. Der Hypercortisolismus führt zu einer Resistenzminderung, die Kranken zeigen eine schlechte postoperative Wundheilung, auch banale Infekte können zu einer tödlichen Sepsis führen. Unter den Todesursachen rangieren in der Sammelstatistik von PLOTZ et al. die infektiösen Erkrankungen mit 46,6% an erster Stelle. Mehrfach wurde eine Miliar-Tbc beobachtet (HEINBECKER 1944, GUTHRIE und EMERY 1907, MOLTSCHANOFF und DAVIDIOVSKI 1930, SIEGMUND 1948). Auf die Häufung von unter Umständen tödlich verlaufenden Varicellen oder variolaartigen Infekten beim therapeutischen Cushing-Syndrom wurde bereits hingewiesen.

Literatur

Das Cushing-Syndrom im Kindesalter

BAUER, T., u. H. WASSING: Zur Frage der Adipositas hypophysaria. Wien. klin. Wschr. **26**, 1236 (1913).

BISHOP, P. M. F., and M. B. CLOSE: A case of basophile adenoma of the anterior lobe of the pituitary: „Cushing's syndrome". Guy's Hosp. Rep. **82**, 143 (1932).

BITTEL-DOBRZYNSKA, N.: Zespól Cushinga u 12-letniego chlopca. Pol. Tyg. lek. 1960, XV, Nr. 24

BÜNGELER, W.: Die Definition des Geschwulstbegriffes und die Abgrenzung der Hyperplasien gegenüber den Geschwülsten. Verh. dtsch. Ges. Path. **35**, 10 (1951).

BURGSTEDT, H. J.: Thymus-Carcinom und Cushing-Syndrom. Mschr. Kinderheilk. **104**, 395 (1956).

CHUTE, A. L., G. C. ROBINSON, and W. L. DONOHUE: Cushing's syndrome in children J. Pediat **34**, 20 (1949).

COTINHO, H. B., B. L. BAKER, and D. J. INGLE: Effect of continous injection of epinephrine on adrenal cortex and anterior hypophysis. Proc. Soc. exp. Biol. (N.Y.) **84**, 137 (1953).

CROOKE, A. C., and R. K. CALLOW: Differential diagnosis of forms of basophilism (Cushing's syndrome), particularly by estimation of urinary androgens. Quart. J. Med. **8**, 233 (1939).

CUSHING, H.: Basophil adenomas of the pituitary body. J. nerv. ment. Dis. **76**, 50 (1932).

— Further notes on pituitary basophilism. J. Amer. med. Ass. **99**, 281 (1932).

— „Dyspituitarism": Twenty years later, with special considerations of the pituitary adenomas. Harvey lectures 1932—33, Baltimore: Williams and Wilkins Co. 1934.

DAVIES, B. M. A.: Blood corticotrophin in normal adults and in patients with Cushing's syndrome. Acta endocr. (Uppsala) **45**, 55 (1964).

EHRENGUT, W., u. H. LORZ: Das Cushing-Syndrom. Ein Beitrag zur Pathogenese und Therapie mit Desoxycorticosteronacetat. Ann. paediat (Basel) **180**, 366 (1953).

FALK, W.: Klinische Beiträge zum Cushing-Syndrom im Kindesalter. Helv. paediat. Acta **8**, 216 (1953).

FOLLIS, R. H.: The pathology of osseous changes in Cushing's syndrome in infants and in adults. Bull. Johns Hopk. Hosp. **88**, 440 (1951).

FORBES, A. P., and F. ALBRIGHT: A comparison of 17-KS Excretion in Cushing's syndrome associated with adrenal tumor and with adrenal hyperplasia. J. clin. Endocr. **11**, 926 (1951).

FREYBERG, R., P. S. BARKER, L. H. NEWBURG, and F. A. COLLER: Pituitary basophilism (Cushing's syndrome). Report of a verified case with a discussion of the differentialdiagnosis and treatment. Arch. intern. Med. **58**, 187 (1936).

GELLI, G., et L. DELLA SANTA: La sindrome di Cushing nella prima infanzia. Minerva Pediat 1959, 1389.

GERSHBERG, H., E. G. FRY, J. R. BROBECK, and C. N. H. LONG: The role of epinephrine in the secretion of the adrenal cortex. Yale J. Biol. Med. **23**, 32 (1950).

GOLDBLATT, E., and A. H. SNAITH: A case of Cushing's syndrome in an infant. Arch. Dis. Childh. **33**, 540 (1958).

GREENBLATT, R. B., J. M. MANAUTHOU, A. M. ZIMMERMAN, and W. T. LUCAS: Cushing's syndrome in infancy. Amer. J. Dis. Child. **94**, 691 (1957).

GROB, M., A. PRADER, und H. U. ZOLLINGER: Klassisches Cushing-Syndrom bei einem 4jährigen Mädchen. Heilung nach Entfernung eines Nebennierencarcinoms. Helv. paediat. Acta **8**, 202 (1953).

GRUMBACH, M. M., A. M. BONGIOVANNI, W. R. EBERLEIN, J. J. VAN WYK, and L. WILKINS: Cushing's syndrome with bilateral adrenal hyperplasia: A study of plasma 17-hydroxycorticosteroids and the response to ACTH. Bull. Johns Hopk. Hosp. **96**, 116 (1955).

GUTHRIE, L.. and W. DE EMERY: Precocious obesity premature sexual and physical development and hirsuties in relation to hypernephroma and other morbid conditions. Trans. clin. Soc. Lond. **40**, 175 (1907).

HEINBECKER, P.: Pathogenesis of Cushing's syndrome Medicine (Baltimore) **23**, 225 (1944).

—, W. O'NEAL, and L. V. ACKERMAN: Functioning and nonfunctioning adrenal cortical tumors Surg. Gynec. Obstet **105**, 21 (1957)

HUBBLE, D. V., and R. R. ILLINGWORTH: Adrenocortical hyperplasia in Childhood. Arch. Dis. Childh. **32**, 285 (1957).

JAMIN, F.: Die hypophysäre Plethora (Cushing'sche Krankheit). Münch. med. Wschr. **1934**, II, 1048.

KAPLAN, L. J., L. SOKOLOFF, F. MURRAY, and L. STEVENSON: Sympathicoblastoma with metastases, associated with the clinical picture of Cushing's syndrome. Arch. Neurol. Psychiat. (Chic.) **62**, 696 (1949).

KESSEL, F. K.: Morbus Cushing. Ein Überblick über Klinik und Kasuistik des basophilen Hypophysenadenoms. Ergebn. inn. Med. Kinderheilk. **50**, 620 (1936).

KIRK-ROSE, E., H. T. ENTERLINE, J. E. RHOADS, and E. ROSE: Adrenal cortical hyperfunction in childhood; report of a case with adrenocortical hyperplasia and testicular adrenal rests. Pediatrics 9, 475 (1952).

KOGUT, M. D., and G. N. DONNELL: Cushing's syndrome in association with renal ganglioneuroblastoma. Pediatrics 38, 566 (1961).

KRACHT, J.: Karyometrische Befunde an der diffus hyperplastischen Nebennierenrinde bei Cushing-Syndrom. Virchows Arch. path. Anat. 335, 21 (1962).

—, u. N. HANTSCHMANN: Tumorsyntropien des Cushing-Syndroms. Acta endocr. (Kbh.) 38, 490 (1961).

—, u. J. TAMM: Bilaterale kleinknotige Adenomatose der Nebennierenrinde bei Cushing-Syndrom. Virchows Arch. path. Anat. 333, 1 (1960).

KUCSKO, L., G. BREITFELLNER, und O. THALHAMMER: Über ein „reines" Cushing-Syndrom durch einseitiges Nebennierenrindenadenom bei einem 13 Wochen alten Knaben. Endokrinologie 46, 161 (1964).

KÜMMERLE, R., P. M. REISERT, H. G. KRAINICK, und W. HORSTMANN: Endokrinologie und Chirurgie des Hypercorticismus im Kindesalter. Dtsch. med. Wschr. 87, 784 (1962).

KUP, J. v.: Ein Beitrag zur Funktion der Zirbel bei Cushingscher Krankheit in einem Falle von basophilem Adenom der Hypophyse. Münch. med. Wschr. 1937, II, 1542.

KUPPERMAN, H. S., A. BERNSTEIN, A. P. FORBES, O. COPE, and F. ALBRIGHT: Remission in Cushing's syndrome after bilateral hemiadrenalectomy. J. clin. Endocr. 13, 154 (1953).

LABHART, A.: Klinik der inneren Sekretion. Berlin-Göttingen-Heidelberg: Springer 1957.

LAWRENCE, C. H.: Adrenal cortical tumor: a report of four cases. Ann. intern. Med. 11, 936 (1937).

LEYTON, O., H. M. TURNBULL, and A. B. BRATTON: Primary cancer of the thymus with pluriglandular disturbance. J. Path. Bact. 34, 635 (1931).

LIDDLE, G. W., W. C. WILLIAMS, and A. WALSER: Die Bedeutung von ACTH für die Pathogenese der Cushingschen Erkrankung. Schweiz. med. Wschr. 1960, 1325.

LOEB, u. PERERA: Pers. Mitt. an FORBES und ALBRIGHT.

LONG, C. N. H., and E. G. FRY: Effect of epinephrine on adrenal cholesterol and ascorbic acid. Proc. Soc. exp. Biol. (N.Y.) 59, 67 (1945).

MARKS, T. M., J. M. THOMAS, and J. WARKANY: Adrenocortical obesity in children. Amer. J. Dis. Child. 60, 923 (1940).

McCULLAGH, E. P., M. M. MELICOW, and G. F. CAHILL: The role of the adrenal cortex in somatosexual disturbances in infants and children. A clinico-pathologic analysis. J. clin. Endocr. 10, 24 (1950).

MOSIER, H. D., J. P. FLYNN, D. W. WILL, and R. D. TURNER: Cushing's syndrome with multinodular adrenal glands. J. clin. Endocr. 20, 632 (1960).

NEFF, F. C., G. A. WALKER, G. TICE, and N. F. OKERBLAD: Adrenal androgenic tumor in a female infant. Amer. J. Dis. Child. 62, 422 (1941).

NUGENT, C. A., K. EIK-NESS, H. S. KENT, L. H. SAMUELS, and F. H. TYLER: A possible explanation for Cushing's syndrome associated with adrenal hyperplasia. J. clin. Endocr. 20, 1259 (1960).

O. BRYAN, R. M., R. W. SMITH, G. FINE, and R. C. MELLINGER: Congenital adrenocortical hyperplasia with Cushing's syndrome. J. Amer. Med. Ass. 187, 257 (1964).

PEITSARA, H.: Syndroma Cushing in a child of eight. Ann. Med. intern. fenn. 36, 332 (1947).

PERLMUTTER, M., A. Z. APFEL, J. AVIN, H. B. HERMANN, and E. K. KLEIN: Cushing's syndrome in infancy: report of a case. Metabolism 11, 946 (1962).

PLOTZ, C. M., A. J. KNOWLTON, and C. RAGAN: The natural history of Cushing's syndrome. Amer. J. Med. 13, 597 (1952).

POWELL, L. M., S. NEWMAN, and J. W. HOOKER: Cushing's syndrome; report of a case in an infant twelve weeks old. Amer. J. Dis. Child. 90, 417 (1955).

QUINAM, C., and A. A. BERGER: Ann. intern. Med. 6, 1180 (1933).

RAPAPORT, E., M. B. GOLDBERG, G. S. GORDON, and F. HINMAN: Mortality in surgically treated. adrenocortical tumors. Review of cases reported for the 20 year-period 1930—1949 inclusive. Postgrad. Med. 11, 325 (1952).

RUTENFRANZ, J., u. K. STEHR: Cushing-Syndrom durch Nebennierenrindenhyperplasie bei einem Kinde unter 10 Jahren. Arch. Kinderheilk. 162, 159 (1960).

RUTISHAUSER, E.: Osteoporotische Fettsucht (Pituitary basophilism). Dtsch. Arch. klin. Med. 175, 640 (1933).

SACREZ, R., S. WIENER, A. BCHINI et S. NICOLAS: Syndrome de Cushing chez un garcon de 12 ans. Arch. franç. Pédiat. 10, 109 (1953).

SALET, J., H. BRICAIRE, G. SEE, M. McJAYLE, E. E. BAULIEU, R. BEU-BRAHEM et J. MARIE: Hypercorticisme métabolique spontané acquis (Maladie de Cushing) chez un enfant de sept ans. Sem. Hôp. Paris 33, 1599 (1957).

SANDBERG, A. A., D. H. NELSON, J. G. PALMER, L. T. SAMUELS, and F. H. TYLER: The effect of epinephrine on the metabolism of 17-hydroxycorticosteroids in the human. J. clin. Endocr. 13, 629 (1953).

SIEGMUND, H.: Cushing-Syndrom, Thymustumor und Landouzysche Tuberkulose. Dtsch. med. Wschr. 73, 33 (1948).

SILVER, H. K., and M. M. GINSBERG: Cushing's syndrome in an eight year old girl. Amer. J. Dis. Child. 100, 405 (1960).

SKELTON, F. K.: Response of the adrenal cortex in disease. The adrenal cortex, P. B. Hoeber Inc. 1961.

SOBEL, E. H., and L. T. TAFT: Clinical conference: Cushing's syndrome and suspected mental retardation in an 18 month old boy. Pediatrics 23, 413 (1959).

SOFFER, L. J., J. EISENBERG, A. JANNACCONE, and J. L. CABRILOVE: Cushing's syndrome. Ciba Found. Coll. Endocrinol. 8, 487 (1955).

STEIN, F.: Über hormonale und morphologische Malignität bei Nebennierengeschwülsten. Veröff. aus der morphol. Pathol. 13, H 59 (1954).

STEINBACH, H. L., M. NOETZLI, and M. B. OZONOFF: Small pitnitary fossa in Cushing's syndrome due to adrenal neoplasm. New Engl. J. Med. 269, 1286 (1963).

SYMINGTON, T., A. R. CURRIE, V. J. O'DONNELL, J. K. GRANT, E. G. OASTLER, and W. G. WHYTE: Hyperplasia and tumours of the human adrenal cortex: histology, enzymic changes and corticoid production. Ciba Found. Coll. Endocrinology 12, 102 (1958).

TÄHKÄ, H.: On the weight and structure of the adrenal glands and the factors affecting them in children of 0—2 years. Acta paediat. (Uppsala). Suppl. 81, 1951).

TALBOT, N. B., E. H. SOBEL, J. W. McARTHUR, and J. D. CRAWFORD: Functional Endocrinology from birth through adolescence Cambridge, Mass.: Harvard Univ. Press 1952.

TAMM, J.: Zur Pathogenese des Cushing-Syndroms infolge bilateraler Nebennierenrindenhyperplasie. Dtsch. med. Wschr. 86, 1874 (1961).

THORN, G. W., D. JENKINS, and J. C. LAIDLAW: The adrenal response to stress in man. Recent. Progr. Hormone Res. 8, 171 (1953).

THURSBY-PELHAM, D. C., and B. CROWE: Cushing's syndrome in childhood due to adrenal hyperplasia. Brit. med. J. 1961, 1536.

TONUTTI, E., u. J. M. BAYER: Beitrag zur Kenntnis der Struktur der hyperplastischen Nebennierenrinde beim Cushing-Syndrom. Endokrinologie 41, 17 (1961).

TYLER, F. H., CL. MIGEON, and H. CASTLE: The effect of epinephrine on the metabolism of 17-hydroxycorticosteroids in the human. Ciba Found. Coll. Endocrinology 8, 254 (1955).

VENNING, E. H., C. J. PATTEE, F. McCALL, and J. S. L. BROWNE: Effect of cortisone on the excretion of 17-ketosteroids in adrenal tumour. J. clin. Endocr. 12, 1409 (1952).

VOGT, M.: The effect of chronic administration of adrenaline on the suprarenal cortex and the comparison of this effect with that of hexoestrol. J. Physiol. 104, 60 (1945).

WEIDNER, M. G., and B. T. TOWERY: Adrenocortical adenoma with Cushing's syndrome in infancy Surgery 39, 492 (1956).

WILLIAMS, G. A., C. L. CROCKETT, W. S. BUTLER, and K. R. CRISPELL: The coexistence of pheochromocytoma and adrenocortical hyperplasia. J. clin. Endocr. 20, 622 (1960).

WILKINS, L.: Pers. Mitt. an FORBES und ALBRIGTH.

— Adrenal disorders I: Cushing's syndrome and its puzzles. Arch. Dis. Childh. 37, 1 (1962).

WRIGHT, C. A., and C. COURRILLE: Pituitary basophilism: a discussion of additional factors in relation to 4 cases. Med. Rec. (N.Y.) 141, 191 (1935).

ZEISEL, H., u. J. STRÖDER: Endokrin gestörte Kinder und Jugendliche. Münch. med. Wschr. 99, 1481 (1957).

ZELLWEGER, H., u. A. PRADER: Ein Fall von Morbus Cushing bei einem 12jähr. Mädchen; Heilung durch Röntgenbestrahlung der Hypophyse. Helv. paediat. Acta 4, 43 (1949).

N. Primärer Aldosteronismus im Kindesalter

1. Definition und Beobachtungsgut

Seit der Erstbeschreibung durch CONN (1955) ist der primäre Aldosteronismus an Hand von rund 200 Fällen der Weltliteratur zu einem wohlbekannten Krankheitsbegriff geworden. CONN (1961) beschränkt den primären Aldosteronismus auf diejenigen Fälle, die durch singuläre oder multiple, unilaterale oder bilaterale Rindenadenome mit isolierter Aldosteronüberproduktion hervorgerufen sind. Hinzu tritt jedoch noch eine juvenile Form, mit bilateral hyperplastischen Nebennieren, deren Symptomatik den Tumorfällen entspricht und die CONN als kongenitalen Aldosteronismus bezeichnet. Schließlich muß in diesem Zusammenhang ein gleichfalls im Kindesalter auftretendes von BARTTER et al. (1962) entdecktes Syndrom besprochen werden, bei dem eine Hyperplasie des juxtaglomerulären Apparates der Nieren mit Aldosteronismus bei fehlendem Hypertonus verknüpft ist (Tab. 17). Dagegen kann der bei Ödemkrankheiten auftretende sekundäre Aldosteronismus hier außer Betracht bleiben.

Tabelle 17. *Primärer Aldosteronismus im Kindesalter*

	Zahl der Beobachtungen
Aldosteronproduzierendes Rindenadenom (HÖKFELT)	1
„Kongenitaler Aldosteronismus mit bilateraler Rindenhyperplasie"	9
Hyperplasie juxtaglomerulärer Zellen der Niere und Aldosteronismus (BARTTER et al.).......................	3 (4 ?)
Pubertas praecox und Aldosteronismus bei Ovarialtumor (EHRLICH et al.)	1
Summe:	14

Wie Tab. 17 über die bisherigen Beobachtungen von primärem Aldosteronismus im Kindesalter zeigt, ist die gewöhnliche Form, das aldosteronproduzierende Adenom im Kindesalter, außerordentlich selten. Es ist uns nur der von HÖKFELT (1962) kurz erwähnte Fall eines $3^{1}/_{2}$jährigen Mädchens bekannt geworden, der später noch durch CAVELL et al. publiziert werden soll. Man muß also vorläufig davon absehen, den tumorbedingten Aldosteronismus im Kindesalter abzuhandeln.

2. Der „kongenitale Aldosteronismus"

Der Aldosteronismus, nach dem Erstbeschreiber auch „Conn-Syndrom" benannt, muß als ein klinisch gut abgrenzbares Syndrom von Folgeerscheinungen eines Mineralcorticoidüberschusses definiert werden (KOCZOREK 1964). Die sog. kongenitale Form entspricht im klinischen Bild diesem Syndrom, geht aber mit einer bilateralen Rindenhyperplasie einher. Es ist bisher noch nicht schlüssig erwiesen, aber wahrscheinlich, daß es sich um eine kongenitale Störung handelt.

a) **Klinik.** Die bisher neun beobachteten Fälle faßt Tab. 18 zusammen. Es handelt sich um sechs männliche und drei weibliche Patienten. Die Bevorzugung des männlichen Geschlechts steht im Gegensatz zum tumorbedingten Aldosteronismus, bei dem in rund 70% der Fälle Frauen betroffen sind (KOCZOREK 1964). Ana'mnestisch sind in sieben der neun Fälle Polydipsie und Polyurie bis in die frühe Kindheit zurückzuverfolgen. Stets ist damit Nykturie verbunden. Die übrige Entwicklung der Kinder verläuft ungestört, bis die Erkrankung zum Ausbruch kommt. Die Familienanamnese ist unauffällig, Geschwistererkrankungen sind bisher nicht beobachtet worden. Die im Mittelpunkt des Krankheitsbildes stehende Hypertonie wird öfters zufällig bei einer Schuluntersuchung (KRETCHMER et al. 1959, MORAN et al. 1960) oder bei einer interkurrenten Erkrankung (BARTTER und BIGLIERI 1958, HOLTEN und PETERSEN 1956) festgestellt. In diesen Fällen können die Muskelsymptome, die sonst den Aldosteronismus auszeichnen, noch völlig fehlen. Im übrigen treten Schwindelerscheinungen, Kopfschmerzen und Erbrechen zur Polydipsie hinzu und führen zur Klinikaufnahme. Muskelschwäche und Gewichtsabnahme, sowie gelegentliche tetanische Anfälle und Parästhesien runden schließlich das Vollbild des Conn-Syndroms ab. Zum Zeitpunkt der Diagnose sind die Kinder im Mittel 14,3 Jahre alt (9 bis 23 Jahre). Der Blutdruck liegt um 200 mm Hg systolisch. Die für das Conn-Syndrom charakteristischen Elektrolytverschiebungen sind auch hier vorhanden. Die Serumkaliumwerte sind bis unter 3 mVal gesenkt, mit dem Harn kommt es zu großen Kaliumverlusten. Die Hypokaliämie führt zu charakteristischen EKG-Veränderungen, eine von v. BUCHEM et al. beobachtete verzögerte Skeletreifung wird ebenfalls auf dieses

Kaliumdefizit bezogen. Weitere Befunde sind die Alkalose, die Hypochlorämie und die Hypernatriämie. Der Harn ist hypostenurisch. Auch im Durstversuch und auf Vasopressin kommt es zu keiner entsprechenden Steigerung der Harnkonzentration. Die Aldosteronausscheidung im 24-Std-Harn liegt im Mittel bei 34 μg (18 bis 67 μg), ein einmaliger Höchstwert von 125 μg wurde von Genest et al. beobachtet. Die Aldosteronexkretion ist also in allen überprüften Fällen eindeutig erhöht. Vom tumorbedingten Aldosteronismus ist bekannt, daß in einem Teil der

Tabelle 18. *Kongenitaler Aldosteronismus*

Lfd. Nr	Autor	Alter	Geschl.	Aldosteron	Hypertonus	NN-Befund	Klinik
1	v. Buchem et al. 1956	17 Jahre	♂	34 μg	220/150	Bilat. subtotale Adr. ektomie	Seit früher Kindheit Polyurie u. Polydipsie. Hypokaliämie. verzög. Skeletalter
2	Holten und Petersen 1956	13 Jahre	♀	38 μg	195/150	einseitig li. Adr. ektomie. 5,2 g	Gewichtsabnahme, Tetanische Krämpfe, Hypostenurie. Path. EEG-Befund. Nur partielle Besserung
3	Maisterrena et al. 1957	11 Jahre	♂	—	190/140	Bilat. totale Adr. ektom. re. 3,5 g	Polyurie u. Polydipsie, Hypokaliämie, Alkalose
4	Bartter und Biglieri 1958	13 Jahre	♀	18 μg	160/120	Subtotale Adr. ektom. NN „sehr klein"	Seit Kindheit Polyurie u. Polydipsie, Hypostenurie, Hypokaliämie
5	Therien et al. 1959	10 Jahre	♂	67 μg	230/140	Totale bil. Adr. ektom. NN 16,9 g	Seit 5. Lebensjahr krank, Kopfschmerz. Polyurie u. Polydipsie, Hypokaliämie
6	Kretchmer et al. 1959	9 Jahre	♂	27 μg	200/150	Bilat. subtotale Adr. ektomie, 15,4 g	Polyurie u. Polydipsie, Hypokaliämie, Hypostenurie, keine Muskelschwäche
7	Genest et al. 1960	15 Jahre	♀	-125 μg	300/180	Totale Adr. ektomie NN 11,3 g	Seit 10. Lebensjahr Kopfschm., Übelkeit, Erbrechen, Polyurie, Hypokaliämie
8	Moran et al. 1960	18 Jahre	♀	22 μg	240/160	Subtotale bilat. Adr.-ektomie, re. 5 g, 2/3 Li, 4 g	Mit 10 Jahren tetanische Krämpfe, Schwäche, Hypokaliämie, Polyurie
9	Conn 1961	23 Jahre	♂			Bilat. totale Adr.-etkomie NN normal	Seit früher Jugend Polydipsie, Nykturie

Fälle trotz erhöhter Aldosteronproduktion und Sekretion die Ausscheidung dann nicht erhöht gefunden wird, wenn nur metabolisiertes Aldosteron ausgeschieden wird, das mit den vorzugsweise verwendeten Bestimmungsmethoden nicht erfaßbar ist (Koczorek 1964).

Hypertonie, Elektrolytverschiebungen und Aldosteronurie lassen im Zusammenhang mit dem klinischen Bild die Diagnose eines primären Hyperaldosteronismus stellen. Ein Phäochromocytom ist durch den stets negativen Regitintest auszuschließen. Auch die Ausscheidung der 17-Ketosteroide und der 17-Hydroxysteroide ist nicht erhöht. Als Folgeerscheinungen der Hypertonie sind noch Augenhintergrundbefunde, Papillenödem und Spasmen der Retinagefäße zu erwähnen. Ausführliche Stoffwechselbilanzuntersuchungen wurden von GENEST et al. durchgeführt.

Die Diagnose eines Aldosteronismus hat in allen hier zur Diskussion stehenden Fällen zur chirurgischen Exploration der Nebennieren geführt. In vier Fällen wurde eine beidseitige, totale Adrenalektomie (THERIEN et al., GENEST et al., MAISTERRENA et al., CONN), viermal eine subtotale Nebennierenresektion (v. BUCHEM et al., KRETCHMER et al., MORAN et al., BARTTER und BIGLIERI) und einmal eine einseitige Adrenalektomie durchgeführt (HOLTEN und PETERSEN). Gleichzeitig wurde in einem Teil der Fälle eine Nierenbiopsie gewonnen. Die Wirkung der totalen oder subtotalen Adrenalektomie auf die Hypertonie und die Elektrolytstörung ist in allen Fällen eindeutig. Die Blutdruckwerte fallen ab, Muskelsymptome Polydipsie und Polyurie verschwinden, die Elektrolytwerte werden normalisiert. Der Heilerfolg hält während der Nachbeobachtungszeit, die bis 2 Jahre beträgt (KRETCHMER et al.), an. Die Blutdruckregulation kann jedoch labil bleiben, sie ist speziell von der Salzzufuhr abhängig. Erhöhte Natriumgaben führen sogleich wieder zu einem Blutdruckanstieg, so daß die diätetische und medikamentöse Einstellung der Steroidersatztherapie Schwierigkeiten bereiten kann. (GENEST et al.). Ein Todesfall ist bisher nicht beobachtet worden.

b) Morphologische Befunde

Nebennieren: Das Gewicht der Nebennieren (Tab. 18) ist in vier Fällen eindeutig erhöht (v. BUCHEM et al., THERIEN et al., KRETSCHMER et al., GENEST et al.), einmal an der oberen Grenze der Norm (MORAN et al.). Das Gewicht der einseitig entfernten Nebenniere von HOLTEN und PETERSEN ist mit 5,2 g ebenfalls als erhöht anzusehen. Gewichtsmäßig nicht hyperplastisch sind offenbar die Nebennieren von BARTTER und BIGLIERI, sowie von MAISTERRENA et al., auch CONN gibt für seine Beobachtung an, die Nebennieren seien „normal" gewesen.

Ein einheitliches mikroskopisches Bild der Rindenstruktur ist an Hand der mitgeteilten Befunde bis heute nicht zu gewinnen. In vier Fällen werden die Nebennieren als „normal" bezeichnet (BARTTER und BIGLIERI, CONN, HOLTEN und PETERSEN, MAISTERRENA). Die eindeutig hyperplastischen Organe zeigen meist keine spezielle oder besonders markante Hyperplasie der Zona glomerulosa, wie man sie bei der heute weitgehend gesicherten Annahme der Aldosteronproduktion in diesem Rindenbereich zunächst erwarten sollte. Lediglich von GENEST et al. wird die Glomerulosa als deutlich prominierend hervorgehoben. Herdförmig hyperplastische Areale im Glomerulosabereich beschreiben v. BUCHEM et al., gleichzeitig ist hier aber auch die Fasciculata deutlich an der Hyperplasie beteiligt. Bei KRETCHMER et al. handelt es sich gleichfalls vorzugsweise um eine Fasciculatahyperplasie. Allerdings ist die Säulenstruktur dabei mehr oder weniger weit aufgehoben, knotig hyperplastische Areale heben sich ohne bindegewebige Umgrenzung aus dem Rindengewebe heraus, an Stelle langer Zellreihen sind kleinere, in ein Gitterfasergerüst eingelassene ovale Nester getreten. Die Reticularis zeigt — soweit erwähnt — keine Veränderungen, sie ist scharf von der Fasciculata abgesetzt (GENEST et al., Befund von SYMINGTON). In den hyperplastischen Bezirken herrscht der große lipoidbeladene Spongiocyt vor.

Soweit aus den mitgeteilten Befunden überhaupt Schlüsse gezogen werden können, sprechen sie eher gegen, als für die funktionelle Spezialisierung bestimmter Zonen der Nebennierenrinde unter den gegebenen Verhältnissen. Dabei ist auch bemerkenswert, daß ACTH-Zufuhr in diesen Fällen einen erheblichen — bis vierfachen — Anstieg der Aldosteronausscheidung bewirken kann (GENEST et al.).

Nierenbefunde: Bei den in vier Fällen mitgeteilten bioptischen Nierenbefunden (v. BUCHEM et al., KRETCHMER et al., GENEST et al., BARTTER und BIGLIERI) stehen hypokaliämische Tubulusveränderungen und die hypertoniebedingte Arteriolosklerose im Vordergrund. Die Tubuli sind dilatiert und enthalten im Epithel hydropische Vacuolen. Über die Arteriosklerose hinausgehende Veränderungen einer „Thrombonekrosis" beschreiben BARTTER und BIGLIERI. Befunde einer chronischen Pyelonephritis sehen KRETCHMER et al. Glomeruläre Veränderungen werden nicht mitgeteilt, ebensowenig eine Hyperplasie juxtaglomerulärer Zellen, wie sie in den von BARTTER et al. (1962) gemachten Beobachtungen charakteristisch ist.

c) **Zur Pathogenese des kongenitalen Aldosteronismus.** Die Pathogenese des kongenitalen Aldosteronismus ist unbekannt, speziell ist die Frage offen, ob Beziehungen zu dem von BARTTER et al. (1962) neu entdeckten Syndrom der Hyperplasie juxtaglomerulärer Zellen bestehen. Eine Parallele zum kongenitalen AGS ist nicht zu ziehen. Eine genetisch bedingte Enzymstörung kann nicht vermutet werden, da Aldosteron selbst ein Endprodukt der Steroidsynthese ist (MORAN et al.). Geschwistererkrankungen sind bisher nicht bekannt geworden. So wird — ähnlich dem hyperplasiebedingten Cushing-Syndrom — am ehesten eine übergeordnete Regulationsstörung in Betracht zu ziehen sein. CONN (1961) weist in diesem Zusammenhang auf eventuelle frühkindliche Hirnerkrankungen in der Anamnese einiger dieser Beobachtungen hin. Drei von neun Fällen hatten in der frühen Kindheit Krämpfe und Fieber. Das 18jährige Mädchen von MORAN et al. hat ein pathologisches EEG, das einen Herd im Diencephalon vermuten läßt. Der 10jährige Negerjunge von THERIEN et al. ist geistig retardiert. Jedoch ist die Bedeutung zentralnervöser Zentren für die Steuerung der Aldosteronsekretion durchaus strittig. Nach der Aufdeckung des Regulationsprinzips durch den Renin-angiotensinmechanismus ist die Bedeutung eines eigenen — der Zirbel entstammenden — „Adrenoglomerulotropins" fraglich geworden (MULLER 1962). Dagegen kann eine Hyperaktivität der juxtaglomerulären Zellen der Niere, wie sie offenbar dem BARTTER-Syndrom zugrunde liegt, nicht ausgeschlossen werden.

3. Hyperplasie juxtaglomerulärer Zellen mit Aldosteronismus

Als neues, bisher unbekanntes Syndrom haben BARTTER et al. (1962) zwei Fälle beschrieben, die in den Rahmen des primären Aldosteronismus eingefügt werden müssen. Ein dritter Fall wird im Anhang der Arbeit kurz erwähnt. Zwei wesentliche Merkmale grenzen das Syndrom vom oben beschriebenen kongenitalen Aldosteronismus ab: Die Hyperplasie der juxtaglomerulären Zellen der Niere und das Ausbleiben der Blutdrucksteigerung. In allen drei Fällen handelt es sich um Neger, zwei sind geistig retardiert und zwei sind zwergwüchsig. Die erste Beobachtung (von PRONOVE et al. 1960 erstmals kurz mitgeteilt) betrifft einen 5 Jahre alten Negerjungen, der im Alter von 14 Monaten erstmals wegen Erbrechen, Fieber und generalisierten Krämpfen stationär behandelt wird. Seitdem ist er mit Ausnahme einer deutlichen Polydipsie und einer Wachstumsverzögerung gesund. Vor der erneuten Aufnahme entwickelten sich tetanische Erscheinungen, er ist dehydriert und wiegt nur 8 kg. Bei ausgeprägter Hypokaliämie (2,2 mVal) und Alkalose beträgt die Aldosteronausscheidung 40 μg/24 Std. Die übrigen Steroide werden in normaler Menge ausgeschieden. Der Harn ist hypostenurisch, der Blutdruck mit 120/80 normal. Im Alter von 8 Jahren wird eine partielle Adrenalektomie durchgeführt, die 2,7 g schwere linke Nebenniere wird ganz entfernt, von der rechten ein 0,8 g schweres Gewebstück reseziert. Die folgenden 15 Monate bleibt der Junge symptomfrei, obwohl die Aldosteronausscheidung mit

38 µg/die hoch bleibt. Die Serum-Angiotensinkonzentration ist mit 240 µg/100 ml etwa um das Achtfache erhöht.

Morphologische Befunde

Nebenniere: Die Zona glomerulosa ist etwa auf das Doppelte verbreitert. Sie besteht aus einer kompakten äußeren Lage kleiner Zellen mit dicht färbbaren Kernen und einer inneren Lage aus großen, hellen (lipoidreichen?) Zellen. Die übrige Rindenstruktur ist normal.

Niere: Der juxtaglomeruläre Apparat zeigt eine ausgeprägte Hyperplasie, die Zellen sind degranuliert, die afferenten Arteriolen verdickt. Die Macula densa ist verbreitert, 40% der Glomerula sind atrophisch. Vereinzelt ist der hyperplastische juxtaglomeruläre Apparat größer als das zugehörige Glomerulum.

Bei der zweiten Beobachtung handelt es sich um einen 25jährigen Neger, der seit dem 12. Lebensjahr wegen seiner Schwäche die Schule nicht mehr besucht hat. Er wurde damals wegen Erbrechen und Leibschmerzen stationär behandelt. Mit 16 Jahren trat bei schwerer Hypokaliämie (1,28 mVal) ein Koma auf, das sich auf Kaliumzufuhr rasch besserte. Mit 19 Jahren bestehen Polydipsie und Polyurie, episodische Krämpfe, ein Serumkalium von 1,8 mVal und ein hypostenurischer Harn. Das Serum-Angiotensin ist auf 70 µg/100 ml erhöht. Eine chirurgische Exploration der Nebennieren kann nicht durchgeführt werden. Die dritte Beobachtung — ein 6jähriges Negermädchen — wird im Anhang erwähnt. Bei gleicher Symptomatik kann auch hier eine Hyperplasie juxtaglomerulärer Zellen in beiden Nieren demonstriert werden. Bei erhöhten eigenen Angiotensinwerten steigert Zufuhr von Angiotensin den—normalen—Blutdruck nicht. CONN (1961) erwähnt schließlich noch die Beobachtung eines 9 Monate alten Mädchens, das bei ähnlicher Symptomatik möglicherweise in diese Gruppe zu rechnen ist.

Pathogenese: BARTTER et al. vermuten, daß das Syndrom durch ein fehlendes Ansprechen der Gefäße auf Angiotensin hervorgerufen wird. Die unmittelbare blutdrucksteigernde Wirkung des Angiotensins fällt damit aus, die Reninabgabe wird — bei Annahme eines über den Blutdruck regulierten Feedbackmechanismus im Renin-Angiotensinsystem — nicht mehr gehemmt. Die juxtaglomerulären Zellen hyperplasieren, es wird vermehrt Renin ausgeschüttet, das die Aldosteronsekretion erhöht. So kommt es zum Hyperaldosteronismus und zur Hypokaliämie ohne Blutdrucksteigerung. Die Ursache der angenommenen Blockade der Angiotensinwirkung am Gefäßapparat ist unbekannt.

Abschließend sei noch auf eine Beobachtung von EHRLICH et al. (1963) aufmerksam gemacht, da es sich hier um die erste Beobachtung eines aldosteronproduzierenden Tumors außerhalb der Nebennieren handeln soll. Das 9³/₄jährige Mädchen hat eine nicht sehr ausgeprägte Pubertas praecox und einen deutlichen Hyperaldosteronismus mit Hypertonie und Hypokaliämie. Die Harngonadotropine liegen unter 5 ME. Die rechte Nebenniere wird entfernt. sie wiegt 3,6 g. Im linken Ovar findet sich ein lipoidreiches tubuläres Adenom (als Sertolizelltumor bezeichnet) von 2,5 cm Durchmesser. Nach Inkubationsversuchen mit Tumorgewebe unter Zusatz von markiertem Progesteron, Testosteron und DOCA ist auf eine—allerdings nur geringe Fähigkeit—zur Bildung von Corticoiden und Aldosteron zu schließen. Die Operation führt — bei verbleibender linker Nebenniere — zur Heilung des Aldosteronismus.

Literatur

Primärer Aldosteronismus im Kindesalter

BARTTER, F. C., and E. G. BIGLIERI: Primary aldosteronism: Clinical staff conference at the national Institutes of Health. Ann. intern. Med. 48, 647 (1958).

BARTTER, F. C., P. PRONOVE, J. R. GILL, and R. C. MAC CARDLE: Hyperplasia of the juxtaglomerular complex with hyperaldosteronism and hypokalemic alkalosis: A new syndrome. Amer. J. Med. 33, 811 (1962).

BUCHEM, F. S. P. VAN, H. DOORENBOS, and H. S. ELINGS: Conn's syndrome, caused by adrenocortical hyperplasia: pathogenesis of the signs and symptoms. Acta endocr. (Kbh.) 23, 313 (1956).

— — — Primary aldosteronism due to adrenocortical hyperplasia. Lancet 1956/II, 335.

CONN, J. W.: Presidential address: Pt I. Painting background; Pt. II primary aldosteronism, a new clinical syndrome. J. Lab. Clin. Med. 45, 3 (1955).

— Aldosteronism and hypertension. Arch. intern. Med. 107, 813 (1961).

EHRLICH, E. N., O. V. DOMINGUEZ, L. T. SAMUELS, D. LYNCH, H. OBERHELMAN, and N. E. WARNER: Aldosteronism and precocious puberty due to an ovarian androblastoma (Sertoli cell tumor). J. clin. Endocr. 23, 358 (1963).

GENEST, J., E. KOIW, P. BEAUREGARD, W. NOWACZYNSKI, T. SANDOR, J. BROUILLET, E. BOLTE, M. VERDY, and J. MARC-AURELE: Electrolyte and corticoid studies in a 15 year old girl with primary aldosteronism and malignant hypertension. Metabolism 9, 624 (1960).

HÖKFELT, B.: Der primäre Aldosteronismus. Verh. dtsch. Ges. inn. Med. 68, 616 (1962).

HOLTEN, C., and V. P. PETERSEN: Malignant hypertension with increased secretion of aldosterone and depletion of potassium. Lancet 1956, II, 918.

KOCZOREK, KH. R.: Primärer Aldosteronismus (Conn-Syndrom). Internist 5, 32 (1964).

KRETCHMER, N., W. A. DICKINSON, H. McNAMARA, and R. KARL: Primary aldosteronism in a 9 year old child. Pediatrics 23, 1115 (1959).

MAISTERRENA, J., A. GONZALES DE COSSIO y P. E. FLETCHER: Adrenalectomia en un caso de hipertension arterial severa por probable Aldosteronismo. Revista de Investigacion. Clinica (Mexiko) 9, 255 (1957).

MORAN, W., F. C. GOETZ, J. MELBY, B. ZIMMERMANN, and B. J. KENNEDY: Primary hyper-aldosteronism without adrenal tumor. Amer. J. Med. 28, 638 (1960).

MULLER, A. F.: Regulation der Aldosteronsekretion. Verh. dtsch. Ges. inn. Med. 68, 599 (1962).

PRONOVE, P., R. C. MARCCARDLE, and F. C. BARTTER: Aldosteronism, hypokalemia and a unique renal lesion in a five year old boy. First International Congress of Endocrinology; Advance Abstracts of short Communications Nr. 84 Copenhagen 1960.

THERIEN, B., R. C. MELLINGER, J. R. CALDWELL, and P. J. HOWARD: Primary aldosteronism due to adrenal hyperplasia. Amer. J. Dis. Child. 98, 90 (1959).

<h1 style="text-align:center">Sachverzeichnis</h1>